新時代 的 醫學人文

戴正德

A NEW ERA OF
MEDICAL HUMANITIES

主編

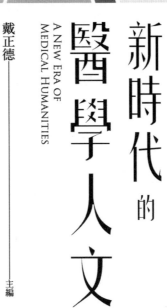

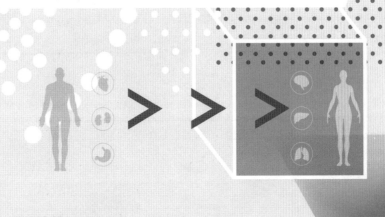

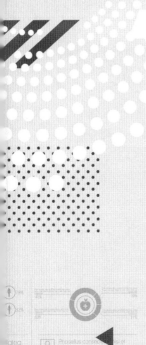

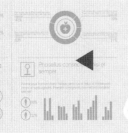

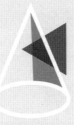

作者簡介

（依姓名筆畫排序）

石曜堂

國防醫學院教授 / 少將教育長

行政院衛生署副署長

臺灣省政府衛生處處長

亞洲健康識能學會理事長

臺灣醫務管理學會榮譽理事長

美國約翰霍浦金斯大學公共衛生博士

成令方

高雄醫學大學性別研究所教授。

教育部醫學教育委員會委員

高雄市婦女權益促進委員會委員

英國艾塞克斯（Essex）大學社會學博士。

朱真一

聖路易（St. Louis）大學醫學院小兒科名譽教授

聖路易大學小兒科 / Glennon 樞機主教兒童醫院小兒血液科及繼續教育醫

學部主任

美國柏克萊加州大學營養學哲學博士

臺灣大學醫學院醫學士

林啓禎

成功大學學務長

成大醫學院特聘教授／骨科醫師

成大醫學工程研究所博士

臺灣大學醫學院醫學士

孫海倫

中山醫學大學醫學系副教授兼醫學人文科主任

中山醫學大學附設醫院兒童部主任

中山醫學大學臨床醫學研究所博士

張文正

中國醫藥學院醫學系主任／教務長

長榮大學健康科學院院長

新樓醫院耳鼻喉科主治醫師

美國南加州大學免疫學博士

張德麟

中央大學中文系副教授

中山醫學大學臺灣語文系主任

臺灣基督長老教會牧師

文化大學文學博士

許重義

中國醫藥大學暨醫療體系董事會董事

國家衛生研究院董事會董事

中國醫藥大學講座教授／醫療體系總執行長

臺北醫學大學教授、校長

美國華盛頓大學醫學中心史丹講座教授／中風中心主任／醫學院神經內科
教授

陳景祥

中國醫藥大學附設醫院消化內科主治醫師

清華大學生命科學所碩士

中國醫藥大學醫學系醫學士

黃苓嵐

馬偕醫學院醫學系專任助理教授

馬偕醫學院醫學人文課程召集人

輔仁大學哲學研究所博士

葉永文

中山醫學大學醫學社會及社會工作系主任

國防醫學院通識教育中心教授兼主任

臺灣大學國家發展所博士

葉英堃

臺灣大學醫學院精神科教授

臺灣療養院院長

臺北醫學大學名譽教授

蔡篤堅

屏東基督教醫院講座教授兼生命倫理社會醫學中心主任

臺灣社會改造協會創會理事長

美國密西根大學文化與歷史社會博士

陽明大學醫學系醫學士

蕭宏恩

中山醫學大學通識教育中心／教授兼主任

財團法人高等教育評鑑基金會醫學院評鑑委員會（TMAC）訪視評鑑委員

教育部醫學人文教育核心團隊（MEH）成員

教育部性別平等教育師資

輔仁大學哲學博士

戴正德

中山醫學大學醫學院講座教授／醫學人文社會學院院長

加拿大康克底亞大學博士／沙省大學教授

國際臨床醫學倫理學會理事長

教育部醫教會常委／通識教育組召集人

序言　倫理意義與精神價值

　　醫療不僅是技術的整合，而且是一種組織的運作。醫療目標和優先次序的訂定，必須以社會福祉爲依歸。醫學知識必須有效地轉化爲實際行動，否則醫學徒成爲「精英」導向，對社區健康的維護缺乏實效。成功的醫療需視其對整體社會的貢獻，而不單以科學的精緻或出奇的成功取勝。唯有根植於社會和人民權利之上，生物醫學的進步才能對社會祥和及醫學人性化產生具體的作爲。

　　在高齡人口不斷成長的社會，「成功老化」將成爲未來的重要課題，要達成「成功老化」，必須符合四大條件：不失能、有活力的健康老年（health aging）；不憂鬱、能快樂的正向老年（positive aging）；不依賴、有尊嚴的積極老年（active aging）；以及不恐懼、有智慧的成功老年（successful aging）。醫療照護領域中，道德思維及責任思維，其實也是銀髮照護事業的最後快樂思維。從企業的角度來看，銀髮族可貴的消費力；其商機，應該透過教育、宣導、覺醒、專業導入等四部曲掌握。醫養機制必須要有臨終與安寧照護的思維，塑築銀髮族的生命工程。

　　以人爲本，認知「存在」（existing）的動力源是「生存」（being），生命的目標可以說是無限的生存。人做爲一種生命的形式，其所有活動和目的，都只遵從一個指令——生存。生存動力是人類所有活動的基礎；自我的生存，必須與文化、世界結合，也就是身、心、靈、社會的結合：生活的目的，在增進人類全體的生活；生命的意義，在創造宇宙繼起的生命。人生的終點，不是生命的結束，乃是無限的延伸以及圓滿的連續（意識流）。

現階段國家發展過程的新議題，是建構一個健康的生態環境，而這個環境必須包括友善的（friendly）、全人的（holistic）、療癒的（healing）、通用設計（universal design）四大要素。致力打造健康社區環境，倡議「所有施政面向的健康工程」（health in all policies），將健康效應納入各部門政策決策，尋求合作及避免產生負面健康效應的施政優先考量，以期達成聯合國世界衛生組織（WHO）所提出「全民健康（Health for All）」的最終目標，有效地讓不同場域的民眾動起來，使追求健康蔚為風潮，發展多元化健康照護是我們心目中的終極目標，進而降低國家發展過程中「人口雁行老化」（少子化、高齡社會、勞動人口降低、總人口數減少）帶來的 8 個 D〔disruption（阻擾）、deprivation（喪失）、disease（疾病）、death（死亡）、debt（負債）、disability（失能）、discomfort（不適）、dissatisfaction（不滿）〕，從國家發展轉折面對的健康照護問題，醫學教育必須孕育「科技腦、人文心、專業情及世界觀」。

戴正德教授帶領精銳學者出版《新時代的醫學人文》一書，分別探討：醫學人文的理念、醫學人文教育及醫學人文的實踐，這是關鍵時刻醫學教育的珍貴禮物，形塑「醫學教育靈魂」。要解釋「靈魂」這個詞的內涵最好的方式是：不管一個系統多複雜，若它的能量都只致力於讓自己繼續活著和成長，我們就可斷定有沒有靈魂，我們認為有靈魂的實體，是那些不只把自己的能量用於己身，還會用於其他生命接觸並關懷他們。我們可推論靈魂存在於，當一個系統將多餘的能量用於自身之外並投入其他系統中，將利害關係擴大到己身之外。在人類的層次上，好奇心、同理心、寬宏大量、負責與博愛都是一些值得注意的表現。

關於靈魂最常見的典範是，人不把注意力擺在自私的利益或甚至一般的物質目標上，而是放在他人的需求或支配這世界的宇宙力量上。對靈魂主要的考量在於超越個人肉體的存在，這正是一個人察覺到自己的層次有

限後所產生的需求，這需求會刺激我們想要成爲某些夠偉大或更永恆事物的一部分。

　　醫療品質宗師 Avedis Donabechain 說：「到頭來，醫療品質的奧祕就是愛，如果你愛你的病人，愛你的工作，愛你的神，你就會自動自發的去評估，進而改善整個醫療的過程」。醫病關係是醫學倫理的中心，也可以說是醫學倫理的舞臺。「病人中心」不是口號，而是必須在內心深處從病人的「身、心、靈及社會」的觀點深耕，爲病人的「健康福祉」創造價值。

　　修行是「化抽象哲理爲具體證悟之事」，這「化」是「歷程」，它在諸法中原有其一定的次第或境界，但其中的轉折進出卻又因每個人的因緣情性而有不同（林谷芳，2014）。戴正德教授在書中提到：「醫學人文所強調的不應只是認知而已，它更必須是一種感受、態度與精神。」「醫學人文」創造「醫師（醫事人員）」以病人爲中心之全人照護的持久行爲改變，成爲他們想成爲的自己：「把愛展現給世人，健康照護的專業及生活，變成一項藝術工作的倫理意義及精神價值。」

石曜堂
財團法人演譯基金會董事長
亞洲健康識能學會理事長
國防醫學院榮譽教授

目錄

序言

第一篇　　　醫學人文的理念

第一章　｜　新時代的醫學人文（戴正德）⋯⋯⋯⋯⋯⋯⋯⋯⋯ *3*

一、前言　　　　　　　　　　　　　　　　　　　　3

二、何謂醫學人文？　　　　　　　　　　　　　　　4

三、人文教育原是教育的重心　　　　　　　　　　　5

四、新情勢的挑戰　　　　　　　　　　　　　　　　6

五、醫學人文的內涵　　　　　　　　　　　　　　　8

六、醫學人文的本質為邊際整合科學與全人醫療　　　10

七、增進健康與臨床醫療照護上人文的角色　　　　　13

八、醫學人文教學與課程　　　　　　　　　　　　　16

九、人文關係與人文關懷到底是什麼？　　　　　　　21

十、深化醫學教育中的通識人文教育　　　　　　　　23

十一、結語　　　　　　　　　　　　　　　　　　　28

參考文獻　　　　　　　　　　　　　　　　　　　　29

第二章　｜　從敘事醫學談人文及社會關懷（朱真一）············ *31*

一、前言　31

二、敘事醫學的開啓　32

三、敘事醫學是什麼？　33

四、敘事醫學故事──醫病關係　34

五、敘事醫學故事──社區／社會　35

六、偏遠地區服務學習的故事　36

七、醫師的社會責任　37

八、社會因素影響診治　38

九、社交媒體　39

十、醫學與文學　40

十一、臺灣文學與醫學　40

十二、醫學科學性的社會因素　42

十三、多讓民衆了解醫學科學本質　43

十四、結語　44

參考文獻　46

第二篇　　醫學人文教育

第三章　｜　談醫學人文教育之養成要素（黃苓嵐）············ *49*

一、前言　49

二、為何我們需要醫學人文教育？　51

三、醫學人文教育之特質　　　　　　　　54

四、醫學人文教育之目的　　　　　　　　56

五、醫學人文教育的方法　　　　　　　　59

六、結語　　　　　　　　　　　　　　　66

參考文獻　　　　　　　　　　　　　　　67

第四章　｜　再思醫學人文教學（孫海倫）．．．．．．．．．．．．．．．．．．．．．．．． *69*

一、前言　　　　　　　　　　　　　　　69

二、如何在現行的升學制度下，挑選出我們要的

　　醫學生？　　　　　　　　　　　　　69

三、醫學人文所應該具備的授課內容　　　70

四、授課方式　　　　　　　　　　　　　73

參考文獻　　　　　　　　　　　　　　　86

第五章　｜　知識 VS 智慧：從實證到解決（葉英堃）．．．．．．．．．．．．．．．． *87*

一、前言　　　　　　　　　　　　　　　87

二、隱私權　　　　　　　　　　　　　　88

三、勝任能力　　　　　　　　　　　　　90

四、知情同意與拒絕治療的權利　　　　　91

五、病人不接受治療時，評估其「知情同意」能力，

　　應有一些原則上的考慮及技巧。　　　96

六、確保捐贈器官來源要「智慧」，是「藝術境界」
　　策略　　　　　　　　　　　　　　　　97

七、結語　　　　　　　　　　　　　　　　99

參考文獻　　　　　　　　　　　　　　　　100

第六章　│　無遠弗屆的智慧生活創意體驗醫學人文課程設計
（蔡篤堅）…………………………………………………… *103*

一、前言背景與問題意識導引　　　　　　　103

二、實踐導向的理論視野：有機知識分子另類文化
　　霸權開創之場域經營可能　　　　　　　107

三、敘事認同取向課程設計與見微知著的另類文化
　　霸權脈絡形塑方法　　　　　　　　　　112

四、研究發現一：促成全新社區參與以及社會新生
　　力量的課程設計成果　　　　　　　　　114

五、研究發現二：智慧生活實驗室的連結與城鄉風
　　貌發展的新可能　　　　　　　　　　　118

六、研究發現三：無遠弗屆高等教育典範轉譯與轉
　　移可能性之初步探索　　　　　　　　　126

七、結論與後續發展的建議　　　　　　　　131

參考文獻　　　　　　　　　　　　　　　　135

第七章 ｜ 醫學人文教育的性別關懷與創新（成令方）·········· *145*

一、前言 145

二、性別的醫療社會學分析 147

三、具有性別觀點的醫學知識與臨床經驗（以女人
身體為例） 153

四、具有性別觀點的醫學知識與臨床經驗（以男人
身體為例） 160

五、具有性別觀點的性與多元性別健康 163

六、性別差異的醫學研究 169

七、性別與醫學教學創新 172

參考文獻 176

第八章 ｜ 醫學人文中的靈性與關懷倫理（戴正德）············· *187*

一、前言 187

二、什麼是靈性？ 188

三、關懷與靈性 190

四、德行倫理與關懷 191

五、關懷倫理 193

六、結語 194

參考文獻 196

第九章 ｜ 人之本性內發的臨終關懷（蕭宏恩） ·················· *197*

　　一、前言　　　　　　　　　　　　　　197

　　二、人的自然本性　　　　　　　　　　197

　　三、面對生死的道德抉擇　　　　　　　199

　　四、歷程與終結　　　　　　　　　　　204

　　五、善終正是生命意義的終極展現與生命價值的

　　　　完成　　　　　　　　　　　　　　208

　　六、結語　　　　　　　　　　　　　　213

　　參考文獻　　　　　　　　　　　　　　214

第三篇　　醫學人文的實踐

第十章 ｜ 行醫最樂（林啓禎） ························· *217*

　　一、前言　　　　　　　　　　　　　　217

　　二、醫學是神聖志業　　　　　　　　　218

　　三、終身學習之樂　　　　　　　　　　220

　　四、真愛無憾　　　　　　　　　　　　221

　　五、病人的自癒能力　　　　　　　　　222

　　六、無私的愛　　　　　　　　　　　　224

　　七、智者的教誨　　　　　　　　　　　225

　　八、醫學點亮人生　　　　　　　　　　227

　　九、創新價值　　　　　　　　　　　　228

　　參考文獻　　　　　　　　　　　　　　230

第十一章 | 身教重於言教（許重義、張文正） ················· *231*

　　一、前言 231

　　二、身教重於言教 231

　　三、醫學倫理及醫學人文在臺灣之發展概況 234

　　四、醫學倫理教學之有效性的質疑 236

　　五、醫學倫理的主要面向 238

　　六、醫學倫理諮詢的需求 240

　　七、內化與外在的約束 241

　　八、結語 241

　　參考文獻 243

第十二章 | 談醫病「理解」（黃苓嵐） ················· *245*

　　一、前言 245

　　二、兩個角色的理解與認同 246

　　三、醫病雙方如何理解？ 252

　　四、結語 258

　　參考文獻 259

第十三章 | 醫病關係：一種信任問題的考驗（葉永文） ········· *261*

　　一、前言 261

　　二、信任的意義 263

三、人際信任和體系信任　　　　　　　　　　267

四、體系信任下的醫病關係　　　　　　　　　274

五、結語：臺灣醫病信任問題的初步檢視　　279

參考文獻　　　　　　　　　　　　　　　　282

第十四章 ｜ 臺灣醫療史中醫學人文典範的記事
　　　　　　──「教會醫療人物」的特質（張德麟）⋯⋯⋯⋯ *285*

一、前言　　　　　　　　　　　　　　　　285

二、對病患有超乎常人的愛　　　　　　　　285

三、對弱勢者的委身　　　　　　　　　　　290

四、慷慨分享他們的所有　　　　　　　　　294

五、對臺灣這塊土地有情　　　　　　　　　297

六、在臺灣，開醫療風氣之先　　　　　　　298

七、結語　　　　　　　　　　　　　　　　301

參考文獻　　　　　　　　　　　　　　　　302

第十五章 ｜ 面對生命的態度
　　　　　　──一位醫師的臨床醫學人文觀（陳景祥）⋯⋯⋯ *305*

一、前言　　　　　　　　　　　　　　　　305

二、醫學人文的定義　　　　　　　　　　　306

三、醫學人文與醫療糾紛　　　　　　　　　308

四、病人是醫學人文最好的老師　　　　　　310

參考文獻　　　　　　　　　　　　　　　　　324

第十六章 │ 醫學人文典範對醫學生的期許
　　　　　──專訪吳德朗、黃富源 ⋯⋯⋯⋯⋯⋯⋯⋯⋯⋯⋯ *325*

一、前言　　　　　　　　　　　　　　　　325

二、醫學人文的重要性──與吳德朗醫師訪談　　326

三、如何成為一位好醫師──與黃富源醫師訪談　　333

第一篇　醫學人文的理念

第一章　新時代的醫學人文

戴正德

> In the complexities of contemporary existence of specialist who is trained but uneducated, technically skilled but culturally incompetence, is a menace.
>
> David Truman
>
> 醫學人文宛如整個縱向課程之靈魂，有了人文素養才能賦醫學技術知識予生機
>
> —謝博生

一、前言

　　醫學科技的急速進步，已使傳統的醫學教育顯得落伍。加上二十世紀人類知識的爆炸，世界村的顯現，人民教育水準的普遍提升，及消費主義的興起，已迫使醫學教育家去面對新情境，提出改革方案來回應新世界的需要。左右醫學教育半世紀之久的 Flexner 醫學教育理念[1]，在六〇、七〇年代正式開始受到質疑。美國哈佛大學醫學院並在 1982 年開始醫學教育的檢討工作，並於 1985 年正式實施所謂的 New Pathway（新路徑）課程。瑞士醫學教育協會對該項改革的分析提出「成效卓著」（proved

---

[1] 即基礎醫學教育二年，臨床醫學教育二年，偏重於科學知識傳授及技術訓練的教育。

effective in general medical education reform）的讚賞（Feletti, Armstrong, 1989）。緊接著，美國及加拿大醫學教育學會於 1985 年要求所有醫學院必須注重醫學倫理的講授（Association of American Medical Colleges and the American Medical Association, 19891），列爲必修課程，並作爲醫學院立案被承認的基本指標之一。

　　臺大醫學院在黃伯超院長的時代就開始思索教學改進，接著在謝博生院長的帶領下，從九〇年代開始展開了新課程的規劃，並把教育理念界定爲：「促進醫學生在知識，技術態度的均衡發展，希望學生在學到醫學知識之時，同時培養並鍛練分析思考的能力以及解決問題能力，並涵養人性化的醫者胸懷」（謝博生，1993、1997）。醫生不是會看病就好了，怎麼提出人性的涵養呢？根據葉英崑教授在 1993 年的研究，他「對 99 位正在二所醫學院附設醫院任職的各科醫師進行問卷調查，發現極大部分（幾近全部）的這些年輕醫師一致認爲在醫學院教學中，醫療心理學、醫療社會學、醫療倫理學等有關醫療行爲的課程極爲需要」（葉英崑，1993）。這些年輕醫生在離開醫學院之後才發現，我們的醫學教育極端缺乏醫學人文的訓練。

二、何謂醫學人文？

　　醫學人文簡言之即是醫學教育及醫療生涯中，對人文素養的強調。它是一種學養也是一種態度。醫生一生中的工作不只是在於疾病的診斷及治療，也必須在與病人的互動中探索疾病的緣由，無論是生理的、心理的、社會的或是環境的，從各角度真心的關懷病人。因之醫學人文已成爲一個現在醫學教育不可或缺的重要部分。醫學教育的三大主軸除基礎醫學、臨床醫學外，就是醫學人文。這三方面的訓練與持續的造就，是成爲一位良醫不可或缺的要素。

　　紐約大學醫學院的網站對醫學人文的宗旨有下列的說明：「醫學人文包含有與醫學教育和實踐相關的人文與社會科學，它提供洞察病人與培養人性之醫療照護的基本技能，並幫助醫學生及醫事人員了解醫療照顧體系與醫學在社會中的重要性。具體來說，醫學人文協助醫學生更加了解自己、人類的遭遇與痛苦、人格及醫生與病人相互間的關係與責任。醫學人文也提供從歷史的角度對醫療行為的觀察與分析，培養同情和自我反省的技能，幫助醫學生了解如何在文化和社會背景下進行生物科學，以及人文如何與個人的疾病經驗與醫療互動（臺灣醫學院評鑑委員會訪視手冊）。」醫學人文因之可包括人文科學，如文學、哲學、倫理、歷史與宗教，以及社會科學，如人類學、文化學、心理學、社會學等等及它們在醫療中的實踐與應用。但更重要的，醫學人文是醫德之一環，它努力提升醫療的人性化。醫學人文課程的目的是要使醫學生除了應具備之知識和技能外，也能發展出和祥之態度，成為有愛心又負責任的公民和社會領導人才，擔任優良的專業醫生。

三、人文教育原是教育的重心

　　人文教育原是教育的重心，目的在於培養學生獨立思考、分析、批判及創造的能力。越多的人文知識，學術的根基就越穩固。它的範圍從基本的語言能力擴展到文學、歷史、政治、藝術、哲學、宗教……等等。這些知識可以使一個人的思想能力更為成熟，更能認識社會責任成為有良知的公民，假如社會中的多數人都能成為這般的文化人，則世界必然美好，人間成為樂土，生命就是一首詩，自然顯現出一幅美麗的圖畫。

　　美國哈佛大學前校長 Derek Bok 就強調生命意義的體認有賴人文教育的提升，不過二次大戰以後，人類開始把教育的重心轉移到專業，強調技術的訓練與精純，省略人文素養的培塑，於是在各個領域上出現了很多學

有專精的專家，但卻缺乏社會責任感及道德觀，他們往往把人的價值物化，於是醫匠、政客、藝匠、文膽……越來越多。政治家、良醫及有良知之士卻變成稀有動物。二十一世紀的教育如果不回轉，重新體認生命中人文價值的重要，人類社會在二十一世紀末期甚或中葉以後將會面臨一場浩劫。

醫學教育界近幾年來也感受到醫學人文的重要性，但什麼是醫學人文卻無一共識與標準。我們務必不能誤認醫學人文是一種課程的連串，雖然很多與醫學相關聯的課程可歸類為醫學人文，但醫學人文更重要的是一種感受、一種態度及一種精神。是故在醫學人文課程上得高分的人不一定就是有醫學人文修養的人，因為醫學人文所強調的不應只是認知而已，它更必須是一種感受、態度與精神，否則醫學人文將失去意義。

四、新情勢的挑戰

2003 年在臺灣發生的 SARS 事件，藉著媒體的傳播，有些醫事人員的落跑事件，給了舉世一個負面的印象。我們知道很多的醫事人員還是盡忠職守，全力的救治病人。但部分人員所遺留下缺乏醫事人員應有的救疾表現的印象，卻銘烙人心。比方說：據《中國時報》2003 年 5 月 19 日之報導指出，高雄某醫院證實有 124 名護理人員在 SARS 疫情壓力籠罩及恐懼下離職，且有醫生以口頭或書面表達辭意。又有報載臺北某醫院不少醫護人員，尤其是內科的，在當時都想辭職不幹。後來又有所謂的抽籤說，即醫院用抽籤的方式來決定誰該留守醫院來診治病人。更有報載：有些主任醫師都不願接觸 SARS 病患，稱這種方法為「趕鴨子上架」。這種面對挑戰時產生厭倦、不願或恐懼之感的現象，使醫護人力吃緊。抗煞防疫告急之事，在平時並不會出現，但在瘟疫發生，病人最需要醫護人員的幫助之際卻出現了，如果醫院淨空，病人怎麼辦？於是有人在報章雜誌上提出

一些問題，諸如：

1. 我們的醫學教育有沒有從事「使命感」的培養？

2. 既然我們以「考試」選學生，學生選擇醫學之動機無奇不有，很難有「使命感」的覺悟，不過至少我們可以在醫學教育中來加強醫學人文精神之啓發，及生命意義之薰陶，培養這些醫學學生成為勇敢善戰又能體恤人性的良醫，具有使命感來服務社會。這種教育如何在醫學院的學習中來成就？

3. 被派到前線打仗的戰士，能因壓力而辭職不幹嗎？他們可以棄械投降，但在醫療上，棄械就等於把生命交給死亡，醫師能不在就學時就開始自我裝備，不只是醫學方面的、科技的，也必須是人文的、心靈的，才能不辱使命？

4. 目前的醫學教育有沒有足夠的人文教育？如果沒有，那麼我們應如何落實，使醫學生感受到醫療就是一種志業？

醫學科技在過去數十年內的重大進展，醫藥科技之蓬勃邁進，也迫使人們去面對新的問題，如：「生命何時開始？死亡如何界定？」「人存在的意義與命運為何？」「當生命的奧祕被破解之際，人類的責任又是為何？」……等等，都變成新醫學必須思考的問題了。過去醫生可自由界定自己的醫病關係，並接受回饋。但今日大多數國家之醫療系統已經社會化。人民獲得適當醫療照護的權利被視為最重要的基本人權之一。這些新情勢無可諱言的，已把醫藥專業帶向社會與文化的領域裡。因之，醫事人員必須以全人觀念重新來面對醫療，並尋求解答，這些事實及變化迫使醫學教育必須重新思考醫學教育的本質。是否醫事人員能不正視複雜的社會結構與需求，而只求治療疾病的技巧與知識？換言之我們務必回答醫療照護到底是一門道德中性的科學？或一種具有社會良知的藝術？

十九世紀開始，醫學這個獨特的診治技巧的專業就開始偏向科學，漸

漸的醫學與人與人之間相互關懷的內涵就愈行稀疏（Veatch, 2005）。雖然醫技的進步可以醫治很多先前束手無策的疾病，但隨著人性關懷的模糊化，我們發現醫學在現今面臨了幾個值得深思的課題：

1. 雖然花費在醫療上的費用一直在增加之中，但科技與醫學卻尚不能有效的處理某些疾病，特別是慢性病及失能的問題。

2. 現代醫學在處理人的問題時，往往失去人性的敏感度，使人的尊嚴受到傷害。如何恢復醫學的人性面？

3. 是否在醫療只爲了「治癒」之目的上而忽略病人的感受與意願？

4. 醫學的疆界一直在擴展，到底醫學是否該有其極限？人是不是只該生而不能死？醫療只能治癒而不應在自然生命演進中順服？

自從 George Engel 提出醫療模式之後（Engel, 1977），學界對醫療的本質有很多的辯論，有的認爲醫療應以科學爲先，也有人認爲醫療失去了人性的關懷就會失去醫療的意義。面對新的情勢，我們務必強調醫療與藝術的並重，也即全人醫療的落實。醫「病」也要醫「心」的聲音已此起彼落，醫學人文的強調也就應運因而出現了。

五、醫學人文的內涵

這個在二十世紀末期開始被醫學教育界及臨床上逐漸重新重視的醫學人文，到底是什麼呢？對不同的人來說，醫學人文所指的也就有所不同，有的認爲凡是非生物的醫療關聯，例如：醫病關係、醫學倫理、照顧系統……都是醫學人文的關心範圍。有的則認爲醫學人文所指莫非是醫學上的創作文學與藝術。既然醫學人文是以人文來規範的，因之我們務必了解所謂的「人文」到底是什麼意思。

拉丁文上的「Homo」所指的就是人（person）的意思，把它變成形容詞則是 Humanus，而 Humanus 是中性的，所指的包含有男性與女性。

更進一步來思考，人被稱爲 Homo Sapiens，所表現的是人類具有「思考」的特徵，因之人文與思維是不可分割的。人文從拉丁文的意涵也有「親切、祥和，爲別人思考」的意思，因之基本上把醫學與人文合在一起時，它的根本意思是一種對人性肯定的努力，也就是在醫療上如何促進親切、祥和、爲別人思考的意思。

哈佛大學 G. Harper 把人類或人文（humanity）分成二個層面來了解，首先它所指的是全體人類，但另一方面他認爲人文的基本內涵應是慈祥、仁愛，也是人類的舉止行爲（Harper, 2008）。最明顯的例子就是人道（humanitarianism），即根據人所應遵行的做人道理來做事。這個「人道」所指的就是一個無私奉獻爲他人著想而履行的行爲。人性化（humanilization）就是這個人道的思想很好的詮釋，指的是舉止行爲具有同理心，接受並爲他人著想的意思。反之，則是非人性化，即喪失一個人作爲一個人應有的品格行爲。不把人當人看的行爲變成反人性也就反人文了。這時這個人就不再是人了，雖然他確實存在著，但他所作所爲不像是一個人，這個人我們不再稱他爲 Human，而是 Humanoid，像人的東西，比如機器人或喪失人性的人。當我們努力教育一個人，使他更能有人的形象作個正正當當的人之努力時，就稱之爲人文教育，使醫學變成服務人群具有人之祥和關切形象的醫學，也就是醫學人文了。它所意涵的是一種慈祥的醫療。在教育上，醫學人文又有狹義與廣義的分別。

狹義言之，它是一種記憶，包含醫生與醫學生的記憶，也包含病人對醫治過程及對病狀的記憶，它也是一種故事的描述，也即對生病與治癒過程中的感受及醫療中對受苦與受關懷的敏感度之陳述。因之它是一種經驗，一種了解更是一種感受與敏感度。是故醫學人文是一種敘述醫學（narrative medicine）。

廣義來說，凡是在醫療中非屬生物科技的，都是醫學人文的關心，比

如醫學史、醫學倫理、專業發展、文化能力、醫病關係與溝通、醫療社會學，醫療人類學甚或醫療經濟。不過在談起醫學人文時，最主要的應該還是醫師對病人敏感度的認知，因之醫學教育的首要是培養醫生對受苦與生病情況的了解與敏感度，才能發揮人文精神。

在中文上，首先出現「人文」字眼的是《易經》的〈賁卦象傳〉：「……關乎人文以化成天下。」意味人的教育關乎天下興衰。它與拉文中的 Humanitas，即人性與教養，有異曲同工之妙。

今天雖然學界對什麼是醫學人文尚未有一個共識，不過在國際的醫學界裡，不論醫學教育及臨床上皆認為這是一個新時代，必須加以深耕及強化的新思維。有的人因為它畢竟是一個人文學而從哲學的立場來詮釋，如 David Greaves。有的認為醫學人文是強化醫療必須具備的情操，因之從「醫病關係」的角度來探討。有的則從「社會科學」的立場來提出見解，如 Ray Pahl，他認為群體關係，特別是支持系統（support system）在健康上扮演非常重要的角色，故社會學的探索務必重要。有的則從「醫學史」的立論來思考，如 Anne Bersay，因為醫學史中的經驗告訴我們如何在醫療照護系統上更能發揮醫學的本質。有的則從「藝術」的立場來討論，如 Francois Matarasso，因為畢竟醫學也是一種美學，它本就是藝術（Evans, Finlay, 2001）。在這些不同的論點及多元的方法論下，我們不難發現醫學人文是一個「整合科學」，也是必須用整合（integrate）的方法去發展，思考與研究。

六、醫學人文的本質為邊際整合科學與全人醫療

Greaves 主張在醫學人文的努力中，並非要學習所有的人文社會學科並加以連串，而是在從事醫學人文的學習過程中，不能只以單一的探討方法來從事。歷史上醫學曾在十八世紀中期自我隔離排除了人文思想，認為

醫學是一門科學而與人文沒什麼關係的專門訓練，但在近世代的思考中又重新發現這個醫療的專業其實也是一種人文藝術的工作，更是人性的發揮。如果把兩者加以融合並發展及強化，使醫學與人文結合，不是會讓醫學更具人性嗎？雖然醫學有其科學性，但因各個病人獨特的性質使醫學的科學性失去絕對性，醫學對人的複雜性不得不多方加以探索認識。於是 Greaves 提出對「人」的反思，畢竟醫療的對象是人不是物。不過在過程中絕不能只針對「人」生物之個體來思索，因為只要與人有關係，就不能把社會影響排除在外。Ray Pahl 說在過去醫療把社會影響力視為與醫療無關，但一個人的社會關係，顯然對一個人的健康具有不可漠視的影響力。而且在社會裙帶關係中，經濟議題也會出現，因為不論貧窮或富裕都會影響到健康。根據 Richard Wilkinson 的論述（Wilkinson, 1996），經濟與社會階級之不平等是一個不爭的事實，雖然我們一再強調人類生而平等，但社會階級不論在哪一個文化、政治主張、社會結構……都是存在的。

　　二十世紀為了改正這個社會與經濟的不平等帶來某些人在醫療上被歧視與忽略，提出了全民健保的制度，使每一個人不論貧窮、富貴、男女老幼、位高權重、低層無能的人都能得有相同的醫療照護。不過不平等還是存在的，特權的存在使公平常受到威脅，只要這種不平等的事件還存在，不論是共產主義世界、社會主義或資本主義……，比方說高官有特殊醫療團隊 24 小時隨時待命或有錢人的特別門診，關說得到優等的待遇……，就表示醫療的人文尚有所缺失，醫學人文的努力尚不可停止，因為醫學人文的關心是與人性的提升與德性的發揮緊密相連的。從人文的立場來說生命本身就是最高的價值，因之在醫療中，應該只有病人，而沒有男性病人、女性病人、老病人、年輕病人、高階病人、貧苦病人……之分。

　　著名的美國醫學者 Dr.Edmund Pelligrino，於 1960 年代就開始推動人文與醫學的結合。到 1973 年美國醫護學校已開設有 40 種的人文課程。

1984 年醫學教育報告中也指出了醫護訓練增加人文思想立意良善，應加以推展。隨後幾年，人文的訓練已成爲北美地區醫護學校不可或缺的一環了。

Bernard Haring 這位受人景仰的倫理學家認爲醫護人員也應將焦點關注放眼在未來，用全人及社會化的醫病關係來取代過去的個體主義。加拿大人文醫學教授 T.J. Murray 也指出，醫學人文化並非要縮減對醫學科學之重視，而是要促進醫學科學與人文間相互之對話與平衡，進而讓醫護人員從尊重人性之角度，來融合醫學與人文知識（Haring, 1973）。

Durham 大學人文中心主任 Jane MacNaughton 在探討醫學人文之時，提出人文是一種用來檢視人類世界觀之理念的工具，試圖了解人的情況並引導人們生活的努力，它的內涵含蓋了文化的表現、爲人態度、生活型態及對未來的願景（Evans, 2001）。這個理念，使我們不得不去探討歷史，因爲歷史的進展塑造了人的「形象」，而在醫療中，歷史的紀錄表現出醫病關係的情況。從中我們認識到個人尊嚴在醫療過程中是否被尊重，並加以改進。今天強調以病人爲中心的醫療，暗示在過去病人的意願並非醫療的主要考慮之一，而且歷史的學習使醫學懂得反省與思辯去塑造更公平的人性醫療與環境。這個反省與思辯的方法是哲學的主要功能之一。在醫療上，從哲學的觀點我們必須要問什麼使人成爲一個人？（What constitutes a human person?）由笛卡爾（Rene Descartes）的名言「我思故我在」觀之，一個人之所以是存在的，是因爲它的「思考」。不過一個不會思考的人，比方說植物人，是不是一個人？這讓我們發現了情境（situation）與現象（phenomena）可從不同的角度去探討，除了重「事實」（fact）之外，也必須去談「意義」（meaning）。如果以事實觀之，一個會呼吸的就是人，植物人當然是人。不過如果這個會呼吸的人沒有思想活動的能力時，根據「我思故我在」的理論，可能已失去做爲一個人的條件。這是談

「實證」（evidence）的醫學所要加以定義注釋的。但在哲學上我們不只
談事實，我們更要談「意義」。而意義卻是多元與複雜的，一個小嬰兒尚
無深層的思考能力時不會是人嗎？他的成長與感情的本能，對父母來說，
就是一個充滿豐富潛能的生命。但一個無親無朋的植物人，他對其他人的
意義就不同了。不過我們能因他對別人沒有意義，而自己又不會思考就把
他遺棄嗎？或是一個心臟病發作的病患，他可能會死去，但實證的經驗告
訴我們，他還有被救活的可能，不論是心導管手術甚或心臟移植都是媒
介，這讓我們發現抉擇與判斷的複雜性，而這個關於生或死的抉擇則有賴
分析的能力。一個只會看病不會有感知的敏銳性或不會分析的醫護人員在
面對類似的情況時就會不知所措而用機械式的醫療來處置。醫學人文強調
分析判斷的能力，注重哲學省思的訓練，而在思考過程中必會牽連到倫理
的問題，因之醫學人文是複雜的，除了以實證醫學為準的診斷外，又必須
有分析判斷的能力，而且又得有人性敏感度的倫理觀，醫學人文因之在現
今注重科技醫療的時代變成誰都不能忽略的整合科學。

七、增進健康與臨床醫療照護上人文的角色

　　在主張客觀的實證醫學為主的時代，主觀的人性人文面，又能有什麼
功能呢？其實新興的治療，如藝術治療、音樂治療、舞蹈治療、治療性的
文學創作……，正方興未艾當中。這些非以實證醫學為主的治療能得到人
民的垂青，其中的原因不是因他們能讓病患感受到心靈的觸摸與支持嗎？
也就是他們從人文的立場去提供醫療的關懷。我們可從三個方面來思索醫
學與人文的重要關係：

1. 人文係人類經驗與情緒表達的媒介

　　經驗與情緒都是生命過程中非常重要的部分，它們的表達有賴人文的
能力，傳統上醫療診治的「望聞問切」均係藉著語文、經驗與專業的集中

關注來力行。健康的維護過程中，醫生的視病猶親，病人的遵醫行爲，這與人文關係密切之結合已認定是治療有效的重要因素。

2. 人文係溝通的工具

在醫者、病人及其家人的溝通過程中，文字、影像、觀念、情緒之表達非常的重要。這些表達與其中之意義其實是由經驗與情緒深習而來，但如果敘述及聆聽者之間對情緒及敘述的了解有角度不同時，則不能使醫者有正確的診斷也不能把關懷傳達出去，而不能有有效的醫療，因之了解一般人民的詞彙，語言表達並接觸到其心中疑慮、期望變成醫護人員不能不學習知曉的課題。

3. 人文是健康照護者的教育中，正向態度養成的豐富資源

一個只重醫療專業的教導一定教育不出好的醫療照護著，因爲他的訓練過程只是機械化的。在強調專業主義的時代裡專業教育變成成功的醫護者的殺手，他只能訓練出「醫匠」卻不能訓練出「醫者」。由於人文豐富的資源，比如用文學敘述感情、用圖繪表現情緒、用詩歌頌示心意、戲劇描繪生命……，都會點燃生命的潛能，表現出真實，因之在醫護教育的強調中不能只有「腦」（head）而無「心」（heart），人文提供了感受生命、快樂、病痛、悲傷與安慰最好的資源。

Porter 認爲二十世紀的醫學是醫學本身成功的受害者，因爲所謂進步的醫療變成了消費品，如是則醫療再進步，人類還是不會幸福快樂（Porter, 1997）。Illich 也說過分的醫療化（medicalization）是現世的社會問題（Illich, 1976）。不過反對醫學人文的人卻認爲現代醫學把人類帶進了頂峰，造福人類無窮。其實我們都該承認科學並非生命的重心，今天先進國家，在醫療上的花費已超過預期，但人的快樂質數並未增加，因之我們必須承認存在的價值中，精神，或更貼切來說「靈性」的重要性。另類醫療的興起已證明進步的醫療並沒有解決及提供人類的健康的根本需求。

　　在醫療中醫生常只重疾病而忽略了疾病常只是因「不平安」（disease）所引起。困擾的，不是一個一般所了解的疾病，雖然對症下藥，但還是不健康，因為他們 dis-ease，不平安，憂心煩操。重量化與實證的醫療不能用藥物有效地治療他們。因為他們所患的是心疾，是社會、家庭、環境、職業……的緊張與不順所引起。缺乏了人性的了解，就不能給這些人有效的幫助。人文醫學的重要性因之已不言可喻了。

　　世界各國尤其是先進國家每年用在醫療上的支出都一直往上疾速竄升，但在比例上言之，並沒有因大量的投資而得到相對的結果。人們對他們自己與社會並沒有因政府在健康照護上的投資而感到更健康快樂，因之科學之外的因素必不能被忽略，人們對沒有真正被證實的另類醫療卻有所吸引，因之全人醫療的強調成為新的啟發。這個全人醫療當然就是在醫療中加上人文的努力。一個好的健康除了實證醫學的治療外，也必須注意到社會因素的影響及個人情緒上的經驗累積，在社會因素上，社會價值的思考不能被忽視，而個人情緒的感覺也同等重要，可用下列的圖示來陳述。

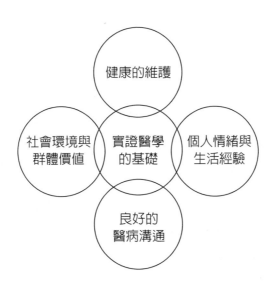

八、醫學人文教學與課程

醫學人文整體來說，就是醫學人性化的努力，但要醫學人性化，必須確認醫學專業人士感受到人性，而不是以冰冷的態度像修理一部機器一樣來修補人身體的缺失。這個體認有賴於自身使命感之呼召，也就是我們先前所說醫學人文是一種感受、態度與精神。對沒有感召經驗的醫學生則可由教育來啟發。在現今因要服務人群憐憫病痛之苦而決心步入醫療的人已為數不多，因之，後天的薰陶顯得重要無比。後天的薰陶可由二方面來進行，一是活動的，另一則是課程的。活動的薰陶是借由感受病人的苦疾及對人體之脆弱面來引發惻隱之心。目前有的醫學院已有「與病人為友」，落後地區義診……等等，都是誘導人性良善慈悲憐恤之情的活動。這個屬於動面的教育可由醫學人文發展小組來規劃，而目前大學裡的「服務學習」也就是這個教育的寫照。醫學人文發展小組也可設計「與老人為友」、「體認流浪的無奈」、「第三世界服務隊」……來達成非正式之教育的目標。課程，即正式教育方面，則有賴於醫學教育的通識教育，以醫學人文為念來誘導學生的情懷，用人文課程，例如：生命意義學、醫療與社會、醫學倫理、醫療心理學、醫學史、醫病溝通……等等，來增進學生對人性的了解並培養悲天憫人的情操。其目的不外乎藉著人文思考來幫助醫護學生去認識生命意義及並關懷社會正義，產生新的價值判斷能力，進而成為關注全人精神的醫者。

近二十年來世界各國醫學院已開始強調醫學倫理的重要，要求學生必修，也要求畢業的醫生做在職的繼續教育。但很快的，我們發現這個立意良好的制度卻淪為樣式而沒有實際作用。雖然目前臺灣有人在推動醫學倫理種子教師的訓練，但醫學倫理不能只當做一種學識的科目來教學，醫學倫理也不可能有種子教師，因為醫學倫理只有「典範」，而且必須在臺灣

的醫療體系裡去發掘更多的典範。再則，醫學倫理所涵蓋的，並不只是倫理原則與思想，道德情操與待人處事的態度之研習而已，它幾乎牽扯到所有的人文科學。要有良好的醫療倫理判斷，並尊重病患爲一個有尊嚴的生命存在，來促進醫病關係，一位醫師必須對人，對心理、社會、人類學、生死學，甚至宗教學有基本上的認識。再則，倘若一位醫師精專醫術，但卻缺乏惻隱之心，對人性的複雜，生活的緊張壓抑無動於衷，絕不能成爲一位好醫師。要塑造良醫，醫學人文絕不能在醫學教育中被忽略。也不能以傳統的教學方法，不論是 PBC 或小組討論去對應。二十一世紀是一個創新的時代，教育方法也應多元創新，而且今天已是科學團隊合作，邊際整合更上一層樓的時代。沒有一個學問能閉門造車，醫學人文也應朝這種趨勢來發展。

　　醫學人文在新的時代裡必須設計輔助活動與新課程來達成下列七個目的：

　　1. 培養一個全人的了解，即人爲體（body）、智（mind）、靈（spirit）之綜合體，健康的關懷有賴這三個之間關係的平衡。

　　2. 給予醫學生有機會去感受醫學的人性面並認識人類社會、個人行爲，環境及心靈對健康的影響。

　　3. 提供學生在醫學知識的增長中，一個持續內省（self-reflection）的機會。

　　4. 促進一個「醫療爲天職」（medicine as vocation）的情操。

　　5. 研習合乎人性倫理的思考價值與精神，並應用到實際醫療的決定過程中。

　　6. 提升醫生的社會責任感。

　　7. 培養醫學生對人性的敏感度，不但具有同情心，更要有同感心去面對病患與社會。

　　由上面七個目的觀之，我們好像要填補過去醫生感受到召喚去服務人類的日子。時代已經改變了，要回到那種以「天職」為使命的醫生已不太可能。從事醫療，也不敢再以「天職」為使命，取而代之的是「專業主義精神」，不過當我們檢視世界醫學會所訂七個教育的指標時，不難看到，這七個情操所代表的專業精神與以往所說的「天職」並沒有太大的差別，只是一個是內在而外在，也即感受到必須服務人群而放下己身，身體力行去學習醫德。另一個則是由外在而希求內在情操的變化，也就是有感召的不一定能上醫學院，上醫學院的人很多都不是感召使然，因之我們必須有一完整的架構與教育方法，來促使人內在惻隱情操的出現，並發揚其憐恤之情來服務人群。後者就是今天醫學人文的關注所在。

　　今天的社會已不像以往有人與人密切的關係，因工業化的改變，人際關係變成淡薄，功能主義也隨之抬頭，但基本上人的本性還是可塑的，根據 Maslow、Watson、Calligan、Kolhbery……等等學者的研究，現代人還是可以發展出愛心和讓人感動的情操的，醫學人文的使命就是要把這個情操誘發升級並落實。

　　威爾斯大學醫學院資深教授 Richard Edwards（Evans, Finlay, 2011），作為一位醫學教育者，在從事醫學教育數十年的生涯中，感覺到醫學教育應該至少有文學、歷史、音樂、舞蹈及神哲學等課程來幫助學生認識人類本身及其社會。他說文學不論是小說或詩詞都是對生命、健康、病疾、死亡、快樂……之概念的描述，這些情感一代傳一代，記載人類的生與死，歡樂與痛苦，醫學生不能對人性的感覺盲然無知，可以藉著這些感受來發展出對人性的敏感度。歷史則能對醫學與健康照護的發展提出分析與批判來更有效的為社會健康提出問題的解答。音樂與舞蹈是情感、欣賞、歡樂的表現，也對心身疾病有實際的治療效果，醫生也能因對藝術的薰陶而提升本身的心靈情操。Edwards 又認為醫生不能不思索生命意義，神哲學提

供了一個思索的空間，畢竟新生命雖帶來快樂，但死亡卻會接踵而來，爲什麼生了又要死呢？人類如何在短暫生命裡去發現意義？

　　從 Edwards 的經驗與建議中，我們發現這些課程要應用到醫學教育裡必須有一般教育不同之獨特的學習方法與內容計畫。每一教育層次不論小學到大學其實已都有這些課程，醫學教育中的這些課程就必須有特定的濃縮深化與設計來符合醫學生的需要。比方說以「神哲學」來說，我們不是基督教國家也無基督教文化對人民生活的影響，但生命價值與意義的探索卻是普世的，因之我們設計生命意義學來取代，探討對生命的神聖價值並從哲學思考中學會分析、批判與創造來認識與憧憬生命。對「歷史」的課程除了一些對人類社會偉大的貢獻的人與事之外，則應著重討論那些醫學史中改變人類命運，並啓發後世的醫者之事蹟與他們生命的精神。「文學」則不能一成不變以文學院的教學方式來教導，而是以啓發的方式讓學生進入到境界裡去感受人性。比方說探討爲何一句有愛心的話，一個微笑能改變人的命運？「醫護心理學」幫助醫護明瞭病人看病的動機，也使醫護認識人類行爲在維護健康上之重要性。「醫護與社會」探討整個社會環境、制度、資源與醫療體系對疾病治療與健康之影響。「醫護倫理」則使學生學得如何在醫療過程中選擇最合乎人性的醫療決定，再而促進醫病關係肯定生命的神聖性。「醫病溝通」幫助學生去學得對話的技巧與藝術，使病人感受到醫護的親切關懷。「社會習俗與宗教」的探討則能協助學生了解爲何社會制約、左右一個人的行爲，特別是病人病危時的家族反應。以上列舉這些學問只是醫學人文的部分學科而已，也都在於幫助醫護對「人」有進一步的了解，而能更有效的醫治病患。另一個更重要的，也是醫學人文不能忽略的，就是醫護人員內在人性的培養。這是一個艱難的課題，但藉著對前人醫者典範的認識與探討，加上一個服務奉獻之價值觀的培養，醫護人文給予醫療人員一個內省的機會。言教之外，醫護教育的身

教更是學生內省的無形催劑。

什麼樣的課程是醫學人文的重心呢？美國加州大學舊金山分校護理研究所所長 Patricia Benner 在介紹該校之課程時表示醫學人文的目的無非在於提供醫事人員一個從人性的立場來檢查，分析與批判醫療工作的能力。從護理的經驗，她說倫理學、護理史，及歷來臨床上的特別案例應是醫學人文的重心，其目的是讓學生有一個不只從科技專業立場透視醫療的學習環境，更能藉著人文課程幫助學生在量與質的對比中學得價值判斷，又在適當時機有提出迫切問題的眼光並在工作中找到意義（Benner）。Cortney Davis 也認爲人文課程能強化同感心的能力，從小說、歷史事件及哲學論述中去感受到生命的敏銳度（Davis, 2003）。英國曼徹思頓大學的Corri 則說，就是小說創作的閱讀，也能幫助學生學得解決人性問題的能力（Corri, 2003）。Myra Levine 認爲醫學／護理教育也應有哲學的課程，讓學生學習哲學分析及判斷的方法，使這些課程也成爲醫療照護的工具，但學習的重點不是思考深奧的理論，而是藉著它來發現人性。愛因斯坦（Albert Einstein）認爲想像比知識更爲重要，思想與發現問題的能力可以透徹人類生老病死的複雜情境。

另外一些課外之讀物也值得推薦，值得我們深思，如蕭伯納（George Bernard Shaw）的「The Doctors Dilemma」啓發健康政策及治療間的緊張。Oscar Wilde 的「The Picture of Dorian Gray」中提示了老年的悲劇並不在於老卻在於年輕（Tragedy of old age is not that one is old but one is young）（Wilde, 1968）。這句話在現今老年照護在臺灣逐漸受重視中，值得深切思索。Tolstoy 的「The Death of Ivan Illyich」更是醫學生不可不讀有關死亡的文學創作。而 France H. Burnet 的「The Secret Garden」更描繪出一個精神的力量帶來的神奇效果……

Edwards 說了一句值得令人深思的話，「人類在二十世紀發現科學的

力量，對人類而言有其祝福也有其詛咒，科學已是我們歷史也是人文中不可避免的重要產物，如果人文因為科學的興起而被排斥，將是一件不幸的事（Evans, Finlay, 2001）。」換句話說，科學不能使人真正快樂，科學可能會使人的生活更為輕鬆，但真正能刺激人類生命深處的力量不是科學而是人文。在醫學教育中，我們務必在科學教育之外也要有人文素養的培育，讓往後的醫者不但成為良醫，更是一位有人性的醫師，不過如何教授醫學人文是一個值得探討的問題。

　　上述所說的這些課程都可以用輔助教學來幫助學生感受人性，比方說電影。坊間已有很多的電影用於描述人性，如 *The Doctor* 即在表現出一位只相信醫術而對病人之痛與徬徨無所體會的醫生，在本身經驗過重病之後的改變，又 *Patch Adam*（中文譯為「心靈點滴」）則在描述醫療過程中重視人性面的重要。用觀賞影片取代傳統的溝通，而觀看後把學生分成小組，要求每個人用心描述故事情節，感受與對自己之啓發以及以後當醫生如何來與病人互動……等等。醫學教育裡對病症有很多教學材料，但我們幾乎不可能在教科書的索引裡找到 Fear 之描述，恐懼好像不被當成病，但它卻是生病經驗中一個很切實的現象。醫生如何了解與對應病人的恐懼呢？醫學人文對這個議題能提出深切的描述讓學生認識。

九、人文關係與人文關懷到底是什麼？

　　人文可以是寫實的，也可以是抽象的東西。比方說我們看一幅美麗的圖畫，不論是「蒙娜麗莎的微笑」或「畢卡索的三個音樂家」，一個是寫實的，一個卻是抽象的，但都是美的傑作。人文關懷與精神包羅萬象，每一個人可以從不同角度去體驗身體的美、心智的真與精神的善，不過這並不意味人文關懷與精神就沒有一個指標可尋。醫學人文也有稱為人文醫學的，這個人為醫學（humane medicine）其實就是醫療過程中人性化的強

調。換句話說，人文是不能沒有人性的，人文精神就是一種人性的關懷。人文關懷的起點在於對生命的愛，因為愛，所以希望生命能更美好。健康就是美好，疾病是一種痛苦，嚮往美好就是嚮往健康，要活得美好就必須以愛為始，因之人文關懷的起點在於愛，人性化的努力也就是要把愛傳播出去，把愛落實的努力。因之醫學人文精神不是要醫療人員去學鋼琴、聽歌劇、學繪畫，醫學人文精神要強調的是醫護人員在臨床療護過程中人性的表現。

在談到醫學人文時，有人會提出音樂、美術、戲劇在人文中的重要性，是因為這些是訓練「愛」與「感動」的工具。藝術家會有較深的人文素養，因為他們有可能比較會對現象體會到感動，有感動才有靈感創造力，有感動才能去關愛，這才是人性的表現。那什麼又是人性呢？那就是一種惻隱之心，是一種心的感動而身體力行的表現。用一句通俗的敘述，就是慈悲為懷愛人如己。一個人為什麼會有慈悲之情？首先它必須有所感動，對所看到的情景產生憐憫與關愛，有了這個憐憫育關愛，再有所行動去化愛心為力量來改變現狀的，就是醫學的人文精神。比方說，一位醫療人員看到一位疾病纏身的病人，發出憐憫之情，而全心醫治，這個醫療照料的行動是自然而然的舉動，不是有所誘因的，不是為了報酬、利益，而是因為人性根本上惻隱之情所發出的愛心，並盡力而為醫治病疾，這就是醫學人文精神的表現。人文精神因之與心，與愛與關懷，與憐憫與慈悲是分不開的。一個有人文精神的人看完了一部感人的電影後會心有戚戚焉的感覺，一位醫療人員看到一位病痛難當的病人也應會有惻隱之情油然而生。聽了動人的旋律會有感動，但看到病人呻吟卻無動於衷，表示這個人文精神只是感情用事的人文，它沒有根基，而只是一時衝動。故醫學人文精神是感動的能力，看到別人受苦受難激起惻隱之心去協助去固恆，同時那也是感動別人的能力，固己身所為使周圍的人感動而參與固恆的行列。

　　一個沒有愛心的人一定沒有人文精神，一位有人文精神的人一定有關懷的敏銳度、有同理心、有愛心。世界醫學會於 2005 年出版了《醫學倫理手冊》（*Medical Ethics Manual*），在其第一章就提出醫學倫理的主要特色，首先它是慈心（compassion），再而是稱職勝任能力（competence），第三為尊重自主（autonomy）。今天的醫事倫理討論上，大都認為病人的自主在新時代是最重要也是醫療診治過程中，醫事人員所必須確記的，但 2005 世界醫學會的《醫學倫理手冊》卻把慈心放在第一位並非沒有原因。它開門見山的說：「對另一個人病痛的關懷是執醫的首要與根本要素（WMA, 2005）。」換句話說，惻隱之心是醫學人員的生涯裡最重要的情懷。沒有惻隱之心、憐憫之情的人，絕不能成為良醫。換句話說，醫護人文精神在醫療過程中是絕對不可或缺的，它不但用來激勵全人醫護的落實，也在促進醫生護士等醫療人員與病人間的互信互助關係。人文精神的發揮是自然而然的，即便沒有報酬、沒有掌聲、沒有升遷，也一樣盡心盡力把愛分享出去的表現。

十、深化醫學教育中的通識人文教育

　　近幾年來，臺灣醫學教育中的通識教育有顯著的改變，比方說，幾乎每一個醫學院當成立了「人文或社會醫學科」，來強調醫學人文教育的重要性。換句話說，醫學教育中的通識教育，是以「醫學人文」為重心的。但所謂的「醫學人文」對臺灣的醫學教育界來說尚屬陌生，對它的定義，也是模糊的。有人認為醫學人文就是醫學的通識教育，但醫學人文有其獨特的意涵。假如通識教育的目的就如同黃俊傑教授所說的，在於「建立人的主體性，以完成人之自我解放，並與人所生存之人文與自然環境建立之互為主體性之關係」（黃俊傑，1999），則通識教育是超越醫學人文的。近年來臺灣的醫學教育界盛行黃崑巖教授常提起的一句話：「作良醫之前

先學做人。」（黃崑巖，2004）而醫學人文的指標也似乎就定奪在這個醫生「做人」的道理之學習了。

　　臺灣的醫學教育雖有冗長的七年學習時間 （現在改成六年加二年之PGY，即畢業後之臨床訓練），目前的分野可以三階段來區分，即第一、二年級以醫學人文或通識教育為主，三級四年級以基礎醫學為重心，第五至七年級則專注在臨床醫學上。醫學系近幾年的教學採取了問題導向（PBL）的學習方式。有些學校也以此方式來教導醫學人文，這雖也是一種改革，但醫學人文是否適用 PBL 還是見仁見智，值得進一步的討論。臺灣的醫學教育不像美加一樣是大學後的專業教育，因之學生缺乏一般的大學課程，是故我們將美加四年的大學教育濃縮為二年，讓學生有基本的大學教育，這個基本的大學教育當然以通識為重點。

　　茲以中山醫學大學為例，每一位學生不論科系為何都必須修足 30 個通識學分才能畢業，其中包含有核心通識，學群通識及專業知識等各 10學分。醫學系的學生除了滿足這 30 學分之規定外，還必須多選修醫學系所要求的專業通識學分，即醫學人文，例如：生死學、醫學藝術與人文、醫學英文、醫事法規、醫學心理學、醫師與社會、醫學臺文、醫學倫理、醫學史、醫師與病人、醫事糾紛⋯⋯。由於是專業通識，醫學系學生通常自成一班不與其他科系學生一起上課（其他科系學生如有興趣也可以選修），而使醫學系之學生在專業通識上成為獨立的一群。

　　醫學系的學生在求學期間主要的關心在於通過國考，很多學生會把第一、二年看成「好好玩二年的時期」，無形中就有些學生認為這二年是浪費的了，並不是這二年他們不能有所學習，而是在認知上，通識教育被看成營養學分，只要修了就可得高分，滿足畢業學分，因之有多少學生會用心思考求知，誠是未知數。雖然問卷調查有顯示學生出用心之程度，但這個調查並不能真正反映出學生之心境。

　　談及醫學院之通識教育，我們務必先確定教育的目的何在，以專業通識爲主或一般通識爲主？假如以專業通識，也即所謂的醫學人文（戴正德，2000、2007）爲主，那麼要不要有通才教育之強調？即要求學生也在核心通識（語文與資訊……等）及學群通識（自然科學、社會科學、人文科學……等）上研修學習以取得平衡？社會上普遍對醫生的倫理情懷有所置疑，因之醫學之通識教育的首要目的之一應是培養學生悲天憫人之惻隱情懷，也就是德育的強化。再則由於今日知識的爆炸以及邊際整合科學的成形，作爲社會中堅分子之醫生如果對一般事務缺乏認識，又無分析與批判能力，則有愧爲知識分子，是故重視通才教育的「學識與知育」也是不可或缺的！根本上來說，二十一世紀的醫學通識教育還是應以「傳道授業」爲主軸，但對醫學系的學生而言，其定義就會有它獨特的地方，也就是傳道之重心在於醫生本身的修養與醫者惻隱之心的培養。

　　醫生缺乏了惻隱之心就不會視病猶親，也不會以憐憫的感受去體會病痛的疾苦，因之醫學人文應在於啓發醫生內在的同理心（empathy），要達到此目的，醫學系的通識教育課程不能沒有「生命意義學」、「生死學」、「臨終關懷」、「醫病溝通」的研習與訓練。以生命意義學來說，除了探究生命的意義與目的外，也讓學生找尋去非洲的史懷哲，來臺灣的蘭大衛與戴仁壽……，去印度的德蕾莎，或來自本地的謝煒醫師（也是牧師）等，奉獻己身爲人民服務的事蹟並探索「爲什麼他們做了他們所做的事」，再而激發醫學系學生選擇醫學爲志業所該有的情懷。在今天功利主義掛帥的社會裡面，這個思索服務別人的因由，有可能已被視爲落伍，但醫生假如沒有身爲醫生本應有的專業天職精神，如何使病人感受到親切的照顧，進而幫助病人發展並促進一個心身靈皆健康的生活呢？不過這個德育除了課程外，老師的身教特別重要，沒有典範、缺乏榜樣，卻要學生奉獻，將是緣木求魚又倒行逆施。另一方面，一般知識的傳授即社會人文科

學的基本認知也不能忽略，而分析與批判能力之教導也應是強調的一環。臺灣的學生通常缺乏分析與批判的能力，因為我們只強調知識的傳授與記憶，卻忽略了「為什麼如此」的問題，要達成這個目的，啟發性的教學與師生之互動是不可或缺的。傳統上大堂上課應加以修正，改成互動式的教學，也即以對談及討論的方式來訓練學生思考，分析與批判之能力。

在科技急速發展下，分門別類研習特定學門使之專精已是新時代的潮流，雖然這個學有專精的走向帶來了科技的神速進步，但卻也出現了一個「只專不廣」的現象。目前大學生的一般知識比起三、四十年前的大學生，在筆者教學的經驗與感受裡，深覺有天壤之別，也就是只有專業知識卻缺乏通識認知，而對人文素養及價值的感受更不可言喻了。假如生命價值觀是學生求學過程中重要的一環，則培養悲天憫人之情懷，並且促進人文思考能力的通識教育，應是醫學教育的重心。有人認為強化醫學倫理教育，這個目的就可達成，其實並非如此，從十幾年前臺灣開始重視醫學倫理教育以來，我們是否看到了成果？目前 PGY 也要求醫學倫理學分，但醫學倫理的操練不只是一種認知，也是一種態度與修身，更是一種實踐，這個理想的落實不能從考試上顯現。臺灣已把很多醫學倫理理念加以規範條文化，雖有幫助但卻把醫學倫理變成醫療法規，雖然悲天憫人之濟世情懷很難由道德勸說達成，也不易在課堂上傳授，但人性化的醫者是社會的期待，我們務必要有更多能激發學生內在惻隱的情懷之活動與課程，國考加考醫學倫理或把醫學倫理法規條文化都幫助有限。發展與病人為友活動，鼓勵學生到偏遠地區從事服務，第三世界的訪視，到安養中心當志工等，都會有所助益。「走出課堂感受人性」是學習的一大助益。

在某一醫學院的「生命意義學」上，一位頗有向上心又認真的學生問了一個令我意想不到的問題，他說他不能了解「為什麼一位醫生應該盡力去為別人？」在學期結束後他告訴我，他已尋得了答案。這個學生的疑

問代表今天年輕學子在重視科技專業的教育體系下，所缺少的人文感受與素養，換句話說，在功利掛帥的社會裡，我們急需一個推己及人，慈悲爲懷的生命價值觀。因之醫學教育的改革必須強化醫學人文的涵養及通才教育之並重，而在教學上則應以互動式的教學爲主，不過對於醫學系的學生而言，他們已有很沉重的課程負荷，是否可以把一些課程，比如體育、軍訓、微積分……等改爲選修，而強化醫學人文與通才之比重？

　　總而言之，醫學院之通識教育在 TMAC 開始從事評鑑之後已有顯著的改革與進步，每個醫學院都強化了醫學人文之課程，不過由於醫生的工作有其獨特性，缺乏了悲天憫人的情懷就不能成爲一位好醫生，因之醫學院的通識教育不能只停留在學識的教導上，而必須深化至生命價值觀的塑造。然而如果只把通識醫學人文教育集中在第一、二年級，則德育的培養可能失去其連續性，因之醫學院師長的身教就更形重要了。假如醫學系學生在走進臨床醫學的前後也能連續有醫學人文的操練必助益良多，比方說生死意義的探索，生命倫理學的討論，生命可貴性在臨床經驗中的再思，親情與愛的感受……來強化醫學人文情操。不過不要忘了醫學人文的課程，醫學倫理的操練是不能知識化與條文化的，生命價值觀應流落在生命的脈絡裡，使之成爲生活的一部分。誠如趙可式教授所說：「醫學生不只是學習醫學的技能而已……若在求學過程中完全沒有接觸人文，整個人就變成一部看病的機器（趙可式，2007）。」

　　再則，假如醫學系的課程能挪出時間增加社會現象及公民責任等等，如醫生社會責任的探討、民間苦難的造訪，並增加藝文通識的薰陶之課程或活動，讓醫學生在醫學人文之外也能通才化將是社會之福，畢竟醫生是社會中產階級重要的一員，他們不應只是會看病的專業人士而已。

十一、結語

　　如何去培養發揮人文精神呢？我們要懂得愛，要學習愛，當一個人試著去愛，也努力去愛時，他真的就會愛。這個努力就是人文的表現。讓社會充滿喜悅，充滿愛心、憐憫，則死亡也將是一件令人興奮的事，因爲在死亡裡有時我們可以發現生命，產生感動，得到力量。

　　當病痛纏身時，給予親切治療；

　　當心情沉悶時，給予即時安慰；

　　當憎恨充斥，給予溫馨勸導。

　　在無知之地，予於啓發；

　　在黑暗地域，帶進光明；

　　在虛假之處，說出真理。

　　以真誠愛心相待，讓人性光輝充滿人間，

　　就是人文精神的表現。（戴正德、李明濱，2009）

參考文獻

黃俊傑（1999）。大學通識教育理念與實踐。臺北：中華民國通識教育學會，32。

黃崑巖（2004）。談教養。臺北：聯經出版社。

葉英崑（1993）。有關「醫療行爲」的教學現況及年輕醫師對其看法和建議。臺灣醫學教育研討會專集。臺北：臺大醫學院，151。

趙可式（2007）。醫師與生死。寶瓶公司，220。

戴正德（2000）。醫學人文與醫學教育。*中山醫學雜誌 Vol11*，1-6。

戴正德（2007）。醫學倫理與人文。臺北：高立圖書公司，3-11。

戴正德、李明濱（2009）。醫學人文概論。教育部[2]。

謝博生（1993）。臺大醫學院的課程修訂與教學改進。臺灣醫學教育研討會專集。臺北：臺大醫學院，89。

謝博生（1997）。醫學教育──理念與實務。臺北：臺大醫學院，39。

Association of American Medical Colleges and the American Medical Association (1985). Function and Structure of a Medical School-Standard for Accreditation of Medical Education programs leading to the M.D. degree. Liaison Committee on Medical Education, Washington, D.C.

Benner P, Minor: Humanities, History and Ethics in Nursing Practice. http://nurseweb.ucsf.edu/www/minhhe.htm

Corri C (2003). Medical Humanities in Nurse education, *Nur Stand, 6: 17(33)*: pp.39-40.

Davis C (2003). Nursing Humanities: The Time has come. *AJN, 103(2)*, p.13.

---

[2] 本章部分原文曾收錄於醫學人文概論一書，已得作者（即本章作者）及出版者同意發表。

Engel GL (1977). The Need for a New Medical Model—A Challenge for Biomedicine. 196, pp.129-136.

Evans M, Finlay I (2001). edited: Medical Humanities. London: BMJ Books. pp.7-50.

Evans M, Finlay I (2001). edited: Medical Humanities. London: BMJ Books. pp. 187-203.

Evans M, Finlay I (2001). edited: Medical Humanities. London: BMJ Books. p.239.

Evans M, Finlay I (2001). edited: Medical Humanities. London: BMJ Books. p.247.

Feletti GI, Armstrong E (1989). Problem Based Education at Harvard Medical School--A Short Report on the New Pathway to General Medical Education. Meducs 2: 36-39. (Bulletin of the Swiss Association of Medical Education).

Haring B (1973). Medical Ethics. Notre Dame: Fides Publsihers. 28ff.

Harper G (2008). Medical Humanities—How broadly to use this term? Harper's lecture given at Chungshan Medical University, Taichung. Taiwan on Aug 27.

http://medhum.med.nyu.edu（臺灣醫學院評鑑委員會訪視手冊）

Illich I (1976). Limits to Medicine. Harmondsworth: Penguin Books.

Porter R (1997). The Greatest Benefit to Mankind, a Medical History of Humanity from Antiquity o the present. London: Harper Collin, pp.710-718.

Veatch RM (2005). Disrupted Dialogue. New York: Oxford University Press. vii-viii.

Wilde O (1968). The Picture of Dorian Gray. London:Minster Classics, p.337.

Wilkinson R (1996). Unhealthy Societies. London:Routledge. pp.1-4.

WMA (2005). Medical Ethics Manuel. Cedex, France; p.17.

第二章 從敘事醫學談人文及社會關懷

朱真一

一、前言

外國常看見討論醫學的「科學本質」，強調科學在醫學的重要性，我曾寫過幾次有關醫學科學性的討論（朱真一，2015、2009）。雖然強調科學的本質，醫學界對醫學 Sciences 及 Arts 那個重要，仍是經常辯論的題材。這 Arts 指人文，包括社會領域的種種。醫學尤其臨床醫學上，「人文」及「社會」性越來越重要。

英文字的 Humanity，中英字典常翻譯為人性、人道等，不是指「人文」，用複數的 Humanities 則一般指人文學科，凡是跟人類或文化（廣義的文化），有關的學問都是。這樣「醫學人文」就會很廣泛，包括的項目很多。有關社會的題材或社會科學，不少人都列入於「人文」的範疇內或上述 Arts 內。

從事學術醫學多年，愈久愈能體會「醫學人文」及「社會關懷」，在醫學的重要性。非常高興，臺灣醫界開始注重醫學人文。與其找有關書刊研讀後，寫有關醫界人文的回顧溫習的綜說文（review article），討論大師們的論點。不如以自己學習及行醫經驗來討論（朱真一，2015），而且可導引到臺灣本土有關的題材，可能會更有意義。

「醫界人文」有關社會的題材太多，無法面面俱到。此章從敘事醫學觀點，來看醫界的社會責任，臨床診治如何受社會的影響，討論文學中的醫學人文及社會關懷，強調臺灣本土的題材及自己的經驗。總之，醫學雖

以科學爲主體，但與社會民衆息息相關，人文、社會及科學在醫學上有互相的關聯。

二、敘事醫學的開啓

哥倫比亞大學（Columbia University；簡稱哥大）的 Dr. Rita Charon 是開啓「敘事醫學」觀念的創始人。Dr. Charon 從醫的過程跟一般人不太一樣，了解她的經驗及背景，或許更可了解爲何 Dr. Charon 是開啓這「敘事醫學」的先驅者。

她大學時念生物及兒童教育，先從事教育工作，四年後才去哈佛醫學院讀醫。然後去 Montefiore 醫院「社會醫學科」，繼續內科住院醫師的訓練。Dr. Charon 在此醫院受訓，對她的生涯有很大的影響。

Montefiore 醫院位於紐約市北部的 Bronx 區，1880 年建立，開始時主要爲較窮的猶太人做醫療服務。目前 Bronx 區尤其醫院附近，已變成主要爲非裔（黑人）的社區，但該醫院服務窮人的傳統未改。1950 年設社會醫學科，是美國第一個設有社會醫學科的醫院。

Albert Einstein 醫學院，1953 年成立於紐約的 Bronx 區，當 Albert Einstein 答應用他名字作爲醫學院之名稱時，要求醫學院的規章中寫下：醫學院不能歧視種族、性別、宗教、本籍、國別、年紀、殘障、婚姻、有公民權否等等。Montefiore 醫院是 Albert Einstein 醫學院最主要的教學醫院。

特別寫上述的背景，主要想說明 Montefiore 醫院與 Albert Einstein 醫學院，跟附近社區的密切關聯。Dr. Charon 受社會醫學的影響，提倡的「敘事醫學」，以醫學人文及關懷社會爲基礎，而且是很重要的成分，更強調爲弱勢群體服務。

Dr. Charon 的住院醫師訓練完成後，到哥大的醫學院服務，開啓敘事

醫學。她首先成立了哥大敘事醫學的訓練計畫，還設立敘事醫學碩士學位課程。任哥大教員及主治醫師時，她還兼修英文博士學位，1999 年獲頒哥大的英文博士學位。英文的博士課程及寫研究論文時，最主要是下面會談到的文學，英文的文學。

　　她的著作中，有本很有分量的書 *Narrative Medicine: Honoring the Stories of Illness*（Charon, 2006），也是其他幾本有關敘事醫學書的共同編輯者。對這書標出"Honoring the Stories of Illness"印象特別深刻。因為自己很喜歡探討及寫「故事」，尤其是醫學歷史的故事，很高興「故事」能登大雅之堂。她還有不少篇登於各雜誌的綜說文章，也曾當過 *Literature and Medicine* 的總編輯。

三、敘事醫學是什麼？

　　什麼是敘事醫學？Dr. Charon 有一文開宗明義地說，是以具有敘事能力（narrative competence）來行醫。有敘事能力，指接受、吸收、解釋及執行別人的故事及情況（the ability to acknowledge, absorb, interpret and act on the stories and plights of others），並以人道（humane）行醫。她特別提四層次，醫師與病人、醫師與自己、醫師與同行、醫師與社會。她還說行醫利用敘事醫學，會是很好及有效的模式。

　　Dr. Charon 另有一文的題目用 *Narrative Medicine—A Model for Empathy, Reflection, Profession, and Trust*（Charon, 2001），這題目中的最後 4 個字，更能使人認知什麼是敘事醫學。有敘事能力的醫師或醫療工作者，對病人會較有同理心（empathy），對自己會反省（reflection），對同行會表現有專門職業的特質（profession），而且得到社會的信任（trust）。

四、敘事醫學故事──醫病關係

上面所寫的，大概仍會有相當空洞之感，不如就用敘事醫學的本質，用故事來陳述，較容易使人了解什麼是敘事醫學。上面談到醫師與病人要有同理心，說很簡單，但實際上如何遵行，就有不知是否做到或做好沒有之感。Dr. Charon 愛說故事所以常舉例，下面說明讓病人說故事，可以增進醫病的關係，減少不愉快事件或糾紛。

有位絕對無法挽救的最末期臨終病患，病人兒子堅持要做一些無效的治療。醫師、社工人員，甚至醫院宗教部門人員的解釋，兒子都聽不進去而仍堅持。後來諮詢 Dr. Charons，她先請病人兒子談他父親，那兒子一開口就滔滔不停地講，講他父親的生平事蹟，如何移民美國奮鬥，如何讓第二代立根於美國，還功在家鄉等。講完後反而心平氣和，在 Dr. Charon 的引導下，不再堅持，同意不再做一些無意義的醫療。

上段的故事，有人可能會無法相信，認為是天方夜譚的「奇蹟」，其實 Dr. Charon 很會講故事，講得比上段所寫的好得多。這就是她一再強調，書名上寫的尊崇「講故事」的力量。更因為自己也有類似的經驗，多讓家屬講話，尤其有關病人的種種故事，可改進醫病關係。醫療人員耐心多聽病家的話，常可減少或避免糾紛。

特別提上段，因為最近臺灣醫療糾紛層出，在媒體上常常看到報導。以敘事醫學的精神行醫，可能可以減少醫病關係中的糾紛。臺灣媒體及網路的討論，健保當局刻意壓低給付，醫療工作者沒時間好好診治病人。健保應該考慮改革給付制度，改善醫療人員的工作環境，讓醫師有更多時間從事敘事醫學的行醫模式。

Dr. Charons 的文章中提到醫師與同行，這「同行」不應只是醫師與醫師間，應該包括其他醫務人員，尤其護理人員。以自己的經驗，有些病家常有醫師高高在上，或醫師不能親近之感，有些事不跟醫師講，反而跟護

理人員談。上述聽故事（敘事），應請教其他包括護理的醫療界同仁，非醫師的醫療人員常有很好的觀察及解決問題的觀點。

五、敘事醫學故事──社區／社會

上面提到敘事醫學與社會或社區的關聯，醫師／醫療界要得到社會的信任（trust）。用故事來說明最能讓人相信，這是敘事醫學最重要的貢獻。余尚儒醫師的一篇〈偏遠地區服務學習的默會致知──敘事醫學的應用〉（余尚儒，2012），及內容類似的另一正式出版論文（余尚儒，2012），可知臺灣有到偏遠資源缺乏區服務的課程，余醫師還特別加上「敘事醫學的應用」於教學中，更有意義。

在上面提到余醫師的文章中（余尚儒，2012、2015），討論更多社會的關懷。雖然文章寫法跟上述 Dr. Charon 的不太一樣，但討論的本質很類似。以社區為主來闡述敘事醫學的社會關懷，余醫師又把學生編成小組來敘事，以討論社區故事為主的訓練，覺得特別可貴，是一種很有效果的敘事醫學。

因為寫的是偏遠地區（菲律賓或阿里山）的服務，討論的故事有「人類學特色」，更加有趣。從這些故事的探討中，發現有可能可解決問題的想法。以下摘錄自余文，再加上些看過後的聯想。

余文的故事會特別讓人感興趣，是因跟傳統的小鄉鎮、大城市或醫院的醫療不同。除病人的問題外，還有社區的更大問題需考量，以敘事醫學的觀點，來看偏遠地區的醫療健康問題。余醫師說講故事時，學生（其實每個人多少類似）會自然地顯露出，對這社區的的偏見，甚至寫歧視於故事中。透過讀自己文章和小組討論，這些歧視偏見，變得顯而易見。

偏見與歧視絕不只發生於偏遠地區，如窮困的菲律賓或原住民區，是所有弱勢群體健康問題的核心。其實不必去偏遠地區，大都會中的弱勢

者也一樣。雖未去貧窮社區服務過，因地緣關係，我們醫院的病人，很多來自大都會的弱勢群體，尤其自己負責血液科的鐮狀型貧血（sickle cell anemia）。這類病人一般只發生於美國弱勢的非裔（黑人）社區，很容易可以觀察到醫療界的偏見與歧視。

余醫師說，學生書寫及討論時，就很容易了解，社會不平等或文化的差異，對醫療及健康問題有很大的影響。這就是之前 Dr. Charon 文中提到的「反省」（reflection），也是敘事醫學的「社會關懷」的一面。很高興看到這篇文章中，余醫師寫出學生們，可從敘事醫學的學習中，反省到偏見與歧視。

余醫師還說敘事醫學的訓練，可培養觀察能力和想像力。透過田野觀察、敘事醫學和社會流行病學，這有若三角形的關係，從偏遠地區踏查、服務學習和小組討論中，提出具體的促進健康方案。不是教條式的流行病學理論，或是課本的生物學、醫學知識，而是充滿自己觀點，以及想像力的創作，更從小組的批判性的討論過程中學習。

六、偏遠地區服務學習的故事

對余文中舉出的實際經驗印象非常深刻，如從能幹的阿香嫁了會酗酒老公的故事，反應原住民社會普遍的酒癮問題。從歷史資料所知，阿里山的鄒族人本沒有嗜酒的歷史文化，「喝酒是原住民文化」是外面進來的，或可說是現實因素促成的。酒得來容易，工作困頓更是主因。由於風災重創，觀光產業盛況不再，面臨經濟轉型，沒有工作而喝酒，是逃避現實的作風。學生先敘述故事再討論，談如何支持幫助他們走出困頓。

余文討論學生從菲律賓田野回來之後，發表令人驚豔的報告。學生們發現他們的高血壓很嚴重，而且大部分的人，都是第一次知道。學生們認為很可能是因為飲食過鹹，再詢問當地的居民，他們說對食物多加鹽是為

了味道。討論中學生們建議他們可以用一些其他的調味，比如用酸、甜或辣替代鹽分來增加食物的風味。

社區的田野經驗中，更了解飲食過鹹可能因為當地缺乏冰箱，無法長期保存食物，肉類需醃製。報告中認為解決高血壓問題用藥物，不如調整飲食習慣，捐贈足以保存食物的設備（冰箱）或尋找適合的替代烹飪法，比直接給藥更有幫助。

從報告中發現，找出社區的兩大問題「不當飲酒」和「過鹹食物」，學生觀察到不只是人的因素，也考慮經濟、文化及社會環境等因素。觀察和視野會自然拓展，從醫師病人間的關係，擴大到考慮社會各種因素的視野。余醫師說，學生透過敘事醫學的引導，無形中也使學生內化這樣能力，敘事醫學的討論扮演一重要角色。

七、醫師的社會責任

每次看到臺灣各醫學院或醫院，一談到其使命時，都提教學、研究與服務三項，很少人提醫界對社會的責任。上述到偏遠地區及為社會的窮人或其他弱勢者醫療服務外，醫界對臺灣社會及社區內，有關醫療健康的種種不公不義，譬如不當的醫療政策、制度、利益衝突等等，是否該多發言及力求改革？

社會有很多問題跟醫界有關，一般公共衛生問題大家最熟悉，譬如醫界對傳染病防疫的重要責任，可是較少人注意跟社會的其他關聯。醫界跟藥廠商及醫學儀器廠商的密切掛勾，有利益衝突的問題，醫界人士或團體是否也該重視。知道這類問題的存在，才可能會去改革。醫界還要為社區的權益多發言，避免只為自己爭取權益。

當然不只是由醫師、醫學機構團體發表聲明或評論而已，該如何去行動？不少人說必須積極行動（activism）才能達到改革，筆者看過一些熱

心推動且有經驗者的討論，寫過一文介紹。美國的醫院／醫學院如上述的
Montefiore，甚至有課程教導年輕人如何積極行動（朱真一，2008）。

八、社會因素影響診治

看 Dr. Charon 文章，很容易了解臨床醫學，受人及社會因素的大影
響。病人、病人家屬、醫師、其他醫務人員都是「人」，都是社會的一分
子，所以醫學會受人及社會的影響。醫學與社會的關係密切，經濟、政
治、法律等，哪一項不深深地影響醫學，就是疾病的診治也一樣深受影
響。

「誰」決定病人該如何診治？這本是很簡單的議題，想當然是醫師，
在病人或家屬同意下的「共同決定」。現在社會因素變成越來越重要，社
會因素更隨時代改變中。醫病關係不只是醫師與病人而已，社會其他人越
來越多參與。

由於科學發展，高科技可治癒更多疾病，可是社會的資源有限，最明
顯的例子，如人體器官移植，昂貴的診治費用，器官來源稀少，需要的病
人多，資源應該如何分配？如何善用有限的資源，做最有效果及意義的治
療？誰「應該」有優先或「不應該」安排於器官移植名單中？還有更多人
性、倫理等的因素，這些因素又隨地區及時代在改變。

臨終用高科技來延長生命，出經費的單位，不管是私人、保險公司
或健保局都會「干涉」。法律上，智能障礙或殘障人士，誰來保護他們的
醫療人權問題，病家不再有絕對的決定權。診治權該由誰決定？什麼是過
分？什麼是「合理」？意見不同時，如何來決定？如何衡量利益衝突的問
題？最近的趨勢，一有疑慮的病例，愈來愈多由各方共組成的「小組」
來共同決定，這就是明顯地表示社會參與病人的診治決定權了。不管由
誰決定，若病家不同意時，上法庭控訴的消息迭有所聞，最近社交媒體

（social media）更扮演一重要的角色。

九、社交媒體

社會上各領域，早已用如 email 網群、Facebook 或 Twitter 等的社交媒體，來影響及幫忙解決問題。政治上尤其選舉時，最能發揮力量，所謂的「婉君」（網軍的諧音）大家都很熟悉。上述如何以積極行動而能達到改革，「婉君」也是很有效的方法之一。醫療上，社交媒體也一樣，越來參與越多。

若病人有嚴重智能障礙或殘障，有嚴重的疾病如癌症，是否應該跟一般人一樣照顧？病家的決定，醫界甚至各方組成的「醫療小組」決定，法律不見得同意。上面提到上法院外，最近看到不少病家，或其他的不同的「當事者」，利用社交媒體，借社會輿論來施壓，尤其在昂貴的診治及稀少器官移植的病例上。

看過幾次，有嚴重智能障礙或殘障者，需要器官移植時，當醫療提供機構或出資的健保或保險單位不願執行時，甚至經過醫學倫理委員會及社會工作人員一再協調後，病家不同意時，有些病家就用社交媒體向社會求「援」，反應當然看病例情況，當社會民眾一面倒地支持病家的要求，提供醫療的機構可能會改變本來的決定。

相反地，若智能障礙者有癌症，可以不甚困難地治癒時，病家反對而拒絕治療時，為了智能障礙者的人權，社會就會有聲音，社會工作單位、法庭或有些社交媒體都可有不同的意見來「干涉」，這自然影響病家診治的決定權。所以這裡一再地說，無論如何，醫療問題上，社會因素越來越重要。

十、醫學與文學

如上討論，因為 Dr. Charon 自己對文學有興趣，當臨床醫學教師及主治醫師期間，還去哥倫比亞大學研讀英文的博士課程。她詳細討論分析她最喜歡的文學家 Henry James 的作品，來當她的博士論文。後來還當了 *Literature and Medicine* 這本雜誌的總編輯。Dr. Charon 很重視文學於醫學人文教育的角色

她常提倡醫師們多討論文學作品，鼓勵多人一起讀小說的片段，寫出自己的感觸、有否解決方法或其他聯想。兩、三人以小組先討論一段時間後，再由全體中選一人朗讀他寫的短文，大家一起討論。這種討論就有些類似上述余醫師的文章，討論會引起些內省或尋找解決方法。這種由文學的故事討論，應也是醫學人物的好教育。

特地去找 *Literature and Medicine* 這雜誌來看，上網可免費看到些較舊期的文章，只略看其目錄及一篇文章。因為很少研讀英文的文學，對雜誌上討論英文為主的題材很陌生。以前讀過較早期的臺灣文學，在拙著《看臺灣文學寫臺美人文學》（朱真一，2004），還寫了不少評論或讀後感，不少就與醫療有關，下節還是來討論臺灣文學跟醫療健康的關聯。

十一、臺灣文學與醫學

因為早期臺灣社會，醫師是少數臺灣人能接受高等教育者，跟醫界有關的文學界人士不少。討論本土的文學，比上述我們較不熟悉的英文或其他語言的文學更有意義。賴和醫師前輩就被尊為臺灣文學之父，臺灣文學很多跟醫學有關的議題可討論（朱真一，2016）。

賴和非常積極地參與社會運動，這背景跟下段的討論，賴和奠基的臺灣文學精神有密切關係。他撰寫文章介紹新文學外，還主持編輯報刊之文

藝欄及組織文藝聯盟等。就像上面的討論，Dr. Charon 會是敘事醫學開創人物，可能跟她的就學及訓練背景有關。同樣地，賴和熱心參與不少的社會活動，所以他奠基的臺灣文學特別關懷社會。

賴和醫師為臺灣文學奠下為弱勢發聲的傳統。從他開始建立的臺灣文學有四點特徵更有意義：（一）為弱勢者講話；（二）批評及暴露壓榨者或其他剝削者的醜陋及無理；（三）批評臺灣人舊習俗的缺點及壞處，或者是有些人所稱的「反封建」；（四）提倡平民、民間以及大眾的文學。上述幾點基本上跟醫學人文尤其社會關懷精神類似。

他的著作可說影響深遠，無法詳加討論。其意義之一就是透過文學，可讓社會民眾了解醫學。以〈蛇先生〉這篇小說為例，文中寫西醫去訪問蛇先生，請教解毒祕方的過程與對話。文中蛇先生坦白道出，所謂神祕的祕方並不是真的，而只是大家哄抬出來的。這就是敘事醫學的精神，用故事有效地向民眾宣揚，不要輕信謠言，也是一種社會關懷。

八十幾年後重讀他 1930 年代的文章，特別有感觸。現代有電子媒體後，尤其各式各類的社交軟體盛行後，資訊很容易傳播。臺灣特別多偏方或祕方的傳播，民眾也喜愛偏方的診治（朱真一，2014）。醫學科學要深入社會民間一樣，用文學來寫醫界問題，用短篇小說的故事說服社會民眾，更能達到下述讓醫學科學普及到社會大眾的目標，可說是一種「敘事醫學」。

賴和是我的英雄，我寫過不少，請看拙部落格中《賴和／吳濁流／鍾肇政等臺灣文學》（朱真一，2014），其中〈賴和系列〉就有不少文章寫他及他的作品。八、九十年後的現在，重讀賴和的文學，愈讀愈有意義，尤其有關本文強調的醫學人文及社會關懷。

文學尤其小說本來就是講故事，本質上就是跟「敘事醫學」一樣，文學可以敘事寫出臺灣醫界的問題。很有趣的是，幾十年的臺灣文學作品，

對醫療界有不少作品，尤其經常有人描寫醫師形象。上述有關臺灣文學的拙著（朱真一，2004），書中第一篇的〈臺灣文學作品中醫師的形象〉，就寫吳濁流的〈先生媽〉、鄭清文的〈故里人歸〉、楊青矗的〈現代華陀〉及王拓的〈一個年輕的鄉下醫生〉的醫師形象故事，臺灣文學反映臺灣醫界的問題。

多讀多討論臺灣文學的作品，譬如上面提到醫師形象的小說，就是很好的醫學人文教育，類似上面提到 Dr. Charon 一文中的討論，「敘事醫學」的反省。她的文章中，有一文的題目，甚至就有「reflection（反省）」一詞在內（Charon, 2001），說明敘事醫學中反省的重要。文學是醫學人文的一重要角色，文學以敘事方式促使醫界反省及警惕。

十二、醫學科學性的社會因素

科學在醫學的重要性無庸置疑，醫學是以科學當基礎（朱真一，2009、2015）。現代醫學會突飛猛進，就是因為科學，這不必多談。然而沒有科學根據，沒有臨床數據的醫療或保健，充斥於社會各角落，各類書刊及種種媒體尤其網路上，很多人士包括一些醫師、醫療界不少人士甚至學術醫學及醫學教育界，輕率地推廣這類沒科學根據的醫學（朱真一，2014）。

這類問題說明醫學不只是科學而已，還有不少「人」的因素，還有越來越多「社會」的因素要考量。最近在美國對很熱門的 *The Dr. Oz Show* 有熱烈的討論。Dr. Oz 是哥大醫學院的心血管外科教授，而且兼過外科副主任。為何如此有學術地位者，去電視臺做「秀」（show）時，好像就忘了科學？這說明科學會受「人」、「社會」深深的影響。

Dr. Oz 在電視上的節目，有些的確不科學，他一再地被人甚至國會參議員批評。雖然他說這是電視上的「秀」，不是「醫學秀」（medical show）來自辯。難道不是醫學「秀」，就可以不科學？Dr. Oz 應知道這熱門的節目，他或他請來的賓客，所談的不科學說法，深深地影響觀眾及其他更多人士。

這類如 *Dr. Oz Show* 及其他的醫學「秀」，還有更多類似的媒體，為了「秀」能繼續熱門，必須討好觀眾（收視率）及廠商（廣告費）。邀請觀眾喜愛的熱門社會「名人」（celebrity），他們上場發表不科學的言論，甚至謬論，主持人不會或不敢反駁這些不科學的醫學論調，這就是最好的例子說明科學被「人」及「社會」因素扭曲。

臺灣各種媒體當然不少類似 *Dr. Oz Show* 的問題，不只電視的「秀」，醫學文章、書刊，甚至較學術性的報導，不少相當不科學，迎合世俗。沒科學依據的醫學，早已泛濫成災。一些醫療或保健不但沒有效果，不少還有害處。所以下節特別來強調，向社會民眾推廣正確醫學的科學性很重要。

十三、多讓民眾了解醫學科學本質

最近參加向民眾傳播最新醫學新知的研討會，這類活動值得推廣。參加者都可學習不少。參加後更覺得，向民眾推廣科學認知，強調醫學科學性，尤其這些稱為「最新研究」（Cutting Edge Research）的講題，由研究者自己講，內容很簡單，容易明白。正面地推廣醫學科學性，使社會民眾更了解醫學的科學本質。

有位討論外科醫師做手術時，如何能看到癌症細胞在哪裡？節目中說明用特別設施，外科醫師戴上道具，可看出癌細胞蔓延到何處，手術時就能取走「所有」癌細胞，盡量達到使癌細胞不殘留體內的目標。還有由獸醫學院教授講狗與貓，跟人類類似的「自然」產生的癌症，如何用改變的 virus 來治療動物癌症，希望以後就可以用來治療人類。

最讓我感到最震撼的是一位內科癌瘤科醫師,談他自己從醫學生開始,患急性淋巴型白血病(acute lymphocytic leukemia)的經過。先用化學治療成功,幾年後復發,用弟弟的血幹細胞移植成功,又再復發。適時地由癌症基因體學(genomics)找出問題,可能可用一最新實驗治療法嘗試,他是第一位用此治療法而成功者,又再經另一次用陌生人的血幹細胞移植成功。目前在一大學的 Cancer Genomics 研究所工作。他的演講最能使大家了解,什麼是醫學的科學本質。

很可惜,像這類以民眾為對象,正面地推廣醫學科學的活動,一種很有意義的教育性活動,不能盛行,因為娛樂性不高,曲高和寡。看過不少的評論,有關醫療健康的電視秀,大部分類似 *Dr. Oz Show*,錯誤不少而不甚科學,一樣因為要討好民眾的喜愛及廣告商支持。如何用媒體向民眾推廣像 *Dr. Oz Show* 類有高娛樂性又有科學性的節目,應是醫界的責任,醫界關懷社會的責任。

十四、結語

2015 年看到賴其萬教授的一篇演講文(賴其萬,2015),談如何培養更多的良醫,他演講時說出一項:「多設計一些啟發性的醫學人文課程」。對醫學生教育,固然非常重要,已畢業在訓練中的住院醫師,以及已執業多年的醫師們,繼續多接觸醫學人文,我想應該一樣重要。這裡只從「敘事醫學」討論醫學人文,強調醫學人文中的社會關懷。

此文從敘事醫學觀點來討論,先討論這「敘事醫學」的先驅者,Dr. Charon 的教育及訓練的背景,跟她開啟這「敘事醫學」有關聯。從她的著作討論敘事醫學是什麼?敘事醫學可改善醫病關係,值得臺灣各界重視。內容中的社會關懷是本文的重點,很高興臺灣醫學教育及醫學界的重視,學生到偏遠地區服務,用敘事醫學方式來學習社會關懷,尤其使學生

認知文化（人文）因素，還有歧視及偏見的問題。

　　再從敘事醫學觀點來看醫界的社會責任，這是常被人漠視的一環。臨床診治如何受社會及社交媒體的影響，接著討論臺灣文學的醫學人文及社會關懷。醫學科學性，跟社會民眾相關，讓醫學正確科學性普及社會民眾，減少不科學的宣導，都要我們好好思考。當然醫學人文、社會關懷及醫學科學都互相關聯。

　　希望這短文，能促使大家多了解醫學人文的貢獻，關懷社會很多種種不同的管道。多秉承敘事醫學精神行醫，更可能會如上面賴教授所說，成爲良醫。

📖 參考文獻

朱真一（2004）。Activism（積極行動）及 Advocacy（權益代言）的課程。*當代醫學 33*，506-509。

朱真一（2004）。看臺灣文學寫臺美人文學。臺北：客家雜誌社。

朱真一（2009）。未來醫師的科學基礎。*當代醫學 36(10)*，1-6。

朱真一（2015）。「科學日」及醫學的科學性。*臺北市醫師公會會刊 59(6)*，83-87。

朱真一（2015）。醫學的人文及社會面——敘事醫學。*臺北市醫師公會會刊 59(7)*，82-86。

朱真一部落格：不要針刺治療中風／小心偏方及不正確資訊。http://albertjenyihchu.blogspot.com/2014/07/email.html（2016.9.3）

朱真一部落格：資訊的正確可靠／思想箝制／查證「權威」。http://albertjenyihchu.blogspot.com/2014/07/blog-post_81.html（2016.9.3）

朱真一部落格《賴和／吳濁流／鍾肇政等臺灣文學》http://albertjenyihchu.blogspot.com/2014/07/blog-post_9885.html（2016.9.3）

余尚儒（2012）。講故事帶入社區：敘事醫學做為社區醫學的另一可能。*新批判 1*，111-124。

余尚儒（2015）。偏遠地區服務學習的默會致知——敘事醫學的應用。網站：https://sites.google.com/site/mehintw/wen-zhang-fen-xiang/yu-shang-ru-yi-shi-wen-zhang/yu-shang-ru-yi-shi-wen-zhang（2015.5.30）

賴其萬（2015）。如何替臺灣培養出更多的良醫。*景福醫訊 32(5)*，5-11。

Charon R (2001). Narrative Medicine-A Model for Empathy, Reflection, Profession, and Trust . *JAMA. 286*, pp.1897-1902.

Charon R (2006). Narrative Medicine: Honoring the Stories of Illness.Oxford, Oxford University.

第二篇　醫學人文教育

第三章　談醫學人文教育之養成要素

黃苓嵐

一、前言

當我們將醫療的視角，從「疾病」轉向「人」的時候，醫學人文教育在整個醫學教育中，就逐步地占據了一個重要的位置。但醫學人文教育究竟是在探討什麼？爲什麼它在醫學教育中所扮演的角色日趨重要，而我們對它的理解卻越趨模糊？

一般人在初次接觸醫學人文這個語詞時，通常會有幾個疑問浮現：

1. 什麼是醫學人文？

2. 在醫療中真的存在醫學人文的議題？

3. 我們有必要去思考與學習醫學人文教育？

4. 怎麼學？醫學人文是用「教」的嗎？

簡單來說，醫學人文教育涉及四個面向：

1. 「why？」

也就是目的爲何？我們爲什麼要學習醫學人文？這涉及到主體的意向性，是一個屬於價值性的問題。

2. 「what？」

也就是我們對醫學人文教育這個對象的理解。它探討的是醫學人文所涉及的範疇，是屬於知識面向的問題。

3. 「when？」

也就是我們什麼時候需要思考到醫學人文議題、實踐醫學人文精神？這是屬於道德實踐的議題。

4. 「how？」

也就是結合前面三者，探討我們如何達成醫學人文教育的問題。所以是屬於方法論的問題。

在推動醫學人文教育的過程中，有三個非常重要的要素必須齊備，並且缺一不可。此為：教師角色的完整性、教學方法的適當性、學習者學習心態的開放性。前兩者，乃是教師的責任，後者則是學習者的義務。其中，最特殊也最困難的地方，就是對教育者與學習者的心態要求。而這種要求，來自於醫學人文在醫學教育中有其特殊性。

韓愈〈師說〉裡提到：「師者，所以傳道、受業、解惑也。」對一個醫學人文教師而言，其任務不單單在於授業，更在於傳「道」。中國哲學對「道」有非常豐富的闡述，但在這裡，我們可以簡化為教師對於所教授之醫學人文精神的內化需求。教師自身必須先「具備」這種人文精神，他才能夠具有足夠的能量來教導、影響他所要傳授的這個人文價值給他的教育對象。

因為，醫學人文教育所訴求的，並非只是一種外在知識系統的建構，它更重要的是一種人文精神的「內化」過程。重點不在「知」（to know），而是在於「有」（to be）。知識的傳遞，只是作為我們找到正確方向的一種指引，但我們對醫學人文教育的探求，絕對不是只停止於對此有正確的認識與理解，它還要求我們在醫療專業中的具體實踐，把這些知識轉化為行動，落實到真正的醫療場域之中。

正因為它所涉及的是一種內在價值體系的建立，因此，它的教學方法也相異於其他醫學專業科目。其學習成果評估，也不在於知識的正確性回答，而是在於具體行為是否能夠符應於醫學人文精神的訴求。而我們又該如何達到這個最終目的——將醫學人文精神內化成我們自身人格的一部分？本章將藉由以下幾個部分來逐步說明醫學人文教育的養成。

二、為何我們需要醫學人文教育？

　　欲使人心甘情願地去做某事，必定得要提供足夠的動機來說服他們這個行為乃是值得去做的。因此，在推動醫學人文教育的過程中，指出它的存在必要性以及價值，乃是第一步驟。唯有先認同我們確實有學習它的必要，我們才有可能張開我們的眼睛、打開我們的耳朵、敞開我們的心靈去聆聽、去感受、去思考、去學習、去實踐。也就是先前提到的三個必備要素之一——學習者開放心態的建立。如果學習者打從心底不相信醫學人文教育的存在必要性，那麼，接下來對醫學人文教育的探求，將無法使之完整地置入這個學習場域中，他們將很難確實地去體驗、認同「人」在醫療之中的意義。

　　但，讓我們捫心自問：我們真的需要在醫學教育中，容納醫學人文教育橫插一腳？它真的具有存在必要性？還是我們一廂情願地自我主張？

　　要回答這個問題，我們必須先回到對醫療場域的觀察。也就是我們必須重新來審視「醫療」究竟是怎麼回事？

　　1. 醫療涉及兩個核心人物，一是醫師，另一是病人。必定是先有人生了病，需要被治療，而有另一人能夠提供這個幫助，因此醫療行為才能得以產生。醫療行為導致他們之間產生了一種醫病關係的建立，他們彼此是從對疾病的治療這樣一個需求開始的。

　　2. 但是治療卻不單單只是一種身體上的病痛解除過程，在治療的過程中，他們還必須交談，包括病人對病情的告知以及醫師對診斷的說明等。因此，他們之間除了疾病的治療行為外，還有了溝通行為產生。

　　3. 然而當他們在進行溝通行為時，很明顯的會遭遇到一個難題：他們是不同的個體。不論是治療者與被治療者，他們都具有獨一無二的位格，有著自己獨特的思維，而非被輸入固定程式的機器人。他們具有感

受、他們會困惑、他們會有自己的價值觀、世界觀，他們同時還處在彼此並未互相理解的狀態中。當他們在進行相互溝通時，他們這種個體性差異，會使得他們必須試著去理解對方的話語（而這種理解不見得能完全，甚至有誤解情況的產生可能），因此我們有了對語境、理解與溝通技巧等需求。

這些，都不只是單純的疾病治療而已。醫療從來就不只是疾病及病痛的消滅或解除。它是病「人」的疾病和病痛的消滅和解除。疾病，是透過「人」來被發現、理解以及處理的。因此，我們常說，不能只見「病」而不見「人」，就是這個道理。疾病從來就不可能單獨存在，就如同顏色不能夠單獨存在，它一定要有一個載體來呈現，並使之被理解。因此，這個承載它的主體就至關重要，而處理這個主體的相關議題，就是醫學人文的範疇。

正如同 William Osler 所說：

「好的醫師治療疾病；偉大的醫師則是治療生了病的人。」

我們的醫療實際上就是在處理「人」的問題。不論是生了病的病人，還是提供醫療的醫師，他們在成為這個特殊角色之前，他們都必須先被認可他們作為「人」的這個角色。若忽略了他們之為人的神聖性，那麼我們就很難用一種尊重的態度來對待，以及思考他們所會遭遇到的問題與困難，特別是認真思考他們所應該具有的權利問題。

這說明了醫學人文教育存在之必要性。只處理疾病，無異於是對自身能力的畫地自限。

而醫學人文教育的價值又在哪裡呢？其核心價值就在於它能夠為醫療行為提供一種「定位」，讓置身醫療行為中的兩方——醫師與病人——能

夠獲得一種有價值的定位。它能夠使醫療行為從一種單純的「技術」提升為一種具有「意義」的醫療，以使我們避免落入馬克思所說的「物化」危機。

　　「人文和藝術提供了一種對人類行為、遭遇、人格、彼此間責任的內在洞察，並且為醫療實踐提供了一種歷史的視角。對文學和藝術的關注可以幫助我們發展和培養我們的觀察、分析、同情和自我反省的技巧。而這些技巧乃是人類醫療照護的本質。」（Aull, 2008）

　　讓我們試想看看，如果我們把人的神聖性拿掉，把對人格的尊重拿掉，完全把醫療行為當成一種最簡單、乾澀的商業行為：病人提供金錢，以獲得疾病的救治；醫師收取診金，來付出他的知識與技術。在這之中，醫療行為淪為一種商品化的過程，成為一種金錢對價關係的交換，確實非常清晰明瞭且單純。

　　但讓我們試著思考一下，在這種物化的過程中，什麼東西流失了呢？是我們對生命價值的凝視、是我們對個人自由意志抉擇的忽略、是我們對人性崇高性的尊重。如果醫療只是一種商業行為，只是一種疾病的移除，那麼我們就不需要去聆聽內在靈魂的呼聲，我們不需要思考一個墮胎母親內在的痛苦與衝突，我們不需要在乎一個臨終病人對生命的絕望與痛苦，我們也不需要介懷一個醫師在面對壞消息告知時的掙扎與猶豫。我們只要簡單的提供與接受。

　　但這真是我們要的嗎？當我們生了病，處在絕望與害怕的情緒時，我們是希望被當作一個完整的人被對待與關懷，還是只是一個付費的機制呢？身為一個醫者，提供其專業的知識與醫療時，只是希望被當作一個技術的提供者，還是被當作一個被病人全心依賴者與仰望者呢？

醫療絕對不該廉價到只以金錢來衡量。因為，它的對象是生命。

生命乃是承載我們在人世間一切價值與追求的載體。我們希望功成名就，前提是我們必須活著；我們希望享受生命中美好的一切，前提是我們必須活著；我們希望感受愛與關懷，前提是我們必須活著。而能夠保證這一切美好追求的存在基礎的醫療，又怎能僅僅只是一種商業行為呢？

醫學人文教育很重要的一部分，就是要去喚醒我們對自我的意識，對自我價值的認知與肯定。不論是對醫師與病人而言都是如此。它要求我們尊重病人之為「人」的這個崇高性，不應該因為疾病纏身而有所減損；它要求我們尊重醫師之為「人」的這個崇高性，不應該因為醫療的利他特質而抹滅他應被保障的權利。

醫學人文的教育不再站在「外部」來看待醫學、醫療，它是要走進「內部」去支撐醫學的存在價值及崇高性。也就是說，醫學人文精神試圖作為一個支架，使依附於醫學之上的醫療行為，能夠成為有血有肉、有意義、有價值的行為。

三、醫學人文教育之特質

要探討醫學人文教育的養成，就必須清楚地意識到醫學人文在醫學教育中的特殊性。因為它與基礎醫學、臨床醫學有很大的差異。其特殊性在於，醫學人文乃是兩個範疇的結合——醫學與人文。它不單單只是探討醫療，它也不是純粹的人文教育，它是在二者的中間。

儘管醫學人文教育在整個醫學教育的重要性逐漸提高，但事實上我們目前對醫學人文課程的內容設定並未獲得一致的共識。究竟重點在「醫學」還是「人文」？

我們醫學人文的課程，其教育目的，究竟是要在

1. 醫學之外去補充人文知識？

2. 還是要去學習跟醫學相關的人文知識？

3. 還是要在醫學之內找到它的人文精神？

我們可以將問題簡化為兩個部分：

一是，醫學人文教育是要處理「什麼樣的問題」。

二是，醫學人文教育是以「什麼樣的角度」來處理這些問題。

簡單來講，醫學人文主要是站在一種「人文」的視角，來處理有關於「人」的問題。但是，這個人文的視角，並非是要處理普遍意義下的「人」的問題，而是專門針對醫療中的「人」的問題來進行解決。因此，它的「場域性」便被清楚的界定出來。也就是說，醫學人文教育，乃是希望以人文的角度去探討跟「醫學」這個場域相關的「人」的議題。

醫學人文是在一個很特殊的角度下來談「人」，它要求我們不能只是把病人當作一個有病的個體，而是必須把病人視為一個完整的人，也就是我們不能只見其「病」，而不見其「人」；但是我們又不是從一個普遍意義下的「人」來談這個「病」人，而是從特殊場域中的「病人」來談這個「人」。這種普遍又特殊的視角，構成了醫學人文的特殊性。

換句話說，醫學人文不是用最通泛的角度來探討人的問題——這乃是屬於通識教育的人文部分——而是將焦點擺放在探討醫療情境下的人。就這個面向來說，此時的「人」乃是就其特殊性來討論。但面對這個特殊情境中的人，我們又必須將之視為一個完整性的人來對待。而就這個面向而言，則又是以一種普遍性的角度來探討「人」。

醫學人文教育主要內容即在於：思考醫療情境中的人——也就是醫師和病人，如何面對醫學這個特殊場域。它的重點並非在教導我們如何進行具體的醫療行為，而是引導我們思考醫療在「人」身上所可能產生的種種問題與現象。用個簡單的例子來說：

面對癌症病患，基礎醫學教育或臨床醫學教育的探討點在於：如何救

治病人的生命，使疾病能夠獲得控制。而醫學人文教育的探討點則在於：癌症對病人身心靈的影響如何？醫師應該如何告知癌症病人真實病情資訊，以幫助病人進行治療？

四、醫學人文教育之目的

　　為能找出醫學人文教育的教學方法，可能需要先思考醫學人文的教育目的，如此方能找出最恰當的方式，以達到這個教學目標。用最簡單的話來說，醫學人文課程最主要的目的就是在探討醫學情境中，我們應該如何以一種人文精神與關懷來實踐醫療行為。

　　「醫學人文所強調的不應只是認知而已，它更必須是一種感受、態度與精神。」（戴正德、李明濱，2009）

　　醫學人文教育，具體而言，其實就是一種對人文精神的回歸。而人文精神是什麼？我們必須追溯回文藝復興時期。「人文主義」一詞在文藝復興時期尚未正式出現，直至 1859 年，才正式在伏依格特（George Voigt）的《古典或人文主義第一世紀的復活》（*The Revival of Classical Antiquity or the First Century of Humanism*）一書中出現，用以指稱文藝復興。

　　Renaissance（文藝復興）的字義乃是「再生」的意思。何謂「再生」？再生什麼？

　　在歷經中世紀神學的一千五百年，文藝復興運動希望能夠回復到古希臘羅馬時期，從對「神」的關注，回到對「人」的關注，也就是重新喚起古希臘羅馬時期所訴求的人文精神。

　　而古希臘羅馬時期的人文精神又是什麼？蘇格拉底（Socrates）要我們得「認識你自己」；柏拉圖（Plato）強調人的不同價值與尊嚴；亞理

斯多德（Aristotle）則重視人與群體的關係。簡言之，就是回到對人的尊重、對德行的尊重。

在早期的希臘人那裡，醫學被視爲一種技藝，而希臘文 techne（技藝）乃是與德性（arete）一起被說明的。這表露出當我們訴求醫學中的人文精神時，不能單純地只是進行一種技術性的操作，而是必須去豐富這個醫療技術的內涵，它乃是同「人」的自我滿全一起呈現的。

藉由這樣的基礎，我們可以歸納出幾個醫學人文教育的目的：

(一) 對「人」的尊重

此處所提及的「人」，並不單指尊重病人而已，它同時還包含了對醫療人員的尊重，以及醫療人員對自我的尊重。

醫學人文要求我們必須回歸到最基本的對人的思考與尊重，並肯定人的存在價值以及整體性。對病人的醫療，必須由一種生理層面的片面性照護，進入到一種身心靈的全面性關照，病人做爲「人」之位格（person），不能因爲疾病的侵擾而受到任何減損。對醫師而言，醫師也應該被視爲一個整體的人而被尊重，不能因爲醫療的「利他」特質，而減損了醫師之爲人所該擁有的基本權利。

(二) 建立一套完整的價值觀

也就是「良醫」的價值觀，而非「名醫」的價值觀。

名醫代表著醫療的能力與成就，但良醫則是體現醫療的最高價值。名醫以成功治癒疾病爲滿足，但良醫則以使病人獲得具有意義的醫療爲滿足，他不單在於疾病的救治，同時還希望在醫療的過程中，能使病人身心靈獲得尊重與關懷。

(三) 典範模型的建立

正確行為典範的學習。

醫學場域乃是一非常特殊的場域，由於關涉到的都是與人的幸福最密切相關的健康與生命議題，因此必須更加謹慎的面對與處理。在這特殊場域中，所面對的衝突與價值觀的考驗也更多，在不同的人事時地物的條件下，我們對於事情的判斷與處理也會跟著不同，我們無法找到一本完全使用手冊，可以按步就班的在每個醫療情境中給予我們導引。因此，如何選擇跟隨一個良好的典範（role model），是非常重要的一件事情。一個良好的行為典範，能夠協助我們學習一種正確的思考以及行為模式，如此，當我們具備醫學人文精神時，面對不同情境的考驗，也較能夠做出妥善的決定。

(四) 同理心的養成

相互理解與接納的學習。

前文已述，醫學人文探討的乃是醫學的兩個主要對象——醫師與病人。過於側重一方的權利或義務均不能對醫病關係的建立起正面的作用。雖然病人是醫療中的弱勢，但過度強調病人的權利，而忽略醫師的權利也非正確的態度，我們要求醫師必須同理病人的需求，但事實上，病人也同樣必須學著同理醫療人員的困難。只有當雙方都能夠互相同理以及體諒，一種健全的醫病關係才有可能被建立起來。

(五) 認識差異、尊重差異

接受彼此在宗教觀、世界觀、生命價值等存在著認同上的差異。

不可否認，醫師與病人之間存在著非常大的個體差異，但這個問題長期以來並未獲得重視，或者是礙於溝通不良，以至於在醫病關係上常常處

於非常緊繃的狀態。歸根究柢，多是來自於我們無法在自我判斷與他人抉擇之間去清楚地意識到這種差異性。

　　醫師對差異性的意識與自我提醒，將可以大量減少自主原則和行善原則之間的衝突。因爲適用於我們的價值判斷與醫療抉擇，不見得能夠適用於病人具體生命的差異性考量。若無法對彼此差異性保持理解與尊重，那麼我們就很難協助病人進行恰當的醫療抉擇。因爲，對病人而言，他的醫療抉擇，有時並不單純的只考量醫療的面向，同時可能顧慮到家庭、經濟、社會、自我實現等部分。因此，對病人最好的醫療方案，不見得同時會是最好的人生方案。

五、醫學人文教育的方法

　　既然醫學人文教育的目的如上所言，最重要的是能夠建立一種感受、態度與精神，那麼，這種感受、態度與精神，可以用「教」的嗎？它可以單憑一種理性的教導與分析來達成這項目的嗎？這個問題可以回到醫學人文教育的特質上思考。我們應該具有這樣的認知：「不同的教育內容，就應該有不同的教育方式。」

　　醫學人文有別於基礎醫學、臨床醫學，儘管他們所要研究的對象都是「人」，但他們切入的方式卻不盡相同，他們所欲達到的學習目標也不一樣。醫學人文的主要目的，是在培養一種人文精神，而這種人文精神是要應用在這一個特殊的場域——醫學——當中。希望在這個場域中的人（不論是醫師或是病人），都能夠「具有」一種更加開放、同理、關懷、自由、平等、尊重的態度來面對這個場域中所會面臨的問題。

　　而這些特質是可教的嗎？

　　我們說希望能夠「具有」這些人文態度，而「具有」，代表了一種占領，也就是它不僅只是作爲我們一種外在的認知對象，而且還必須將它拉

進我們內在，成爲我們的一部分，如此我們才能說我們「具有」它。

　　科學知識強調的是去「理解」，例如：我們知道當太陽曬的時候，石頭就會變熱；或者 10+10=20。我們是將其視爲外在認知客體，我們的目的是去理解、知道這些科學知識，但我們並不需要占有這些知識，將之內化到我們自身之中。

　　人文知識卻不能單憑理解就足夠。當然，它確實需要一個理解的過程，必須運用到理性的認知能力，但這個過程只是爲了協助我們去辨認事物的價值以及問題的意義。在理解之後，還必須進一步地「體會」。所謂的體會，就是一種「進入」，進入到問題之中、進入到場域之中，而不是只站在外部去思考與認知。簡單說，也就是在這些認知對象與我們自身之間建立一種連結，我們不單單知道它是什麼，同時還可以感受到他們的價值。

　　再者，我們還必須去「接受」、「認同」，也就是確確實實地接納他們，承認他們的價值，我們才有可能有動力願意去選擇他們。而最後，我們還必須去「實踐」，在真正的醫療行爲中將這些知識、技術以一種符應於人文精神的方式轉化爲一種具體行動。但這些行動，並非偶一爲之，只有當我們不斷地、重複地在生活中落實他們、實踐他們，這些特質才有可能真正「內化」成爲我們的一部分。我們才能夠確實的說，我們是一個具有人文精神的人。

　　如同亞里斯多德（Aristotle）所說：

　　「做了正義的行爲，才會產生正義的人。不去做，不可能成爲好人。但很多人卻是不去做，只做理論的思考，這種哲學，不可能改善靈魂。正如同病人只聽醫生吩咐，卻不實際遵行，永遠也不可能健康。」（Aristotle, 1925）

故，醫學人文的教育養成，必須經由五個步驟才能完整落實：

1. 理解
2. 體會
3. 接受與認同
4. 實踐
5. 內化

那麼，我們又如何能夠在課程當中使這些養成步驟落實呢？對學生而言，「理解」這個步驟問題並不大，只要搭配清楚的、系統性的教學，通常都能夠理解。困難點常常都是出現在後面的步驟。如何讓學生真實地去體會？如何讓學生內心真正地產生認同？如何讓學生打從心底願意去實踐？

我們可以發現，在後面的幾個步驟中，理性的作用慢慢的退位，而情感的作用卻慢慢的上升。去辨認什麼是對的，依憑的是理性的能力；願意去做對的事情，依憑的卻是意志的決定。如何提升我們的意志，使我們的意志，願意實踐這個對的事情？除了理性提供正確的分析與導引之外，我們還需要情感的認同。

如何喚起我們情感的認同？這就是醫學人文教育的主要困難點。

我們不可能單憑理論的講述，就期待能夠將學生教導成一個具有人文精神與人性關懷的人，我們還需要幫助學生建立一種學習的場域。在這個場域裡，有足夠的時間、足夠的開放性，讓學生能夠在其中探索、思考。這需要一段過程、一場等待。等待一種內在的整合，與跟自己的對話。

舉個例子來講，我們常常希望藉由醫學人文的教育，使學生可以被教育成為一個能夠尊重病人的醫師。但若我們跟他們說：「嘿！以後當你們成為一個醫師時，一定要尊重你的病人，切不可造成病人的傷害！這乃是醫學倫理最基本的原則，在醫師誓詞中也強調這個部分，所以一定要做

到！」

這種說法，只停留在理解的層面，「切勿傷害」成了一種空洞且蒼白的道德律令。但是，若我們能夠創造一個場域讓同學有機會去思考、反省、觀察，當一個病人不被尊重以待時，會是什麼樣的境況？或者讓他們有機會去同理、感受當自己作為一個病人（或作為一個人）不被別人尊重時，是什麼樣的感受？藉由這種互為主體性（intersub jectivity）的練習，或許，我們後面幾個步驟就比較容易達成。

因此，在醫學人文教育的方式中，應該多留下讓同學思考的機會、面對的機會，以及提升他們的道德感受力，如此方有可能達到醫學人文教育的目的。

那麼該怎樣去設計與進行醫學人文課程呢？在此提供幾個課程設計的考量重點。簡單來說，醫學人文教育有賴於良好的「C & C」（combination & connection）。首先針對整合（combination），將分成兩個部分來說明：

(一) 整合的內容

究竟在醫學人文的課程中，應該擺放什麼元素來進行整合呢？前文提到醫學人文乃是「醫學」與「人文」兩個領域的結合，因此，醫學人文教育在課程設計上，就必須是跨領域的結合。它不是在教導我們如何進行醫療的問題，也不只是著眼在如何增加人文知識與素養，而必須是同時兼顧這兩者。也就是學習如何處理醫療場域中的人文議題。

因此，在課程面就必須將人文的要素放進醫學場域中思考。例如：文學的要素，當它被擺進醫學人文教育中時，它呈現的方式就是以敘事醫學的角度來切入，而不是詩詞歌賦的賞析；藝術的要素擺進醫學人文時，它的方式也是透過藝術的觀察力、心靈療癒的角度來呈現，而不是個人美感

如何培養的問題。單純的培育人文素養，乃是通識人文的工作，將人文素養應用在醫療場域中，則是醫學人文的教育內容。

(二) 整合的設計

「時間點」是在進行醫學人文教育的課程設計中，必須關注的一個重點。在不同的時間點，要整合不同的課程內容，如此才能使醫學人文教育發揮最好的效用。對的問題必須在對的時間點出現，它才有可能成為我們思維的對象，而對的答案才有可能隨之產生。

例如：對於醫學系大一的同學，當他們才剛剛從高中教育進入到大學，要他們思考臨床醫療的問題，這種整合的效果就不大。因為他們還沒有足夠的素材、知識背景、經驗與件等去思考這些問題。

因此醫學人文教育要考量的問題便是：如何合理的設計我們的課程內容？在什麼時間點，哪些內容應該擺進來，哪些應該排除？如果要擺進來，又應該擺在什麼樣的位置？擺放在哪一個年級或階段才能符應於他們學習的歷程？

不同的年級，有不同的課程學習目標。不同的身分別，思考的問題也會不同。醫學生、見習醫師、實習醫師、住院醫師、主治醫師、醫院管理階層，這些不同身分別所關注與面臨的醫學人文議題也會有所不同側重的面向，這些都是在進行醫學人文課程設計時，必須考量的差異性。

第二個 C，也就是連結（connection），醫學人文教育需要建立兩種連結，一是師生的連結，一是學習者與學習內容的連結。只有這種連結真正由內部連繫起來，其教育才有落實的可能。

(三) 師生的連結

醫學人文教師跟其他課程教師的不同是：「基礎醫學」傳遞的是「客

觀知識」，「醫學人文」則是傳遞「主觀價值」。前者不會因爲學生討厭老師，就對所要學習的知識產生否定。一個學生不可能因爲討厭解剖學老師，因此就拒絕相信現在所正在進行解剖的這個不是心臟而是肝臟。他對老師的好惡不會影響對知識的獲得與認知。

但醫學人文教育則否。因爲它傳遞的是一種價值觀，而這並非可被量化的客觀知識，因此，若師生間沒有一種良好的連結與認同，則老師所想傳遞的醫學人文價值就很難完整地傳遞給學生，被同學所接受。學生很可能因爲對老師的反感而拒絕接受老師所傳遞出的價值觀。因此，他們之間需要建立一個路徑，以協助彼此之間的信賴感的建立，才有可能讓價值的傳遞流通。

所以醫學人文課程對老師態度的需求就更加嚴格且迫切。若希望學生能夠透過醫學人文課程學習到對病人的尊重，「尊重」既然是我們希望傳遞出去的價值觀，那麼，做爲老師這個角色對於「尊重」的實踐就更爲重要。如果不能在教育的過程中就讓學生感受到我們是尊重對方的，那麼又如何讓學生學習到這一點？所以，在醫學人文的教育中，教師的「傳道」遠比「授業」來得重要。

我們期待學生能在課程中學習到的態度、價值觀等，我們自己就必須先在課程中實踐出來，身體力行。我們要學生學會傾聽病人的需求，那麼我們就必須先學會傾聽學生的需求。只有當這種信賴的連結成立，課程才可能成功。

在醫學人文的課堂中，不論是老師或者學生，都應該具備同樣的權限，他們有同樣的發言權，同時必須學會互相傾聽與尊重。如果教師願意多聽學生的聲音，以及保持開放心靈去尊重他們的觀點，他們將可以從學生那邊得到很好的回饋。學生也會比較願意參與討論，且較容易認同醫學人文所訴求的價值。

(四) 學習者與學習內容的連結

我們的醫學人文教育在不同階段會有不同學習目標，而這些學習目標，也必須透過不同的學習方法來達成。由於醫學人文教育的特殊性，它不單只是一種知識的傳遞，更是要求一種具體的實踐與價值的內化。因此，要達到這個目標，光憑講授知識是不足夠的，還必須搭配不同的教學策略才可能完成。是以，在進行醫學人文教育之前，必須先確認下列幾項：

1. 教學對象

(1) 對象是誰？

醫學生、實習醫師、住院醫師？不同年級與年紀、經驗、背景，將會影響課程的設計方式。

(2) 人數有多少？

人數的多寡對於醫學人文教育的進行策略也有很大的影響性。有些教學方式不適合多數人的班級，只能用在小班教學，有些則恰恰相反。因此，人數的多寡也是課程設計的一個重點。

2. 教學目標

此時的課程主要學習目標是什麼？擺放在這個階段是否恰當？是否符合目前的學習狀態？是否符應於醫學人文教育的整體設計？此時的師資與環境，是否足以提供這樣的學習？

3. 教學方式

確認了教學對象與教學目標之後，就可以開始評估什麼樣的教學方式可以達到最佳的教學效果？

例如：同理心的訓練。要讓學習者理解到同理心的重要性以及作用，我們該如何達成呢？此時光憑教師的講授是絕對不足夠的，還需要讓他們有親身感受的機會，這種道德情感才有可能被激發。因此，課程設計上就

必須加入「體會」的元件，此時，經驗分享、影片教學等就是一個可行的媒介。又例如對於安樂死議題的思考，這種道德兩難議題，讓他們進行辯論就是一個增加他們多元思考的不錯選項。

　　教學的策略有很多種，辯論、分組討論、個人經驗分享、實際案例討論、病友現身說法、影片教學、採訪、敘事寫作、主題口頭報告、書面研究報告、教師講授、狀況模擬劇、實地參訪、文本導讀等，都可以依照不同的課程主題與學習目的來進行搭配，以獲得最好的學習成效。

六、結語

　　彌爾（John Stuart Mill）說：「習慣就好像我們的第二天性。」

　　不可能有一本手冊來告訴我們在每個複雜的醫療情境中應該怎麼做，因為即使很類似的事情，也會因著人、事、時、地、物的差異而有不同的考量。另一方面，醫療所面對的抉擇，常常具有很快的時效性，不見得每次都有很多的時間來細細思量如何做正確的醫療抉擇。所以我們要把醫學人文精神、人文關懷形塑、內化為我們品格的一部分，使它成為我們的第二天性一樣。如此，當我們必須很快地進行抉擇時，也能夠盡量走在正確的思維道路上，而不致偏頗太遠。

　　而醫學人文教育的養成，仰賴非常多的要素與時空條件的建構，不僅需要設計適當的教學方法，同時在教師特質與教學上，也要求甚多。更重要的，醫學人文教育必須建立一種覺察的意識、價值的認同，以及願意行動與實踐的能力。唯有當這些要件都齊備時，醫學人文教育才有落實的可能。但儘管這樣的教育充滿了挑戰與困難，但它卻是非常值得投入的教育，因為醫學人文精神可以豐富醫療的內涵，提升人的價值與尊嚴，並保衛醫療的神聖性。

📖 參考文獻

戴正德、李明濱（2009）。醫學人文概論。教育部，3。

Aristotle (1925). *The Nicomachean Ethics*. trans by David Ross. Oxford: Oxford Oniv Press.

Aull F. (2008). New York Univ. School of Medicine medical humanities mission statement. Available at: http://medhum.med.nyu.edu/. Accessed September 1.

第四章　再思醫學人文教學

孫海倫

一、前言

　　近年來，教育改革如火如荼進行，一直不斷的被討論，從前一陣子引起軒然大波的課綱調整、已經實施多年的入學多元化、甚至到學制的改變等等，醫師養成的醫學教育，也在這一波的改革之中。除了從七年的學程縮短為六年學程，未來畢業後再加上兩年的畢業後一般醫學訓練計畫（Post Graduate Year program; PYG）重大變革以外。在課程的設計也由基礎課程如：組織學、病理學在低年級先上完，再進入各個臨床單科的制度；改為所謂的模組課程。就是以人體各系統（system base）為主題式的教學課程。

　　以心臟血管循環模組為例：從基礎與心臟血管循環相關的胚胎、生理、解剖……到臨床上心臟血管循環疾病的診斷、內科藥物治療、相關外科手術等，一氣呵成在 2～4 週內上完。除此之外，在醫學專業的訓練下，醫學人文的教育也日漸受重視，但是醫學人文是一個抽象的概念，如何落實在課程中，增加學生的人文修養，進而影響其日後的行醫生涯。這涉及到醫學人文應該教授的內容與授課方式的進行兩大方面。

二、如何在現行的升學制度下，挑選出我們要的醫學生？

　　依目前多元入學方式，除七月份的指考以外，無論是繁星計畫或推薦甄試，「面試」，一直都占有很大的比例。如何在很短時間內挑選出合適的醫學生特質；如何避免學生或考官的個人主觀因素及個別差異性對篩

選的影響；一直都是努力調整的方向。國內也嘗試就招生入學管道提出所謂「多站迷你面試」（Multiple Mini-Interview; MMI），所謂的 MMI 是由 2002 年在加拿大 McMaster 大學發展出的多站迷你面試（Pau, Chen, Lee, Sow, Alwis, 2016）。近年來已廣泛應用在加拿大、澳洲、英國、美國等一些大學醫療相關科系（如：醫學、牙醫、護理……等）的入學甄試，醫院住院醫師甄選也採用此方式來取代傳統面談。

　　MMI 進行方式係由數個面談測驗站所組成，通常會設置 7 至 14 站，根據研究考站至少要設置 7 站，每站面試時間不低於 8 分鐘才能有效篩選到合適的醫學生，每一個考題皆有其特定面向來觀察應考生的人格特質。例如：每個測驗站設計一個針對考生特定面向（可以包含 2～3 個面向）的考題，而面試官必須事先接受訓練，並且依照該站指引提問與評分。因為每位考生都接受相同的測驗題目，並且由同一組面試官進行提問與評分，每站只有一位面試官評分，評分過程中也較不會受多位面試官彼此影響。

　　目前成大、高醫、輔仁、慈濟都曾經採用此方式，比起傳統的面試方法，可以較公平、公正且標準化。由同一位老師打分數差異性較小且較省人力，而依輔大林鈺玲教授及鄒國英前院長所做的問卷結果顯示，比較會挑選到重視法律、正義及公益的個人價值及自信、不冷漠及容易與人相處的人格特質學生。未來不失為另一種面試的方向。

三、醫學人文所應該具備的授課內容

　　「人文」一般辭典的解釋是人類的文化，依書田診所的洪建德醫師的查證（洪建德，2016），人文最早出現在《易經》〈賁卦〉的象辭：「剛柔交錯，天文也。文明以止，人文也。觀乎天文以察時變；觀乎人文以化成天下。」，宋代程頤在伊川易傳，對此的解釋是「天文，天之理也；人

文，人之道也。天文，謂日月星辰之錯列，寒暑陰陽之代變，觀其運行，以察四時之速改也。人文，人理之倫序，觀人文以教化天下，天下成其禮俗，乃聖人用賁之道也。」看起來適用於教化人民的大方向；在中西文化交流後，「Humanities」被翻成「人文學科」，但是具體的內容是什麼，可以從中央研究院的人文講座中看出，人文的內容包含中國歷史、藝術、文學、經濟、思想史，西洋哲學與政治，新興的科學史與醫學史研究，以及經濟學為主的社會科學。

　　但我們強調的是醫學人文，醫學人文的定義是什麼或者是說醫學人文的內涵是什麼？從早期認為醫學人文是醫師教育養成的基礎，跟人性正義（humane judgement）、自覺（insight）及應變能力（resource），到現在有些學者認為應該包含批判性（critical）、文化（cultural）及社會（social）的理論（Atkinson, Foley, Parr, 2015），但這些空泛的概念同樣也沒有提到實質的內容應該是什麼較適當。

　　綜合目前國內醫學人文的課程中，可以發現以下幾個大方向：

　　醫學史似乎是被強調的，或許藉由醫學史上的發展演進、當代的時空背景及先人的篳路藍縷、歷史上的人、事、物、疾病及藥物的發現、可以對後人有所啟發。老師也可以用主題式來回顧醫療史，授課重點包含疾病對社會的影響、醫療人員思想、醫學知識以及醫療行為的演變；在不同時期的社會經濟、文化、政策，如何形塑醫療專業的發展。透過回溯現代醫學的發展歷程，讓學生了解其演變的軌跡。同時希望培養學生對醫療、社會與文化的關懷與反省能力。例如：歷史上醫師的角色，醫師的養成與專業，歷史上的醫院及醫病關係的轉變；而在西方傳教士與早期臺灣醫療則強調：在帝國主義、殖民時代下醫療傳教士醫師東來的背景，對臺灣早期醫療有深遠影響的，如：馬雅各醫師、馬偕牧師及蘭大衛醫師。藉由專題講座、影片甚至校外參訪了解歷史。鑑往知來，歷史還是最重要的，同

時讓你有歸屬感，但醫學史對一般人是陌生的，而且教材分散。基於需要，中央研究院的李尚仁老師，依其現代西方科學史與醫學史的專長，自2010 年開始彙整各個醫學史重要主題建置教學單元，供教師採用。為了兼顧現代醫學史的一般性課題與臺灣醫學史的特殊面向，已規劃了「醫學史綜觀」、「制度與專科」、「環境與公共衛生」、「臺灣醫學史特殊脈絡」、「疾病」五大主題共 33 單元，邀請國內專攻醫學史且教學經驗豐富的學者，就個人的專長負責專寫，完成後放置於計畫所建置的網站（李尚仁，2016）。將西方醫學史課程以深入淺出的方式，介紹西方醫學史的重要發展，焦點放在十八世紀之後西方醫學的興起。引導學生思考不同時期醫學知識、重要醫學發展、醫療型態及醫病關係與當時政治、經濟與文化之間的關係，培養學生以更寬廣的眼光思考醫學與社會的關係。

　　除此之外，醫學倫理一直持續不斷的進行，「醫學倫理」相對於其他的醫學人文課程，是目前概念、參考書籍較周全的，甚至還有相關的法令。2007 年七月起，醫師的國考中也加入醫學倫理及法律的題目，臺大的蔡甫昌老師也特別語重心長的提醒：當代臨床倫理，是一個兼具理論與實務的專業知識與技能，需要用心學習並具體實踐，目標指向「培養醫療人員處理倫理困局的能力，在醫療工作中實踐倫理，促進醫病關係、維護病患權益、提升醫療品質」。只把醫學倫理視為醫德與人格培養，不用心學習與實務應用臨床倫理，是無法勝任現代醫療工作的專業挑戰。

　　至於跨領域的部分，範圍十分廣泛，或許是各校可以各自表述發展的特色。對於醫學人文目標，在定義上、議題分布與比重也應要有共識。不要忘記，有些能力是可以培養的，如：觀察力、傾聽（願意接納）、說故事（整理、轉述）、同理心的培養、反思能力；相反的有些素養需要培養一輩子慢慢陶冶尤其是：藝術、文學、音樂……等。建議或許可以定一些大方向為各校應有的共同科目，如：醫學史、醫學倫理實務……等；至於

其他跨領域的部分，如：社會學、經濟學、甚至是理則學……由各校自行發揮。

在現階段的修習畢業學分中，通識課程必須有 28 個學分，所以如何將通識與醫學人文整合，也是未來一個主要的議題。可以從學科的觀點出發，藉由案例探討在不同面向所要思考的問題，以臺灣常見的肝癌病人為例，依人類學觀點：不同文化如何形塑醫病關係，對多元化的認知如何幫助我們了解病人的需求與醫師的回應；依流行病學、公共衛生學、人口學的觀點：肝癌在不同族群分布情況如何？肝癌族群的分布情況與專科醫師的分布是否適當？這位病人的經驗是否可代表全體肝癌病人族群？依教育學觀點：學習者要如何解決照護的複雜性、個別病人的特殊需求、不同病人族群間的差異，以及醫療照護人員自身對於癌症診斷之「正確」反應的看法？醫學教育體系如何探討「健康方案」與「疾病治療」？在跟病人溝通照護時，醫學生擔任什麼角色？如：這位病人需要什麼資訊來了解他的診斷與選擇？什麼方法能讓病人最容易獲得可用資訊，並了解其意義？如果有可攜式電子病歷，照護會有何不同？依資訊學、知識管理學觀點：從醫療保險涵蓋範圍、支付能力與醫療網，探討癌症照護選擇會有何不同？依政策相關觀點；癌症診斷會造成哪些情緒、認知與社會的後果？心理情緒的管理……等。從以上的課程內容可知是一個跨領域，將知識具體化、生活化，貼近現實的授課內容。

四、授課方式

相較於其他醫學艱澀及新鮮的專業課程，醫學生對於如何成為一個好醫師、如何培養同理心、如何視病猶親……等，每個滿級分的醫學生都能洋洋灑灑長篇大論。而醫學大學通識課程，以中山醫學大學為例共有：語文溝通、科技應用、邏輯推理、倫理哲學、創意美學、人文關懷等六大領

域，學生必須修滿 28 個學分。其他醫學大學或許學程名稱不同但細看授課內容也多包含上述科目。必需的通識學程是否符合醫學生的需要？同時有些學程與人文課程有部分重複，使學生覺得疊屋架床卻又達不到我們的教學目標，如何將通識與人文相關課程整合是老師的責任，同時也可以減輕學生的負擔。除此以外，對於目前大班，大堂課的授課方式，無論是兩難倫理議題的探討、僵硬的法律課程，或是空泛的談論人際溝通，傳統的授課方式是引不起學生的興趣，學生都將相關的學分視為營養學分，實在是言者諄諄，聽者藐藐。是否課程真的有感動到學生，最終化為行動未來實踐在醫療場域中，值得我們深思。因此，如何感動學生，進而提高學生的學習意願，在考慮整合授課內容之餘，授課方式應該是整合醫學人文及通識課程的首要思考方向。

為突破授課方式的困境，國內外紛紛嘗試不同的授課方式，如：翻轉教室（flipped classroom）、磨課師（Massive Open Online Course; MOOCs）……等，也在各個年級、各個領域引起風潮。其實，「沒有最好的教學方法或教學模式，只有最適當的教學方法」，其目的在於協助學生成功而有效地學習。生活在臺灣的我們，從小的教育多是鼓勵「聽話」，但缺少的是「對話」與思考的能力。聽話，讓我們忘記思考、忘記自己要什麼？可能改變什麼？也忘記了夥伴在哪？對話，才能讓我們聆聽自己，也聆聽別人，同時反思自己在相互理解的基礎上，探問可能的改變在哪。而改變是未來的一個趨勢，尤其是強調如何增加「互動」的過程。依臺灣醫學教育學會舉辦的客觀的臨床能力試驗（Objective Structured Clinical Examination; OSCE）考試，統計中可以發現，醫學生對臨床技能表現最好，病史詢問及理學檢查次之，而醫病溝通及解釋病情則是最弱。反映出醫學生對與人互動、溝通、表達意見的能力是欠缺的。

依王財印等（2004）所提出的教學方法，可以看到實施多年的教學方

法恐難以應付目前知識爆炸，資料取得方便，環境瞬息萬變的年輕世代。傳統式的直接教學是以教師為中心，藉由講述、直接告知事實、解釋原理原則，教師的角色是主宰者、指導者、控制者。

比較直接教學與間接教學

類別	直接教學（direct）	間接教學（indirect）（建構主義）
別名	教師中心、傳統的、舊式的、教導的、行為主義的	學生中心、進步、新的、人本的
學習的目標	教導事實、原理原則	教導思維模式
學習的隱喻	獲得	參與
教學法	講述、告知、直接、指導、解釋	發現教學、合作學習、探究法、討論法
教師的角色	主宰者、指導者、控制者	治療者、協助者、解放者
結合的理論	Skinner 的行為理論、Ausubel 的認知理論	Piaget、Vygotsky、Bruner 的認知論

(一) 填鴨式教學

　　以往的填鴨式教學（banking education），老師是學習過程的主角，學生只是配角；老師主動教學，學生只是被動學習；老師是無所不知，學生一無所知；老師是高高在臺上，學生是靜靜在臺下；老師是可以暢所欲言，學生只能乖乖聽講；老師定規則，學生守規定；老師可以做出決定，學生則應服從；老師是發出行動的人，學生是執行行動的手；老師是選擇教學的內容，學生只能接受；老師擁有知識和人格，學生則沒有自由。同時以考試來決定學習的成效作為老師的教學成果。因此，因材施教特別困難，學生的個別差異無法突顯，課堂上是嚴肅而靜默的，學生就像是沒有

意識的機器人，有老師的指令才有動作，且是上對下，一對多，不容質疑而全盤接受的，最終是以分數為導向。

當老師遇到教學瓶頸，希望增加課程多元化。希望吸引學生對學習更有動力，產生互動以增加學生的思考能力，或是希望及時可以結合時事，探討社會性議題，要如何轉化出來，什麼該教給學生？當老師的也要解放自己的想法，接受觀念上的衝擊，先改變自己才能將想法內化成自己的教學能力，進而影響學生，達到潛移默化的效果，並且得到正面回饋。

(二) 提問式教育

另一種所謂的提問式教育（problem-posing），以提問和對話來改變由上而下權威服從的教育模式。透過對話的發生，所謂的「學生的老師」與「老師的學生」上對下的模式不復存在，取而代之的是一種教師－學生（teacher-student）與學生－教師（student-teachers）平行的模式。教師不再只是那個單向權威全能教導的人，而是在與學生對話的過程中，教師本身也受到了教導，教師與學生一起學習。在這樣的過程中，真正達到教學相長的目的。也就是說不是截然將師生角色予以二分的。教師不是在課前是認知的先覺者，在課堂上又成為講述的教學者。他總是在思考如何與學生的對話。他並不將那些可認知的事物視為自己的私有財產，而是在備課、授課中隨時將自己與學生當成反省的對象。以此方式，可以在學生的反省中不斷更新教師的反省。教師及學生是具有批判力的共同研究者（co-investigators）。在對話的進行下，學生會不斷地被問及與其本身有關的問題時，他會逐漸感到受到挑戰，並且也被迫對於挑戰作出回應。學生對於挑戰的回應會引起更多的新挑戰，之後並產生新的理解。他們在這樣的過程中，亦會逐漸地發現自己的投入是可以改善目前缺乏互動的教學方式。

　　所以有越來越多的教學方式，都漸漸以學生爲主體，以對話進行，如：問題導向式學習（Problem-Base Learning; PBL）。應該是我們老師要思考改變授課的方式的時候，尤其是相關的醫學人文課程。引進此種授課方式正好可以解決困境。對有豐富的傳統學習經驗的醫學生而言，以學生爲中心，啓發學生主動學習，解決上課害怕問問題，單向的接受無法雙向的回饋，並尊重各別意見，最終達成共識。老師端：不再是單方向授課，與學生可以有更多對話的機會。學生端：不再是單方向聽課，可以更多參與學習與討論。

　　以下就目前常見的幾種方式說明：

1. 分組討論

　　所謂的問題導向的學習（problem base learning; PBL），藉由臨床案例，以同學爲主角，自己發現問題，查閱資料後彼此相互討論，是目前各大醫學系常用的教學方式之一。教師不再是課堂上唯一的主角，僅有引導學習的任務。可以在現有的教案中加入人文的關懷精神同時契合六大核心任務，尤其特殊的疾病個案常會合併有其特殊的病人行爲模式，醫學生應該對病人的行爲和相關社會模式有所了解，進一步可以誘發醫學生發現問題的敏感度，並嘗試去解決病人的問題。可以依：文化差異問題、宗教信仰、社會學（社會或公民責任）、疾病汙名化、歷史、性別議題、倫理、法律、生死學（安寧治療）或其他跨領域主題等。所以利用 PBL 的方式融入醫學人文是可行的。可從醫療行爲中所需要的人文素養、醫生的角色和科學觀點設計的教案，但須將學習目標明列，以免造成老師在引導上的困擾。

2. 服務學習

　　目前在各個大學也是必備的課程，統計國內 6 家醫學院的結果，發現活動形式非常多樣化，包括陪伴（如：病房、康復之家、養護中心）、偏

鄉課輔、營隊、協助衛教活動宣傳，甚至含有國外的醫療志工團隊，出隊時間超過 5 天以上，為不影響其他課程，以寒暑假進行為主、學期中活動多半是 1～2 天或是半天，也可以設計定期服務學習活動為主。參與學員中，也可以不僅為醫學系的學生，1～2 年級為主。參加服務學習課程的條件一般沒有特別限定，但有的學校參與課程為必需，課程沒有開放給外校學員參加。服務對象以民眾為主，社區環境為輔。服務族群非常多樣，當中以偏遠地區、兒童、原住民族群較多。服務學習的方式以服務結案報告，影像紀錄，反思練習為主。學校皆有進行服務學習前的教育訓練，但只有部分的學校進行評估學習。評估方式非常多元（心得報告、主課老師評分、成果報告、機構評量等等）。簡單來說，是以實際行動體驗人文。

3. 論壇劇場

就醫學人文的授課，我們嘗試與戲劇系的老師合作將角色扮演與「論壇劇場」相結合，結合與事件相關的倫理、法律、人際溝通甚至是健保制度，並整合通識課程，如：社會學、心理學融入於課程中。

所謂戲劇，即「人們想像和扮演另一些人，在不同空間、不同時間裡，生活的直接經驗」。所以廣義來說「戲劇」存在於人類的生活中，透過不同媒介，不同形式以多元的面貌出現。舉凡常見的電視劇、電影、舞臺劇、甚至是慶典活動中的儀式、街頭示威抗議中的行動劇、晚會中才藝表演、八卦聊天時講述一個人、物或事件……等等，都可稱得上是戲劇的一種表現。雖然「戲劇」隨時發生在我們的周遭，且被運用的範圍廣泛，但一般人的刻板印象，以為「戲劇」就一定是粉墨登場的舞臺表演，所以必須有舞臺、燈光、道具、服裝。殊不知戲劇就在你我的身邊。正所謂「戲如人生，人生如戲」。

在臺灣，林玫君（2005）在《創造性戲劇之理論探討與實務研究》中也提出三種戲劇課程模式：學習有關戲劇的概念（learning about

drama）、透過戲劇而認識自己（learning about self through drama）、透過
戲劇來探討相關議題（learning through drama），爲目前的戲劇教育目的
提出完整的概念。我們尤其關注 learning through drama，此類的戲劇課程
設計重點是以「問題爲中心」，希望透過不同的戲劇情境來引發參與者自
我或社會之「相關議題」（theme）的深層體驗，並爲其中議題提出解決
之道；教學目標重點在對「議題」之深層探討。也有研究指出（鍾佳玲，
2013）：創作性戲劇，對參與學生（在此是指矯正少年）之人格成長之影
響，除能提升參與者對劇場展演之能力外，人格成長也有所進步。

　　「論壇劇場」是巴西著名藝術工作者 Augusto Boal 所發展的「受壓迫
者劇場」（Theatre of the Oppressed）中有名的一個形式，雖名爲論壇，但
並不是以傳統單調口語或辯論的方式進行論壇，而是以演出的形式進行探
索（Boal, 2000）。觀衆可化身爲演者，進入劇中，實際嘗試如何改變劇
情。這突破了傳統劇場觀演關係，亦把行動力由演員轉移到觀衆身上。根
據 Boal 的文獻，在 1970 年代初期，有一次 Boal 在進行觀衆可以中斷演
出的工作坊時，在發展同步編劇的情況之下，有一位女性觀衆很懊惱，因
爲臺上演員無法理解她所建議的內容，於是她乾脆直接上臺取代演員，以
表達她的意思，於是給了 Boal 讓「觀衆」變成「表演者」的靈感，也因
而產生了論壇劇場中革命性的重要概念。也就是論壇劇場的形式有別於傳
統：在現今一般的劇場演出中，臺上的表演是主體，導演與編劇就已經事
先設定好的劇本、角色、結局經不斷的排練，在演出當下很主觀的把訊息
傳遞給觀衆，就好像傳統教學中老師的角色，觀衆在欣賞臺上發生的一切
時，不論認同或不認同，都會呈現慣性的沉默，不影響戲劇的進行已經成
爲大衆約定俗成的共識，就好像傳統教學中靜靜聆聽的學生。而論壇劇場
的目的是要讓每個觀衆都可以透過論壇的形式，來表達自己的意見。整個
劇場包括觀衆席都是一個論壇的舞臺，也是一個公共論述的場域，劇場中

每位參與者都依自身經驗從不同的面向來觀察同一件事，論壇劇場除了劇場互動的特性，也兼具有對話、合作以及相互學習的功能。它既有預先排演的部分（原先排練的演員及劇本），也有即興演出的部分（觀眾的演出）；即由演員先展開戲劇行動，同時也要求觀眾全程主動參與。這樣的表演形式較為開放與自由，也更富有即興的參與感，也與教學有許多不謀而合之處：

(1)論壇劇場的議題，可與通識、歷史、時事、個人生活體驗緊扣，把書本討論活化成劇場演出；不再是枯燥的紙上談兵。

(2)論壇劇場要求觀眾對戲劇衝突即時找出可能的解決辦法，有助提升批判性思維、獨立思辨、表達溝通能力；增加同儕互動的機會。

(3)論壇劇場要求全體觀眾參與在戲劇的發展中，每位同學在劇場中都是具有影響力的個體；無法置身事外可以提升參予感。

(4)透過論壇探討劇場情與理的衝突，兼顧情感與理性分析，使學生更能從較全面的角度探討問題核心，同時回顧各人自身經驗；達到設定的教學目標。

(5)此套系統中在演出時數度中斷戲劇的演出，鼓勵並邀請觀眾上舞臺取代主角（此時觀眾成為演出者，Boal 為突顯觀眾越界成為演員的這個行動，給這個行動者一個新的名稱「觀演者」）演出，以表達自己對這事件的意見。也可以從眾人的反應中得到進一步的自省。

也就是論壇劇場的設計為學生提供了一個表達意見的空間；學生在戲劇演出過程中不再是與劇情無關的旁觀者，有機會提出對主角言語或行為的建議，因而使得觀演者成為影響劇情發展的行動者。也就是每位學生均有機會成為演員（但我們並不是在培養專業的演員），發揮全面的學習引領參與者進入劇場（不是指一般傳統主流劇場），透過劇場的互動與即興自發創意的過程，讓學生回應自身的生活故事。透過戲劇的元素與扮演的

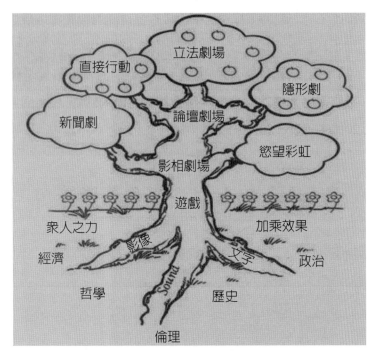

被壓迫劇場（論壇劇場）之樹（Boal, 2014）

方法，是結合個人的智能、情緒和身體技巧的一種教學法。在過程中，學生可學習扮演不同的角色、傾聽他人的意見和培養應對進退的能力。角色扮演的優點是結合戲劇和遊戲的功能，增廣學習者的同理心，進而產生處理衝突的信心。在過程中，讓學生經過自我反省、進而達到內化。

　　這一中心思想，正可以解決先前提到在醫學人文教學上的困境。突破傳統授課方式的單向、老師為中心的盲點。強調「互動過程」而非「成果表演」的課，透過論壇和劇場互動技巧的過程中提升醫學生的互助合作、表達溝通、解決問題的能力……等，著重表達、溝通、認知的功能，而不是傳統戲劇藝術重技巧演技訓練，也不強調燈光、舞臺布置、服裝造型、並不以粉墨登場表演為最終目的。期待「論壇劇場」這項結合互動、肢體語言、視覺創造的綜合藝術形式，能夠讓僵化的教育方式有新思維。與單

純的戲劇相比，論壇劇場可以感動學生，也提供面對問題與解決之道；與一般的論壇相比，論壇劇場不只提供一個論述的主題，還有其他相關的互動時、空背景。各國已經陸續嘗試用此種教學方法，不論是醫學系、護理系、牙醫系，此種互動式劇場論壇都有正面的回響（Sullivan, 2008; Fredland, 2010; Gupta et al., 2013）。

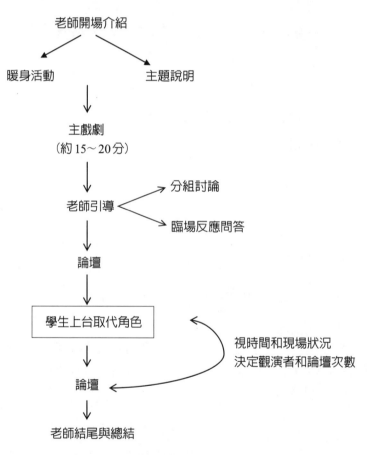

論壇劇場演出流程

4. 反思

慈濟大學王英偉老師特別強調提出反思（critical reflection）的重要性。老師也強調：反思是臨床經驗學習（experiential learning）最重要的方法之一，也是現代醫學教育中最常用的方式，在醫學教育雜誌（medical teacher）的文獻中，亦被列為閱讀最多的相關文章，老師若能適當引導學員在臨床工作上的深度反思，也能大幅提升學習成效。可用於：行動中反思（reflection in action）對行動反思（reflection on action）為行動反思（reflection for action ）。可由 5Rs 來進行反思練習：描述（reporting）：為何發生這種情形？最主要的原因為何？反應（responding）：我對這件事的感想，我為何有這種想法？相關（relating）：這事件與我過去的經驗／知識有何相關？解釋（reasoning）這事件理論上應如何處理？從學生或醫療專業人員的角度是否有不一樣的處理？重新建構（reconstructing）：總括來說，我從這件事件／狀況學到了什麼？對我個人學習或醫療工作有何改變？藉由如此循序漸進的思考方式，自我反省及進步，加強個人批判反思能力。學生若時時進行反思，則具備終生學習的能力。

(五) ZUVIO 雲端即時反饋系統運作方式

臺灣學生不敢問問題，根據國科會統計，只有 28% 學生，勇敢發問，88% 擔心自己會說出笨問題。想要改變現況，可運用目前 3C 的設備，有所謂「ZUVIO 雲端即時反饋」系統，讓同學問問題，隱密又快速，透過手機、平板等工具，老師可以及時掌握學習成效。上課中，覺得無聊，也可以馬上反映。ZUVIO 雲端即時反饋系統是一種促進課堂學生反應與群體討論的教學輔助系統，包含硬體和軟體兩部分：其中硬體部分主要包含智慧型手機，只要下載相關應用程式或是掃描 QR code 即可進行

課程。軟體部分則可提供教師事先編製討論議題，並透過單槍投影機展示問題，引導學生選擇答案或上傳各別的意見，系統可同時蒐集所有學生的答案，並以視覺化圖表或同時展示所有答案的方式呈現作答結果，具有即時投票及即時反應的優點。教師可進一步利用作答結果的呈現，引導學生進行答案理由之說明與深入討論，藉此促進課堂學生的互動與溝通。

　　ZUVIO 雲端即時反饋系統最重要的功能是幫助學生在課堂教學活動中能隨時保持專注，並可以激勵學生主動學習。許多研究顯示，如中央大學的劉子鍵老師所分享的，在課堂教學活動中，ZUVIO 雲端即時反饋系統對於老師教學和學生學習都有極正面的幫助與成效。對於學生主要有以下成效：

　　1. 促進學生主動參與的動機：提供立即圖像化的回饋與質性討論，使學生對問題產生反應，並進一步強化學生主動參與討論之動機。

　　2. 促使學生聚焦並投入於學習內容：學生必須針對問題即時選擇一個答案，促使學生必須針對問題立即思考。

　　3. 協助學生進行更深層的概念理解：學生必須進一步說明答案背後的理由，因此促使學生去探索自己內在的思維，同時打破零互動的僵局。

　　4. 上課可以上網、打字、傳訊息，可以提高學生的參與感。

　　對於教師來說，主要有以下幫助：

　　1. 協助教師掌握學習狀況，提供決策參考：系統可蒐集學生之答案，協助教師由答案中立即找出學生的學習問題，充分協助教師評估狀況，有效澄清迷思概念，啟發後續的討論。

　　2. 改善師生間的互動：協助教師有效掌握師生互動時的公平性，使所有學生擁有均等的學習機會，而不是集中於少數敢發問的學生。

　　3. 增進教學的流暢：促使學生集中對學習重點的注意力，節省教學時間，使課堂情境豐富有趣而不會失去控制。

4. 方便教師應用：系統操作簡單，使教師可專注於教學上，教學思緒不易受到科技工具的干擾，且可於課前即設定好題目。

在 1995 年 Lancet 的文章中便提醒我們醫學人文只有主動學習才是有效的（McManus, 1995）。如何激發學生在這些大家都懂得原則下，甚至每個人都能長篇大論道出如何當個好醫生的情況下，可以偶爾停下腳步，靜下心來，回想起來大學時期某一堂醫學人文課程所帶來的震撼或當時的心情。這需要很有吸引力的說書人、互動式的教學方法，甚至是網路、3C 產品的應用、引人入勝的內容、校外教學，都在在考驗著老師的功力。實非一人之力可以完成。在中研院人文講座中，每門課設有一名專任教學助教與三名兼任教學助教協助帶領討論。並藉由提高助教人數以及控制修課人數，讓授課教師、教學助理、修課學生更有密切的互動。在現行的醫學院中，人力物力都是一大挑戰，賴其萬教授特別提到：我們做老師的應該只問播種，休問何時發芽。各位先進們已經開始邁出步伐了。最後，要思考的是如何評量，目前的評量方式，多是偏向質性評量，或是滿意度的問卷調查，如何評估我們的學生確實有內化，甚至改變行為模式，這恐怕不是目前可以立即看到的成果，進而可以量化的。

我們期待具有人文素養的醫師，是具備有藝術的涵養（繪畫、音樂、棋藝……），有高道德標準（不以賺錢為目的），在工作上任勞任怨，甚至在 SARS 時被封院，在八仙塵爆時爆肝，自願去偏鄉服務，當無國界醫生，還要關注社會議題。我們是希望帶出更多史懷哲，還是在醫生也需要養家糊口的常態下，可以不要忘記醫師的誓詞，不要忘記當年選填醫學系的初衷，是我們老師在教授醫學人文時要深思。

📖 參考文獻

王財印等著（2004）。教學原理。臺北：心理。

林玫君（2005）。創造性戲劇之理論探討與實務研究——教室中的行動研究。臺北：心理。

洪建德（2012）。人文是什麼？*臺灣醫界*，*55*：609-613。

鍾佳玲（2013）。創作性戲劇應用於青少年劇場之影響——以少年矯正學校《蛻變》創作展演爲例（碩士學位論文）。

Atkinson S, Foley R, Parr H. (2015). Introduction: Spatial perspectives and medical humanities. *J Med Humanit. 36(1)*, pp.1-4.

Boal, A. (2000). Theatre of the Oppressed.3rd ed. London: Pluto Press.

Fredland NM. (2010). Nurturing healthy relationships through a community based interactive theater program. *J Community Health Nurs. 27(2)*: pp.107-18.

Gupta S, Agrawal A, Singh S, Singh N. (2013). Theatre of the Oppressed in medical humanities education: the road less travelled. *Indian J Med Ethics. 10(3)*: pp.200-3.

http: //www.ihp.sinica.edu.tw/~medicine/medical/.2016/12/29

http: //www.theatreoftheoppressed.org/en/index.php?nodeID=3/.2014/12

McManus IC. (1995). Humanity and the medical humanities. *Lancet. 346(8983)*, pp.1143-5.

Pau A, Chen YS, Lee VK, Sow CF, De Alwis R. (2016). What does the multiple mini interview have to offer over the panel interview? Med Educ Online. 2016 Feb 11; 21: 29874. doi: 10.3402/meo.v21.29874. eCollection 2016.

Sullivan J, Parras J. (2008). Environmental justice and Augusto Boal's Theatre of the Oppressed: a unique community tool for outreach, communication, education and advocacy. *Theory in Action. 1(2)*: pp.20-39.

第五章　知識VS智慧：從實證到解決

一、前言

　　了解「人死後一切都是空」是知識，認知「人死後有來世，有天國」是智慧。知識是人類文明、科技、經濟發展的基礎，但其惡用有時帶來人類不幸。運用知識的技巧、方法、策略是智慧，知識與智慧的正面互動、有效運作，增進人類幸福、萬物和平相處。「人生病了」有二個層面涵意，英文的「disease」代表其生物學層面，包括其成因、症狀、診斷、治療、過程預後及預防等；而「illness」即代表病人的心理、社會、文化、信仰等層面，包括個人及其至親對「疾病」的心理反應、感受、就醫行為，與醫療者之互動、醫療順從性等。全人醫療（holistic）策略應要兼顧 disease 與 illness 等所代表的各層面。醫學是生命科學，屬於「識」，但運用醫學知識給予病人的「治療」是「行為」，許多地方考驗治療者的「智慧」，也是「藝術的境界」（state-of-the-art）。

　　近年來的醫學教育強調「實證醫學」（evidence-based medicine working group, 1992），但卻只注意有關「disease」知識的傳授，往往不一定能減輕病人的心身「痛苦」，是刻板而偏差的醫學教育。兼顧 disease 與 illness 各層面的「全人醫療策略」，才能在醫療的過程上，真正減輕病人心身的痛苦，是往「problem-solving」的策略。靈活而有人性，符合醫學倫理，伸張病人人權的策略，是注重醫療者運用「知識」，解決病人所面臨問題的「智慧」的培養，才堪稱為成功的醫療教育。換句話來說，醫師要有醫學人文的素養，醫學教育也必須要提供醫學人文的訓

練與薰陶，才能培育有知識又有智慧的醫者。

綜合醫院工作忙碌、複雜，常遇到威脅生命的疾病，需要照會他科或他院，迅速決定治療策略，而因此牽涉到倫理、心理、社會、文化、心靈、醫師─病人─家屬關係以及法律上的議題與問題，其執行考驗治療者（或治療團隊）的「智慧」，而照會精神醫學團隊常在其間（自動或被要求）發揮其功能，不但避免法律糾紛，進而增進醫─病─家屬三者間的關係，提升醫療品質，伸張病人的權益。以下就常遇到而考驗團隊（包括照會原科及精神科）的各項相關議題，探討其「解決問題」（problem-solving）的一些原則及策略。

有關醫療的國家法令規定醫療者、病人、其家屬及相關人員的權利、義務，而規範其行為。因此醫療者應對其相關法令有相當的了解，才能勝任工作。我國行政院衛生署已綜合出版一本專輯《醫療管理法規》（1998），雖然其後部分也正在加以修正中，但其各項還有許多不夠明確與疑問，而其解釋及執行於臨床醫療，常需要相關人士的「智慧」。

Groves、Vaccacino（1987）認為，醫療者的基本態度，應是寧可做為一位「良醫」，而不作為一位精通法律，但卻提供不良醫療的醫師。醫療者不應太拘泥法令約束之餘，不給於病人應給的治療，或給予低品質的醫療，但也不應太天真，對相關醫療法令無知識。

二、隱私權（Confidentiality）

我國《醫療法》第 49 條有明文規定「醫療機構及人員因業務而知悉或持有他人祕密，不得無故洩露」。但所講「祕密」的性質及範圍，以及「無故」及「洩露」均無明確標準，然而各科醫師及照會精神科醫師卻因其工作關係，常遇到下列問題，應要小心處理。

(一) 病歷記載

　　有些病人不希望或反對其部分生活史、人際關係、特殊事件遭遇，其資料記載在病歷上，因此在病歷記錄時，應就其記錄內容，先給病人說明，得其同意，如病人不同意，但醫師認為有記錄必要，也可以抽象或摘要性記錄，並讓病人知道，得其同意。我們相信，如醫—病關係良好，而向病人保證醫療人員絕不會無故洩露其秘密，病人通常會同意。

(二) 家屬成員之間

　　病人的某些生活史資料，原則上對其配偶或家屬成員之間，也要保密，儘管病人不要求，但醫療者認為有必要，更應如此。如醫師認為必要與其家屬溝通，得更多資料或澄清，也要病人同意。病人與其家屬雙方都不希望會談內容讓對方知道，這現象常暗示病人與家屬成員間的不良人際關係，良好的照會醫師，反而會利用這現象，透過雙方的會談，使雙方願意就其間的問題，進一步尋求專業人員的協助。患了嚴重而直接威脅生命疾病（如癌症）病人的家屬要求醫療者不宜告訴病人其病情真相，是臨床上常見的現象。對這些個案，家屬的態度應是先以同理的態度被接受，但以後醫師應讓家屬了解，其實病人是難於「被騙的，病人本身可能知道，他因某些心理因素一直否認其真相，而不願意面對現實」而已，並強調主治醫師有技巧慢慢的使病人了解其病情，對其心理的「正面性效果」大於「負面性效果」。

(三) 病人隱私權的維護也有例外

　　我國醫療法相關條令，除了不做「無故洩露祕密」的規定以外，並無明文規定，所謂「無故」之具體事項的條文。Simon（1999）認為下列幾項是照會精神科醫師與病人之間的例外，但要小心處理。1.病人為精神障

礙者，而對其個人或他人可能有傷害危險；2.病人依法被要求評估其「勝任能力」（competency）者；3.病人為訴訟當事人；4.為病人的治療需要與其他醫療機構連絡者，但最好還是要病人同意或授權；5.發現病人有犯罪或反社會行為企圖者，而認為為保護病人以及社會安全，有必要向相關機關報告者，但有「智慧」的照會精神科醫師，可透過其與病人的「心理治療性面談」（psychotherapeutic interview）而來使病人，以正面的態度處理其行為或接受治療，以預防其反社會行為的出現；6.病人有法定傳染病，依法要向政府保健機構報備。

三、勝任能力（Competency or Capacity）

這兩個字都指病人自主處理事物的能力，只是慣例上 competency 通常是法律上用語，指病人可執行法律要求的最起碼的精神狀態，如認知功能、情緒、行為能力等。這能力的判定通常屬於法院的權責，法院會要求精神科醫師進行鑑定。據美國綜合醫院裡的統計，精神科所照會的4～9% 屬於這群病人（Farnsworth, 1990; Mebane & Rauch, 1990），但通常是病人拒絕必要的治療或威脅自動出院，或醫師將要轉病人到安養機構時緊急照會，其實大部分都是其行事法律能力沒有問題，只是要完成法律程序以防萬一而已。另外，因病人的精神狀態多變不穩，其知情同意（informed consent）能力被懷疑時，也會被照會。其實照會精神醫學上勝任能力的評估，就是指 capacity 的評估，但臨床上「勝任能力」這句話常被隨便使用，故精神科醫師被要求評估時應要問清楚，「對那些方面的能力？是法律上，而全面性的？或是臨床上？部分性？」「勝任能力」的評估不是「皆有或無」（all-or-none）現象。比如被法院判定為無能力處理其事業、財產或子女監護權的人，可能還有能力了解醫師告知的病情，而可同意或拒絕治療的決定。

四、知情同意（Informed Consent）與拒絕治療的權利

「知情同意」在醫療行為上是病人的權利，同時也是醫療者的義務，在我國《醫療法》第 46 條有明文規定，但其條文只提到「實施手術時」，但著者認為這範圍應要擴大到任何治療或特殊檢查事項上。照《韋氏國際辭典》（Webster's Dictionary）第三版（1986），「informed」是有「well-informed」或「based on possession of information」的意思。看起來知情同意在一般醫療中，絕對不只是由醫師告訴病人其「診斷」及治療方法，讓病人接受，如在外科開刀時，讓病人簽署同意書等，那麼簡單而「靜態」的互動，而是病人需要「被充分的告知而了解」的先決條件，而其同意，應不在任何外在的壓力之下，並完全出於病人「自主」而「自願」的。因此「知情同意」，並不是醫療常規或法定的形式上而草率行為，而應是在醫療者與被醫療者（病人）之間的充分而令人滿意的消息及意見的溝通，增進互相了解上的正面性、互動性的動態行為。然而「知情同意」的這些意義，常在忙碌的日常臨床醫療中，被醫療者忽略，甚至於完全抹煞其存在。我們可合理懷疑，許多醫療糾紛可能是「知情同意」的內容，不夠明確、曖昧、說明方法及技巧粗糙，而兩者的互動不良所引起的。著者認為執行「知情同意」的技巧及方法的改善應是可避免醫療糾紛的。

(一)「知情同意」的執行是「藝術的境界」策略

醫療者在說明某種特殊檢查或治療（尤其是有侵入性的，如組織切片檢查心導管、內視鏡、直腸鏡、外科手術等）的必要性時，其內容應要清楚、明確包括其迫切性，可能副作用或後果，對個人生活的可能續後影響，如所提的檢查或治療，不被同意，病人可考慮再觀察期間有多久？對

其檢查或治療如有疑問時，也願意協助病人尋求「第二醫療者」的意見等事項。醫療者的態度應要親切，同理性（empathic）既然不要太「大意而江湖」，而保證「包君滿意的後果」，但也應要以充分有信心，根據其豐富經驗，可提供科學依據，以取得病人的勝任。

(二) 精神科照會應強調其正面性

對各項「精神疾病」的名稱，其成因、症狀、預後等，在當前臺灣社會，甚致在醫療界都有「烙印」、「偏見」及「歧視、拒絕態度」。在綜合醫院裡的精神科照會，其照會理由的說明應要格外小心，以免招來病人的「不必要反抗」或「抗拒」。依我們在某一所醫學中心的經驗，大約三分之一至四分之一的病人，不但原科醫師對其精神科照會理由不當或不足，甚致從未告知病人，以致精神照會醫師需要一段時間來說明，失去或降低其照會的醫療效果。精神科的照會通常不必等到全部的檢查完畢後，在其檢查醫療過程中一發現有必要，則應馬上照會。其理由說明內容，所用的「字句」應多爲「建設性」與「正面性」，以完全符合病人對其病情的關心及醫療需求爲導向。不論病人的症狀完全符合精神疾病診斷標準，或其身體症狀難於找到身體上病因，而可能爲「心因性」（psychogenic）或和某些精神病理（psychopathology）（通常是下意識）有關，非精神科的住院病人，通常相信他們的病是屬於非精神科可以醫好的病，因此精神科照會，常會引起病人「醫師以爲我的病是『心理引起的』」或「可能會被原科的醫師忽略或遺棄照顧」的誤解。正面性、建設性的照會前說明，如：「精神科醫師的參與，將可使我們醫療團隊對你的病情有進一步的了解，而可提高我們的醫療照顧的品質。」不但可避免病人的反感拒絕態度，進而可增進對精神科檢查及醫療的順從性。如果不願意用「精神科醫師」這個名詞，也可以「比我們還了解這種病情的專家」等言詞來代替。

(三) 知情同意的含意

Surman（1991）認為執行「知情同意」的過程有包涵下列三項醫師—病人之間的正面性互動關係，而強調醫療者應好好注意而善用於其日常醫療。1.絆在一起（bonding）：即則透過病情、診斷、醫療計畫等的說明過程，使醫—病關係走近，建立良好醫—病關係；2.教學（teaching）：即病人從醫師得到所有有關消息、知識，成為一種教育；3.觀察（observing）：即透過這種溝通過程，給醫師機會觀察病人的情緒反應、勝任能力（competency）、人格特徵，以預知其可能對往後治療的影響，進而可想出預防的策略。

(四) 知情同意

除了「緊急情況」以外，還有下列的例外，如何執行、考驗醫療者的智慧，要格外小心（Simon, 1999）。

1. 無勝任能力（Incompetency）

醫師認為病人的精神狀態無法了解醫師的說明其病情及治療計畫時，應向其家屬或其他重要關係人說明並求其同意，但要請求精神科醫師的評估，並記錄在病歷上。

2. 醫療性特權（Therapeutic Privilege）

當醫師認為病情的告知，可能對病人的心理健康有嚴重傷害時，可不必按知情同意的義務，但這也不是「長期」或「皆有或無」（all or none）現象，應立刻請求精神科照會，評估詳細結果，並記錄在病歷上。有時病人因情緒障礙（如過分焦慮、恐懼或憂鬱）而難於了解醫師的說明時，可經及時而適當的治療，改善其精神狀態，而導致其同意治療。

3. 病人放棄被告知病情

這現象常發生在嚴重而威脅生命的疾病，或唯一能救生命的開刀手

術或醫療上。筆者曾在腎臟移植前，捐腎者的精神狀態評估中發現，如捐腎者是受腎者的親生父母時，不但其捐腎的決心非常快且在早期就決定，並除非有醫學上理由外，到最後都不會改變其決心。更令人驚愕的是他（她）們通常從未有關腎臟移植對捐、受腎者的健康後果被詳細「告知」，更是不願意被告知太多，進而還找很多理由來做爲「藉口」而來「合理化」，他（她）們的這樣態度。他（她）們認爲腎臟移植爲其所愛的子、女、病人是唯一能救其生命的一條路（在全國健保還未實施，而大部分難於負擔病人一輩子洗腎費用時），被告知太多，害怕會影響其決心。但有智慧、技巧良好的照會精神科醫師，常能經面談，而從旁協助當事人（或病人），能接受醫師的「告知」，並進而能對其治療或手術採取客觀、正面的態度（葉英堃，1995）。

4. 自動出院

儘管病人需要繼續治療，但拒絕醫囑或醫師建議，要求自動出院（病房或急診處），是病人的權利（Groves & Vaccarino, 1987），但醫師要接受其要求有一個重要條件。即病人已被醫師充分告知其病情的嚴重性及繼續治療的必要性，而病人的精神狀態被認爲有能力完全了解被告知的內容。如病人一直堅持自動出院，但精神科照會醫師認爲病人沒有上述事項的能力者，醫師應向其家屬說明，如其家屬也同意出院者，應請簽自動出院同意書。如病人及家屬都堅持不簽名，院方不必強制簽名，但主治醫師及精神科照會醫師應共同把其情況仔細記錄於病歷。

5. 不接受救生的權利

原則上有勝任能力的病人是有權利決定是否拒絕救生治療（如人工呼吸等）（Miles et al., 1982; Simon, 1999），但如主治醫師認爲病人配偶或其子女的決定比病人的決定重要，並必須要繼續救生治療時，或病人如不治療，可能會變成「無勝任能力」時，其治療的決定在我國並無明文規

定，最好應由病人家屬及醫師共同商量決定，也可請求相關科的醫療團體來參與討論，或由醫院「倫理委員會」就病人的病情，救生治療的預後及需要性考量而決定，並詳細記錄於病歷（Miles 等，1982）。如病人是精神科障礙者，精神科照會醫師應評估其拒絕救生醫療是否其症狀所致（如精神分裂症或憂鬱症），必要時應及時給予治療，待其症狀改善後再做評估。如醫師認為病人是有「勝任能力」，而終止治療是合情合理，並經家屬同意者終止治療決定者，應在病歷上有詳細的評估記錄。

6. 預先指示（Advance Directives）

病人有權利事先決定其以後生病時是否接受醫療，其法令在美國是 1990 年 11 月 5 日正式立法，其最好的例子是病人在生時的遺言。在我國《安寧緩和條例》（2000）可能是唯一有關這議題的條令，要求醫師有義務與責任向其病患說明，但未規定醫院宣導其廣泛實施責任的條文。美國的法令即更積極，同時也有相關的配套條文，要求參加國家低收入醫療保險制度（medicaid）及國家老人醫療保險制度（medicare）的醫療機構有義務設立：(1)「預先指示」制度的施行細則；(2)詢問住院病人是否有「預告指示」，並應按一定格式記錄在病歷上；(3)醫院於病人住院時，有義務告知病人及其家屬相關訊息；(4)對各級醫院人員及當地社區人士給予有關的教育及宣導等（Greco et al., 1991）。

7. 轉住精神科病房

在綜合醫院裡，病人需要從非精神科病房轉住精神科，要依據照會精神科診斷、評估。其判斷標準是：(1)患重型精神疾病（如精神分裂症或躁症或重鬱症）；(2)對自己或對他人有傷害；(3)有妨害病房的秩序行為；(4)無法照顧日常生活（如痴呆症）。住進精神科病房，要得病人本身或其家屬的知情同意，對於症狀嚴重、無病識感，而拒絕轉住精神科病人，應按《精神衛生法》第二節第 21 條規定辦理。如病人合併有其他科

疾病或剛開刀之後，並認受暫時要留在原科病房者，精神科照會醫師與原科主治醫師之間建立繼續照會、密集追蹤計畫，待身體症狀恢復或穩定後，馬上轉進精神科病房。

8. 病人身體的約束

精神科照會醫師有時為了保護病人本身或其他病人安全及病房安寧（如多動性瞻妄病人），可能會建議以物理性（如約束在床上）或藥物方法約束病人，其執行儘可能還是要病人及其家屬的了解而得其同意，並有專人全天候看護，對於無專人看護或轉住「保護室」的病人，當科護理人員應每 15 分鐘密集查巡，以預防意外的發生，並在病歷記錄一切過程，一發現無必要約束時，應即時撤銷約束，使其約束在最短時間內。

五、病人不接受治療時，評估其「知情同意」能力，應有一些原則上的考慮及技巧。

當病人極需要某一種治療，但可能因其「知情同意」能力有障礙而拒絕治療是常困擾醫療者，而精神科醫師會被要求而解決的問題。Roth 等（1977）曾就病人執行「知情同意」能力的評估及其所需的治療或手術的危險／或功比之間，為決定治療的考慮上提出一些準則。如一位糖尿病人，其下肢患有嚴重壞疽，其截肢手術成功率高，並為唯一可救其生命的治療，有其迫切性，而其開刀危險性又很低，但病人拒絕開刀時，原科醫師應照會精神科評估其精神狀態，以了解其執行「知情同意」的能力，其時精神科醫師無妨可採取較嚴格標準，而一發現病人「知情同意」為無勝任能力情況，則可馬上建議主治醫師，向其家屬或重要關係人知得「知情同意」以便開刀。如精神科醫師認為病人拒絕開刀是其情緒障礙（如重度焦慮或憂鬱）所引起，而其症狀的改善，可使病人接受開刀，即應馬上進行藥物治療，而等症狀改善，同意開刀時即馬上進行，但其時一定要把握

時間，以預防萬一。如完全相反地，病人需要高危險性的開刀（如心臟移植）但拒絕開刀者，其「勝任能力」的判定，無妨可採取較寬的標準，使病人可不接受開刀。但其時如病人堅持急著開刀，其器官來源又難於把握時，其評估即要嚴格，以判定病人難於了解其病情、手術的可行性及手術後果的能力，以使病人避免開刀。

六、確保捐贈器官來源要「智慧」，是「藝術境界」策略

　　隨著醫療科技的迅速發展，臟器保存及免疫抑制劑的開發、有關法令的立法、醫療費用的保障、開拓捐贈器官來源，是全世界醫學界與社會要共同努力的課題。以腎臟為例，Randall（1991）指出，1990 年底，全美有 22,340 病人在等待臟器移植，其中 18,163 人為腎臟。據 1988 年統計只有 8,905 人接受移植開刀，其中 7,063 人（約 80%）來自屍腎。據 1988 年統計，得腎者在開刀前要等待的平均期間是 126 天，並有再延長的趨勢，平均要等一年以上，有些醫學中心要等五年之久。這期間並不只是等待就了事，這期間也是嚴重威脅其生命的高危險期。每年腎臟病末期高齡者，有四分之一的人在洗腎期間死亡，這數目也有增加的趨勢。儘管鼓勵社會大眾於有生之年，志願過世後捐出器官是一條可推展的大路，然而能實現其遺言的機會並不樂觀。美國 1990 年一項 Gallup 測試結果，60% 的人表示有捐出器官的意願，而另有 85% 的人表示支持其家屬的捐器官的意願。然而，另外一項研究發現 15,000 人曾表示捐贈器官意願者，其中只有 20～30% 的家屬，在執行時給予同意。許多家屬埋怨他們從未被醫療者好好告知有關捐贈器官之詳細情況，包括所謂「腦死」的告知說明。醫療者告知的時機、態度及溝通方法，常讓家屬感受到，他們的悲傷心情、哀悼的過程，在醫療者常以「爭取時間完成臟器移植」為優先的心態之下，從未獲得尊重與支持，而導致拒絕捐器官的決定。另外，也有不少家

屬選擇不同意捐贈器官，因為他們不清楚過世者的在世時的意願。然而另一項研究指出，許多醫學中心，瀕死病人的主治醫師常不敢或從未向病人家屬提出捐贈出器官的建議。另一項 Gallup 測試結果發現，如捐贈器官志願者在世時明白告知其家屬其意願，在「死亡」時，其家屬會同意捐出器官的機會將會增加一倍。

能使死者家屬同意捐出器官的過程，不只是「死亡宣告」以及要求或建議捐出器官的簡單幾句話而已。醫療者的態度、時機、宣告「死亡」及請求捐贈器官時所講的內容、所使用語言、溝通的格調及技巧等都與家屬同意捐器官的意願息息相關。

當其所愛的人走終其人世，而其家屬正在悲傷、哀悼、痛苦時，醫療者如何能讓家屬感到「醫療團體已付出了最大的努力」，「對其醫療品質不後悔」，而他們的痛苦心情被尊重而得到支持，使其同意捐出器官的一切運作正是「藝術的境界」過程，考驗醫療團體的「智慧」。下列是其中幾個值得探討、改善的議題。

(一)「腦死的」的宣告

儘管「腦死」的醫學上、法律上定義已是很清楚，醫師如何給家屬傳達，讓家屬能真正了解，「這是事實上的死亡」是另外一個問題。在不當時機，以不清楚、不適當語言、粗糙溝通技巧的「死亡宣告」常會引起家屬的反感或以「病人可能還未真正死亡」或「醫師不應該現在就放棄治療」等的誤會。然而，有關議題在醫學教育及專科醫師訓練計畫裡，常被忽略，值得反省。

(二) 宣告死亡後提出捐贈出器官的請求過程安排

一項美國研究指出，宣告死亡的醫師（通常是神經外科醫師）對同

時擔任請求捐贈器官的醫師角色感到困惑、不舒服、不妥當。同時也要考慮「死亡告知、說明」與「捐贈器官的要求」之間也應該有適當之時間，起碼要等家屬能完全接受病人「死亡」的事實，也應有時間及機會讓家屬抒發其悲傷、痛苦及哀悼的心情。有人建議，當病人之主治醫師宣告「事實上的死亡，而無任何醫療可挽救其生命」後，主治醫師可避開一邊，而讓經驗豐富的社會工作者／或宗教人士等出面，與家屬溝通，給予精神上支持及處理一些事務的幫忙，共同負擔其痛苦，協助其哀悼過程的適應後，才與家屬商量有關捐贈器官的可行性及詳細事宜（Randall、Marwick,1991）。

七、結語

在高度時效、成本／效益，越來越被強調，而醫－病關係越趨非人生化、機械化的當前醫療環境裡，醫療人員容易迷失其「醫療者、照顧者」的角色及使命，而成為醫療機構賺錢的工具。如何重新發揮醫德，強調醫療的人性面，維護病人權益，應是所有醫療者要努力的方向。醫療者不應太拘泥法律約束之餘，不給予病人應給的治療或給予低品質的醫療，但也不應太天真對相關法令無「知識」。正如 Shouton（1991）所說，如果醫療者的基本態度是「誠實」，其醫療行為完全為病人權益著想，保持良好的「醫－病」關係，而其判斷是基於醫學界及社會一般標準，並給予「高品質的醫療」，這四個原則，不但可避免不必要的法律糾紛，進而可獲得病人的合作及支持。

醫學人文之提升是當前重要之課題，醫療的勝任力是知識的延伸，醫療中人文關懷的實踐是智慧。

📖 參考文獻

醫療管理法規（1998）。行政院衛生署，406。

葉英堃（1995）。腎臟移植的精神醫學觀：臺灣經驗。*心身醫學雜誌，* 6：1，37-51。

Eviden-Based Medicine Working Group, JAMA 1992; November 4, 268, pp.2420-2425.

Farnsworth MG (1990). Competency evaluation in a general hospital. *Psychosomatics 31*, pp.60-66.

Greco PJ, Schulman KA, and Lavizzo-Mourey R et al (1991). The patient self-determination act and the future of advance directives. *Ann Intern Med 115*, pp.639-643.

Groves JE, Vaccarino JM (1987). Legal aspects of consultation, In Massachusetts General Hospital Textbook of General Hospital Psychiatry, Edited by Hackett P, Cassem NH. Littleton MA, PSG Publishing, pp.591-604.

Mebane AH, Ranch HB (1990). When do physicians request competency evaluation? *Psychosomatics 31*, pp.40-46.

Miles SH, Cranford R, and Schultz AL (1982). The do-not-resuscitate order in a teaching hospital. Am. *Intern Med 96*, pp.660-664.

Randall T (1991). Too Few Human Organs for Transplantation, Too Many in Needs-and the Gap Widens. *JAMA March 13*, 265, pp.1223-1227.

Randall T, Marwick C (1991). Physicians Attitudes and Approaches are Pivotal in Procuring Organs for Transplantation. *JAMA March 13*, 265, pp.1227-1228.

Roth LH, Merisel A, Lidz CW (1977). "Tests of Competency to consent to

Treatment". Am. *J Psychiatry 124*, pp.279-284.

Simon RI (1991). Legal and ethical issues. In Essentials of Consultation-Liaison Psychiatry, Edited by Rundell JR, Wise MG, Washington, DC, American Psychiatric Press, pp.63-78.

Souton RI, Groves JE, and Vaccarino JM (1991). Legal aspects of consultation. In Massachusetts General Hospital Handbook of General Hospital Psychiatry, 3rd Edition. Edited by Cassem NH, St Louis, MO, Mosby Year Book, pp.619-638.

Surman OS (1991). The surgical patients. In Massachusetts General Hospital Handbook of General Hospital Psychiatry, Third Edition, Edited by Cassem NH, St. Louis, MO, Mosby Year Book, pp.69-88.

第六章　無遠弗屆的智慧生活創意體驗醫學人文課程設計——由社區到國際場域的臺灣高教發展契機

蔡篤堅

一、前言背景與問題意識導引

本章呈現教學研究團隊結合社區營造與智慧科技研發課程設計的演變歷程，尤其是在當代臺灣社會環境變遷，以及在亞洲區域政治經濟和專業人才成長關聯的脈絡中，開創全新可能性的歷程，也藉此凸顯足以克服目前臺灣高等教育發展困境的新視界。本章以無遠弗屆爲題，意味著永無止境的學習機會經營與教育使命挑戰，蘊涵著培育臺灣知識分子全新主體地位的企圖，更重要的是呼應資訊時代到來翻轉教室等學理，提倡更爲遼闊之臺灣經驗國際化機會的耕耘。

我們認爲臺灣高等教育的內涵，應該包括具普遍性之主題知識建構，與具脈絡性的行動問題意識增進兩面向。本文採用專業認同與文化認同形塑相關理論的連結（Chatterjee, 1995；蔡篤堅，1996、2004），嘗試勾勒出具有具脈絡性之行動問題意識增進之特殊行爲能力者，彼此之間又可形成以社區／社群行動爲基礎，支援維繫社會正義與相關專業能力之開發，形成具在地特殊性之社區行動問題意識反饋路徑。而有普遍性專業與文化認同形塑之主題知識建構的性質者，彼此之間則形成以廣義的人文素養爲

基礎，充實專業素養以及晚近發展之新生命倫理學素養，而後反饋到廣義臺灣社會公民以及專業培育所需的特殊知能，形成具全球普遍性之臺灣經驗為基礎的人文與專業知識反饋路徑。而由全球視野在地行動的觀點來看，將以全球化與在地化兩個座標來由現況出發，展望全球性人口老化與社會正義議題的縱深，透過全球化具普遍性之主題知識建構之軸線，以及在地化具脈絡性之行動問題意識增進軸線這兩座標交會，促成足以兼顧在地性與全球化之具實踐取向相關知識生產的環境營造動力，是本文嘗試導引臺灣高等教育發展最重要的企圖。

以意識問題能力提升之在地行動，與全球化的人文以及專業知識反饋為基礎，反思探索我國科技與人文教育改革的策略，是個臺灣當代知識份子值得從事的文化自覺與提升運動，將為進行中的社會與教育改革增添新的學術上與實踐取向的意義，特別具有啓發性，也是本研究教學團隊致力與課程研擬以及科研發展最重要的核心議題。本文特地著重兼顧在地化與全球化特質的臺灣醫學人文教育改革歷程原因在於，探索晚近臺灣醫學人文發展的環境契機時，我們所共享的價值在於認為受過西方醫學訓練的醫師在臺灣不僅是專業人員，更應該懷抱知識分子的傳承，有著視病猶親的態度與社會關懷的視野。這些努力呼應著臺灣的醫師不僅要以醫界的使命為使命，更要以社會的使命為使命。這樣的教育理念呼應涂爾幹著重集體良知的觀點，強調社會結構不等於個人的總和，認為應由公民道德（civil moral）來挽救迭遭損害的道德權威（moral authority）。專業倫理（professional ethics）即是於市民社會職業分工發展、專業團體形成之際，配合公民道德成熟，形成足以克服社會脫序的危機，符合職業分工的現代社會集體意識（Durkheim, 1992; Turner, 1992）。所以整個 1990 年代醫學人文教育發展的趨勢，除了強化醫學院已有的通識教育來提振醫學人文精神之外，另外加強醫學人文課程的設計，並將之視為醫學基礎教育的

一部分，成為培育良醫的必修學分，可說是晚近臺灣醫學教育界的主要共識與成就之一。本文所揭示的社區實踐課程發展脈絡，可說是這個大共識趨勢下不同文化霸權發展路徑的嘗試，也在跨學科領域的高等教育反思與實踐的提倡方面，有個不局限於醫學教育的企圖。

　　本章以醫學人文實踐課程為例還有第二個重要的理由，在基因體醫學與資通訊革命之後，加上人口老化所帶來醫療健康的需求與挑戰，意味著未來的醫護乃至於更為廣義的健康事業參與者，都必須務實面對知識爆炸與多元知識來源的重要課題，也是每個人在壽命延長之後所必然面對的議題。可是要傳授今日老師乃至於專業人士都感陌生的議題給下一個世代，期勉他們肩負起開創未來的挑戰談何容易？也因此專業自我的反省與傾聽能力（professional reflections）成為面對此挑戰重要的關鍵，於是與需要的人與社群形成相互支持乃至與能夠互相學習的夥伴關係，由此擴展體驗學習的視野與能力，對臨床倫理與研究倫理有更深的敏感度於實踐能力，導引對健康有需要以及對醫療專業有期待的社群，共同來營造足以面的新時代需求的醫療社會契約與專業的社會信賴關係，是服務學習成為專業養成的重要媒介，乃至於值得終生永續經營的志業。其中專業內涵多元群己關係的再反省，乃至於研究倫理與專業倫理思辯的實踐，是我們醫療專業期待賦權（empower）病人及其家屬，共同迎接新時代挑戰的專業課題（Meurer et al., 2011; Wee, Xin, Koh, 2011; Meili, Fuller, Lydiate, 2011）。

　　更為重要的，是我們還要藉此提出一個重要的臺灣國際社會參與的企圖與實踐方式。本課程研發團隊在展開國際合作視野後，發現許多東南亞國家可與臺灣成為夥伴，其間更為重要的是相互學習和互助合作的夥伴關係營造機會。回顧晚近的當代史，這些東南亞鄰國在亞洲金融風暴之後都採取穩健的發展策略，醫療專業與體系的建立都是以厚植社區網絡為目標，要所有國民能夠在自己的社區得到好的醫療照護乃至於從事

健康促進的活動，醫師出身的馬來西亞總理馬哈地僅以 22 年的時間將原本以賴農牧業的馬來西亞，建設成為具有濃郁社區意識與強調在地文化的工業國（Diane, Milne, 1999）。十餘年前就已然建立國家生命理委員會的印尼，是以民主經濟（democracy economy）來強化其經濟發展的特色，南亞海嘯過後更積極地推動社區導向的醫療專業人才培訓，梅拉比火山停止爆發後兩個星期，擁有七百萬人口的日惹市就在大學與社區網絡合作的優良傳統中，將原本火山灰濃濃附蓋的古城清的一塵不染（Vincent et al., 2002）。泰國二十多年強制力於由上而下強化醫療體系的同時，進行由下而上的社區網絡營造，別說其公共衛生部精神衛生司擁有十七家精神醫學中心，司本部有上百名專業人士包括兩個局的專職人員，經費遠高於我國投注於精神衛生的國家經費，更重要的是醫療專業所引領社區健康營造網絡的重建，形成了新的市民社會（Kiattibhoom, 2010; Yongyud, 2011）。

而當這些國家政府部門與頂尖大學來與我們簽署協定進行人才培訓與合作研究時，我們發現如何彰顯社區價值來重拾臺灣醫界的光榮，是我們曾經擁有卻似乎早已遺忘的重要傳承（蔡篤堅，2010、2011）。更重要的是，我們不能只是求發展，科技上向歐美看齊，我們更需要厚植文化實力，重建社區價值，這方面當許多頂尖大學稱許我國醫療界具有世界領導水平的同時，東南亞國家有些人文社會學院竟然都是列入世界百大的名校，在他們身上我們更能清楚了解臺灣醫療專業人員的社會使命與國際使命，我們有能力開創出新的國際使命來成就新的臺灣之光來讓國人感動，進而提升整體的社會價值，如同與我們友好的東南亞國家一般，可是更重要的是我們該問自己我們的高等教育失去了什麼？在東南亞友好國家之中，我們看到了這些國家如何跳脫對歐美科技發展的盲從，如何跳脫西方帝國主義狹隘的視野。只將臺灣列於亞洲太平洋區、東北亞或是中國的群組或是類別劃分，而忽略東南亞與我們近在咫尺的事實，這是我們該感到

慚愧的。在面對未來的高等教育以及知識分子養成，我們應該借鏡優良的東南亞鄰國，以互相學習的方式健全我們的高等體系來從事國際合作，由高等教育合作與援外的可能來與所有與我們友好的國家，以分工、合作與互助的方式共同開創新的邁向世界舞臺機會（Tsai, 2010、2011）。於是支持自主學習的醫學教育改革經驗回顧與反思其對高等教育改革的意義、融合專業與科技發展反思的社會人文倫理實踐探索，並以合作共榮方式支持區域正義教育以及正義消費經濟合作視野之國際舞臺營造，是本文回顧過往發展社區營造課程到最近將智慧生活創意體驗課程國際化過程的三大目標（Tsai, 2011）。

二、實踐導向的理論視野：有機知識分子另類文化霸權開創之場域經營可能

　　本智慧生活課程設計特別倚重有機知識分子和文化霸權反思的概念，著重公平正義的追求，以及著重跨文化反思、涵蓋全人以及社會關照的自我與社會解殖實踐，這部分我國醫學人文教育改革所呈現的詭異之矛盾兩難處境特別值得借鏡。話說重頭，在我國發展醫學人文教育改革歷程中，嘗試打破過度專業的迷思，以前瞻的角度面對生物科技蓬勃發展，相關研究一日千里的全新時代，已然成爲重要而嚴肅的課題。晚近領導臺灣醫學人文教育的醫界聯盟基金會，特地呼籲在後基因體時代，專業人員需積極扮演充能（empowerment）的角色來協助國人提升健康自主的能力，共同創造足以利用科技兼顧保障人權與提升臺灣競爭力的新價值和作爲。並以此呼應過去在李鎭源院士的領導下，以廢除刑法一百條來保障國人的市民權（civil right），以參與民主改革來保障國人的參政權（political right），目前已協助國人充實社會權（social right）的方式來開創合適的生醫研究倫理共識與規約，將 Taiwan Biobank ELSI 部分的規劃，做爲重

建臺灣社會信賴工程的一部分,也與世界進步的趨勢接軌,促進世界科技水準與人權保障的提升(蔡篤堅,2007)。這是延續日據時代以來,具有全方位社會關照之醫學人文視野的具體展現,也彰顯臺灣社會在現代化的過程中,醫學的隱喻與社會變遷緊密相連的特殊脈絡。

如此醫學人文視野,不只呼應晚近全球趨勢中醫學人文(medical humanities)的關照,也是個具有在地脈絡和歷史縱深的重要視野。晚近西洋對於醫學人文的重視,主要是呼應深受醫療組織化、醫療機構大型化和複雜化發展所衝擊的醫病關係,在過度強到專業分工的時代中,重新透過跨領域的人文學科連結來達到全人照護與關懷的反思,尤其是反省日常生活大幅的醫療化趨勢。「醫療化」這名詞,伴隨著現代醫學的興起,提醒著我們現代科技導引的醫療技術有可能造成更為盲目的依賴,不僅病人的自主性消失,更重要的是會造成其他的身體傷害(Zola, 1990)。這種對於當代科技的單向度理性思考值得反省,以免一般人都得受盡新科技的剩餘剝削,淪落於經濟和身體雙重被剝削的境地(Marcause, 1995; Macintyre, 1970)。所以目前臺灣醫學人文的反思有兩個重要的任務,一是呼應歐美進步的力量,對狹隘的專業主義和受工具理性所窄化的科普教育思想提出質疑(黃崑巖,1998;謝博生,1999;蔡篤堅,2001);二是在於延續與塑造伴隨臺灣現代化進程的特殊傳統,希望由對社會權力不平等關係更為警覺的大眾生命經驗出發,重新塑造臺灣知識發展可能的座標(黃伯超等,1993)。全球反思的趨勢,以及在地實踐的呼籲,因而成為臺灣醫學人文教育改革重要的內涵。

晚近醫學教育理論與方法的發展,借鏡管理學院以及建築領域的案例討論以及實地體驗的經歷,而在強調團隊合作以及臨床與基礎醫學系統性整合的教學方式改革趨勢,大致是支持以小團體/班級的問題導向學習(Problem Based Learning; PBL)取代傳統大課堂單方向的講授或是知識

傳輸的模式（Takata et al., 2013; Donner、Bickley, 1993），更爲細膩的研究指出不管是 PBL 或是團隊導向學習（Team Based Learning; TBL）更需要由合適的情境以及互動角色的導引，才能夠發揮適切的效益（Stoyanov et al., 2013; Fatmi et al., 2013）。也因此教學角色互動甚至模擬互換的框架（Gremillon et al., 2012），可視爲教育學場所理論（position theory）的延伸，所強調的也是對於整體臨床或是工作實踐場域的完整了解，才能扮演合適的專業角色，發揮教育或是學習的效果（Pudelko et al., 2012; D'Antoni et al., 2010; Brieger, 1978）。這些類似互動體驗學習理論的運用，所強調的是發展符合臨床需求的完整專業能力爲考量，所設計的案例來模擬真實的臨床情境，也因著臨床情境千變萬化的考量，如此的專業技能或是判斷不可能在教育或是訓練的情境中完全獲得滿足，也因此自主學習的評量乃至於建立學習履歷的方法，成爲醫學教育改革中重要的彌補策略與方法（Lambert et al., 2013; Pluta et al., 2013; Steinert et al., 2012）。

　　可是當我們認同自主學習以及學習履歷的重要性的時候，也面臨作爲基礎只能學習改革的方法，如 PBL、臨床案例討論以及客觀結構式臨床技能測驗（Objective Structured Clinical Examination; OSCE）等，都有著案例涵蓋的範圍不夠全面周延，以及模擬情境複雜度不若真實環境等問題。回顧當代教育思想發展的理論與方法，發現不論是由建築城鄉規劃或是企業管理學門率先發展出來的計畫導向學習（project based learning），或是延伸自電機工程或是資訊管理所建立的模擬情境（simulation）概念，運用在臨床微觀的醫病關係之中或是師徒文化濃烈的醫療專業訓練時，如何克服實際專業執業的能力需求是個仍待面對的挑戰，尤其研究發現人文倫理的訓練不僅是在醫學教育過程中呈現同理心邊際效益遞減的趨勢（Neumann et al., 2011），更重要的是進入臨床之後還會大幅的降低（Hojat et al., 2011），這些都實實在在地威脅著當代醫學教育改革以及醫

學人文倫理教育的真實效果（Bergman et al., 2013; Harasym et al., 2013）。

於是，強調專業素養中的反思能力，以及強調由通識教育歷經基礎到臨床過程的追蹤模式，讓學習履歷的運用成為目前醫學教育研究的重點課題（Goudyear-Smith et al., 2003; Roni et al., 2013; Kitchen et al., 2012; Dannefer et al., 2007）。可是學習履歷畢竟是主要針對個人層次的學習歷程追蹤，有利於個人的輔導，也因牽涉到隱私而不見得適合用來做整體教學計畫或是單一課程的檢討（Garrett et al., 2013; Tochel et al., 2009; Driessen et al., 2007）。更重要的是，當轉譯醫學興起之後病人為中心的臨床研究以及專業處遇典範成為重要的趨勢之後，學生為主體的教育學習方法，以及提早透過不同於醫療提供者的角色扮演接觸臨床場域的需求，使得發展足以支持個人自主與群體多元互動學習場域之新教學模式，成為關鍵的挑戰（DeFour, 2002; Law et al., 2002）。尤其與服務學習相關課程發展的趨勢結合之後，社區不再是單純專業服務介入之標的，相反的是擁有資源可以豐富學習內容的資源，如何於場域中看到、連結、進而創造永續發展的服務學習互動模式，讓學習型組織的營造和講究多元互動的服務學習體驗活動相得益彰，帶動彼此經驗擴展為基礎的情感交流，乃至於共同理解、互相傳授、協力發展追求知識的能力（Bell et al., 2000; Kramer, 2000; Norman, 2002）。而後在彼此認同交互轉移、包容、甚至共同形塑的過程中創造知識，這其中一定需要跨領域的合作、跨界跨域的多元夥伴關係營造，以及藉由不同團隊合作共同經營學習型組織的個人與團體能力培養，以分工、合作與互助的方式共同開創新的邁向世界舞臺之教育改革機會，才會誕生。

也因此本章利用美國麻省理工學院 William Mitchell 教授所創「實體生活實驗室（Living Labs）的概念來從事國內外智慧生活服務學習社區的概念。這是一個參與式方法（a participatory methodology）有賴於使用者的生活環境中創造服務項目、科技商品或是應用模式。這概念開始時是用

來在都市生活中驗證商品的市場價值，也逐漸衍生出智慧屋住宅這樣的商品來滿足都市生活中多樣而豐富的科技想像與便利的需求，甚至將多元多樣智慧科技的設計融入的創新都市規劃方案之中（Schumacher et al., 2008; Ballon et al., 2005）。可是這樣的設計只是在某個傳統製造或是生產的階段中開放使用者體驗，而非真正地開放使用者成爲共同創作著（Mulder、Stappers, 2009）。誠然，許多令人期待的努力讓這樣的方法更爲接近使用者創意（Sleeswijk et al., 2005; Mulder et al., 2008）。如就有些嘗試是直接期待再真正的生活環境中能夠創造科技產品的實驗環境，或是用來爲偏遠地區或是年老的人來研發資訊通信科技產品（Schaffers et al., 2007; Guzman et al., 2008; Bergvall-Kåreborn et al., 2009; Ballon et al., 2005; Christiane et al., 2009）。因此，使用 Living Labs 方法來作爲一個系統性的探索，讓社會發展中的需求者可以共同來創造輔助生活增進生活品質的資通訊科技研發與運用方案。也因此，我們將這概念與服務學習以及醫療衛生界發展社區營造或是長期照護最重要的概念──賦權（empower）來結合（Tsai, 2008、2011; Meurer et al., 2011; Wee et al., 2011; Carson et al., 2003）。尤其這樣的概念已然爲一般醫療與衛生教育機構所強調來落實病人中心的照護方式（Cassel, 1984; Carson et al., 2003）。這進一步延伸成爲社區夥伴關係的發展正好也與智慧生活實驗室的觀念不謀而合。Mulder and Stappers（2009）等智慧科技學者也倡議社區導向的研發，就是讓使用者在其生活環境中協助企業了解產品末端使用者的需求與價值。如Eriksson, Niitamo and Kulkki（2005）所言，智慧生活實驗室是個共同參與設計科技產與運用模式的概念，會創造對未來機會新的了解能力。課程發展就是使用智慧生活實驗室這概念來創造一特系統性的參與式研究方法，目的在於提供健康照護並與偏遠地區強化社區的力量。以此爲基礎，本文呈現研究團隊結合社區營造與智慧科技研發課程設計的演變歷程，尤其是

在當代臺灣社會環境變遷以及教育改革與課程發展嘗試的脈絡中，由社區到國際場域課無遠弗屆的智慧生活創意體驗課程的新視界，也提出實務導向臺灣高等教育發展的新契機。

三、敘事認同取向課程設計與見微知著的另類文化霸權脈絡形塑方法

本文結合歷史縱深以及邁向未來的正義追求，創造當下多元與多層次的參與式方法，而在課程內容方面結合由全球到弱勢社區的科技、歷史與社會發展機會，以社群認同導向的口述歷史實踐，做為維繫在地主體性與全球化政經趨勢的依據。本文延續宋媄思後結構取向之認同敘事歷史社會學分析方法，由關照宏觀歷史敘事結構形成與變遷的口述歷史實踐為導引，重新塑造讓從屬階級能夠發言的知識生產模式，讓歷史的感受力與人類學的感受力成為相互了解與邏輯推理分析的基礎。宋媄思的認同敘事方法學是後現代社會學分析的重要典範，她的著作以多元敘事脈絡為基礎探究認同形塑的結構性因素，其中著重情境與權力關係對於敘事形構的影響，由此勾勒出以認同形塑為基礎之著重民權的政治社會學理論發展典範（Somers, 1997）。以此為基礎，本文運用場景差異的歷史社會學比較方法探究不同時期不同階段醫學人文教育改革社區參與之服務學習課程發展之時代感知內涵，描繪三個階段課程設計邏輯以及成果，其間不同階段課程設計中共同的核心概念，就是由衍生自宋媄思後現代社會學視野之敘事認同取向的口述歷史實踐，不過從事歷史分析以及課程發展與社會互動脈絡爬梳是，三個階段不僅是相互蘊涵，也有居於不同社會形構層次永續發展與轉變的意涵，在新的階段或是歷史進程發展出來的觀點與行動脈絡，儘管會成為下一個歷史階段思想與行動發展的基礎，可是本身衍繹的動力並不會消失，於本文中約略的階段分期或是分析僅是新思想和行動的出

現，帶著視野和影響範圍擴大的可能，並無任何終止前一段的意涵。

　　本文所延伸宋媄思的認同敘事分析，著重在不同社會行為者或團體個別的主體性和普遍文化價值崩解後的多元認同，開創了新的可能。認同敘事分析提醒大家著重互動中之個人、團體及組織所背負的敘事內容。敘事認同分析則藉此承認邏輯理性的相對性質，認知經驗、感性為理性建構的基礎，攸關多元、多重的認同形塑與轉變。由敘事認同出發，兼顧了學術實踐中承認多元認同，並以此探究這些認同在不同歷史社會環境及人際權力關係下，所呈現的主體性質與合適的認同分類。透過敘事認同的架構，在認識論的層次形成方法學的基本立足點，以及研究者與受訪者的知識生產過程中可能扮演的角色分工與夥伴關係。有別於傳統實證研究取向的知識生產方式，敘事認同分取向的口述歷史訪談過程中，受訪者不再是被動的受研究者，而是一個參與的知識生產者。受訪者自身生命經驗的敘事認同邏輯與內涵，成為發展分析敘事的基礎。研究者透過對於受訪者與自身經驗獨特性的瞭解，思考敘事認同所未達到的層次與面向，進而扮演有機知識分子般的知識生產角色。因此，運用敘事認同分取向的口述歷史方法，受訪者與研究者在知識生產的分工上，是一個相互連結的有機體，並且是有機的知識生產者的一部分。同時，藉由擴大受訪者差異性經驗的對比，以及受訪者與研究者在知識生產的分工，讓個人經驗擴大到對於整體社群的經驗，進而了解大時代的論述形成風貌（蔡篤堅，2004）。本文所勾勒的三個課程發展的歷史階段，都有包括教育部在內的國家政策導引作為不同階段的全球化普遍性主題知識的命題，而本研究團隊透過社群認同導向的口述歷史實踐，作為維繫在地主體性行動問題醫師提出的方法，也示範出翻轉國家政策導引下全球化政經趨勢的依據，以融入並開創在地脈絡制度與合作網絡形成的模式，確保國家政策補助不再之後永續課程經營發展的機制存在。以如此課程開設經驗以及合作夥伴間知識生產關係的發

展為例，透過敘事認同方法學挑戰醫療科技等知識與技術的普遍性，嘗試為解殖與去殖民化做亞洲社群導向價值的示範。

四、研究發現一：促成全新社區參與以及社會新生力量的 課程設計成果

本文展現如何在不同階段社區服務學習研發與實踐的過程中導入多元的跨領域教學，以及超越地域限制之團體共學體驗，擴大所有參與者的視野，並以此為基礎進行社區智慧科技及其運用方案研發。這樣的歷程經歷三個主要的階段發展完成，第一階段緣起於呼應醫學人文教育改革，普遍性之主題知識建構的動力在於教育部醫學教育委員會 1998 年開始推動的醫學教育改革政策，以及教育部顧問室 2002 年開始補助的 STS（Science, Technology and Society）課程發展計畫，而這階段具脈絡性的行動問題意識增進之發展動力，在於醫學院校師生共同參與社區導向服務學習通識課程和醫學人文課程的規劃，老師由以往的知識權威的指導者轉變成促成自主知識的催化者，引發學生的自主學習與活動組織能力。透過這樣的共同參與中，首先，藉由口述歷史來探訪社區，不僅是醫學院學生自發規劃課程運動的重要憑藉，也是新社會認同發展的基石。如陽明大學在石牌與天母地區所從事的社區口述史、臺北護理學院所嘗試結合口述歷史與社區健康的推動、高雄醫學大學的同學以自發的方式進行旗津社區口述歷史的探究、慈濟大學的同學計畫在花東也以口述歷史的方式探索地區的醫療史等，這些努力也成為醫學人文教育理念落實的基礎。

其次，透過參與社群與社區經營反省，我們認為合適的臺灣社會學想像，應包括感受時代體驗的能力，尋找施力的空間，倡議社群認同形塑的能力和彰顯差異分析詮釋主流文化的能力。如此與西洋當代理論為基礎的科技論述對話，更進一步將其細緻化的在地知識生產，不僅成為專業者本

身社群認同形塑的基礎，也進而開創了全新的社區參與和知識生產空間。如此學術生產機制的基礎，不在於西洋理論的輸入，而在於區域文化認同流變細緻的探究，而讓符合在地歷史文化經驗的社群認同與社會類別，成爲形塑另類文化霸權的基礎。

　　就醫學人文課程服務學習規劃的內涵而言，不同於傅科和薩伊德所倚的業餘者態度，我們主張臺灣的專業人員應勇於成爲參與者，以利發展行動的知識，而如此的行動知識也唯有本著差異來挑戰主流文化霸權所具有的優勢，倡議開放被排除之認同形塑可能的另類霸權演變可能。有如此充能社群與社區的觀點，口述歷史可成爲擴大病友團體和社區認同形塑的媒介，而專業團體也在此過程中，發展出具充能內涵的知識生產與專業認同內涵，得以塑造符合 e 世代情境的專業人員角色，落實有機知識分子的風格塑造。

　　最後，以專業人員爲增能的媒介，爲了讓身體政治的主導權回歸民眾和今日我們所謂的醫療求助者，我們更不能忽略既有專業知識傳遞的重要性。就專業知識傳遞而言，我們從事醫學人文課程的規劃著重於與生物醫學科技相關的倫理議題探討，這方面首先提醒同學建立宏觀的現代科技感知。不過設計這些議題時，必須讓同學理解攸關本土科技論述發展的脈絡，也提醒道德發展往往是立基於科技基礎之上，科技與人文因此存在著互動的關係。如此才能適當的導引同學發連結宏觀的文化社會環境流變，讓醫事從業人員運用生物科技新知時能有足夠反省警覺，以更自覺和保障人權與生態環境的方式來導引科技與人文的關係，培育專業人員能夠扮演特殊知識分子的角色。我們引領的醫學人文教改運動延請願意扮演empower 同學和同事的教師們，依著不同學校既有的努力成果，來擴大陽明老師與醫學生所開創志工服務與口述歷史兩方面的課程規劃努力，扣連相關醫療專業論述發展場域及一般社區民眾生活經驗的實驗課程設計，這

樣的社區參與課程設計期待藉由豐富醫學人文教改的基礎，據以建立對保障醫療人權和人性尊嚴具敏感度的參與式民主共識形塑模式。

這摸索的課程設計過程由 2002 年開始，由陽明大學通識中心老師與大學所在的東華里社區發展協會合作，在理事長和社區發展協會幹部的支持下，依序展開社區口述歷史、社區志工服務課程，口述歷史為先是因為同學必須學會傾聽才能夠與社區志工共同執行參與式的社區營造課程規劃方案。同學們逐漸理解，有志於經營社區的人們，應藉同理心由所處場域營造互為主體的集體行動可能出發，定義自身為具社區「媒合」功能的角色，促成新的社區運動發展可能。因此，以陽明大學所在地的東華里為例，陽明大學於本文所描繪第一階段開設的社區課程募集了在校學生加入社區健康營造工作，強化既有的社區健康營造工作，同學的參與有助於社區資料的收集，更藉此讓同學學習如何尊重他人以及與人互動的技巧、體認歷史的足跡及歷史保存的重要性，讓每一個人經由實際的親身參與後，都能對自身、專業、土地、歷史有更深刻的理解與認同，從行動中學習。也是由於學生的參與，強化了社區資料收集與整理的能力，更促成社區更多資源整合的發展與成長機會。因此，東華里也榮獲臺北市政府 2007 年度社區發展工作評鑑績優協會之榮譽社區。由此可見，推動醫學人文教育社區化的過程中，有許多令人驚豔的成果，也見證了臺灣新生的力量。

如此在地化的課程發展努力，也與全球化的普遍知識建構密切接合，進而導引市民社會發展與基因科技相關之社會共識的建立，而這一切的關鍵在於培育具有 empower 能力的特殊知識分子。以「媒介的醫病關係為核心」為理論基礎發展敘事認同取向的教學策略，首先就要借重合適的方法，才能培育同學有傾聽理解不同個人和團體敘事邏輯的能力，並以此發展出對當代醫療科技的自覺（self-reflexive）。如此才能由將心比心的方式，進一步以一般民眾和病友的情感和生活經驗為基礎，發展增能的能

力。有了這樣的能力，相關課程規劃的目的不只期待如敘事治療一般將民主政治的共識形塑、建立在每一次的人際關係互動中，更激進地渴望權力不平等全面地翻轉，醫療或是教育的專業者成爲主體昂揚的觸媒，不再扮演領航人或是代言人的角色。

　　進一步探討激進民主的演繹可能，不難發覺藉由民主程序的溝通達成共識的機制，是運作在互爲主體之關係所決定。這階段醫學院校服務學習課程開設的醫學人文教育改革運動，倡議以兼顧微觀（micro）到巨視（macro）的、專業社群到一般社區的，進而意圖涵蓋整體社會的課程設計實驗方式，建立參與式民主的臺灣社會基因科技發展共識可能的應用模式。這樣的醫學人文教改運動將塑造具民主參與精神的臺灣市民社會新價值，並將成果落實到跨校園和科技領域的研究團隊組成與具有政策形塑（policy making）意涵的校園社區化教學設計。如此的運動，蘊含著全新的民主實踐可能，而串聯起來的，不僅只是醫學院校內部的師生網絡，社區的民眾與組織，加上共同參與此一運動的醫療機構與病友團體，都是參與式民主連結的可能對象，也是形塑不同於具宰制性質之科技文化霸權的另類文化霸權發展基礎。如此的課程設計以專業人員爲增能的媒介，重塑爲病人喉舌的有機知識分子角色，也同時扮演足以導引克服疾病誤解與社會偏見，乃至於扭轉過度醫療化趨勢的特殊知識分子角色，讓身體政治的主導權回歸今日我們所謂的醫療求助者。結合口述歷史的技巧、社區與社群營造的方法和專業知識的傳遞，我們發現這些努力呼應著「人文與科技」平衡發展的呼籲，避免局限於十九世紀以來現代大學理工、人文涇渭分明的學門分劃，讓同學在修課過程中體驗倫理必須積極地落實於生活與相關的生命敘事之中。這個階段促成了大學社區夥伴關係營造與協力溝通的模式，無遠弗屆的學習型組織和互助網絡營造成爲可能，社區導向的服務學習醫學人文課程開設風潮，爲社會快速變遷中的臺灣樹立了新的教學

典範，和足以打破地緣和知識框架限制的大學社區關係，爲群策群力在地實踐迎向新全球化趨勢的挑戰，多了一種未來發展的可能性。

五、研究發現二：智慧生活實驗室的連結與城鄉風貌發展的新可能

本文描繪的第二個階段是搭配 2008 到 2014 智慧生活國家計畫所鋪陳之新的服務學習課程發展機制，其間包括國立交通大學智慧生活區域整合中心率先與新竹市引領的智慧社區營造計畫，而包括臺大智活中心開的跨領域工作坊，而由本研究團隊領導之三年期國科會補助的「支援在地老化之智慧生活實驗室規劃」整合型計畫扮演集大成之功效。這個階段具有普遍性之主題知識建構的推動來自跨部會的智慧生活國家計畫，而彰顯具脈絡性的行動問題意識增進的努力，本文特地以在宜蘭金岳部落建立全球第一個在原住民部落的生活實驗室服務學習課程推廣計畫爲例，說明這個新課程發展趨勢的嶄新內涵。首先智慧社區營運包括具有「智慧生活社區與城鄉場域開發」、「規劃與建構健康生活管理平臺」以及「提供老年照護和居家便利的醫療照護器材整合方案」三種功能爲核心在地老化科技運用支持平臺。也透過「與社區形成夥伴關係的知識管理與認證體系」、「數位化的長期照護評估套件（assessment tool suite）與身心健康維護平臺」與「個人化的資訊整合與醫療健康生活應用」三個面向的努力來建立完整社區與居家導向的智慧生活實驗室。這計畫與羅東聖母醫院以及宜蘭縣衛生局及其所屬社區健康營造網絡合作，執行範圍將包括羅東鎮、大同鄉與南澳鄉，以營造在地老化的社區支援網絡作爲一個共同研發產業模式的嘗試、以社區導向醫學大學的概念來服務社會，促成以人民和社區爲主體的學術、企業與政府的夥伴關係。

如此智慧生活課程實驗計畫最大的效益在於金岳部落鄰近具原住民

傳統編織等相關產業發展能力的南澳部落，以及社區照顧服務據點營運堪稱模範的東澳部落決定共同參與本平臺營造。我們首先建立了針對應用需求的創新、智慧生活產品研發以及連結居家導向和社區導向的科技應用模式等諸多案例。以針對應用需求創新的完整的設計與實驗流程，和智慧生活產品研發案例為基礎，不僅成功地創造連結居家導向和社區導向的科技應用模式，更成功地示範、驗證了建立社區自主健康營造之輔導與成果分享反饋機制。而後完成「社區健康及照護問題、需求檢視表」，導引社區健康資訊雲端模式產生金岳部落參與長者的評估結果。以此為基礎建立了以下四個社區互助健康管理應用模組：可藉由社區參與共同完成的儀表板設計、結合電子病例與 SPSS 所架構資料倉儲平臺的可擴充並含納電子病例資訊之健康資訊管理系統、勾勒出完整的遠距醫療與社區化健康管理平臺。這樣的平臺是發展社區互助自主健康雲的重要基礎，也在結合東南亞專業人才培訓工作坊的過程中，形成不同階段的智慧生活研發或應用模式推廣的可能性，這樣的平臺設計結合呈現更為完整的在地老化社區發展以及智慧科技研發量能。

透過課程與工作坊深入部落了解其歷史文化環境，也同時導引來自不同學校不同科系的同學，真誠地與在地夥伴共同面對部落健康議題所遭逢的困境，務實地由生命倫理與文化反省的面向，重新檢討原住民部落與主流社會的權力不平等關係，以及借重深入了解原住民文化後對相關人員能力與思想的尊重，之後磨練同學在此原則下發展長期照護健康科技導入社區，並與社區形成夥伴關係的知識與技能，共同發展長期照護科技導入社區的方法與支持在地老化的社區營造模式，建置支持在地老化之生活實體實驗室的行動研究實踐。到 2014 年止總共有四梯次，113 人參與了這樣的課程設計與工作坊，共分成十七組完成十七項的發明，其中九項為健康方面的創意設計，八項為文化方面的創意設計，由此可見儘管金岳部落

是個文化保存社區營造,得到全國冠軍評比的優質部落,對文化流失的焦慮在口述歷史以及相關的部落活動中表露無遺,也使得這表面上看來健康為主的科技設計導引,成就不少文化創意方面的關注,其實健康科技的設計也都蘊含了社區營造與文化保存的元素。整體而言,課程執行創造了足以涵蓋在地老化需求之智慧生活實體實驗室,除了協助架構涵蓋金岳部落與其鄰近之醫療行政體系網絡之間相互支援外,也以營造在地老化的社區支援網絡做為一個共同體經營的嘗試、以社區導向醫學大學的概念來為社會服務,可以成為促成以人民和社區為主體的學術與政府之夥伴關係,強化行動導向的、參與式的在地知識生產,以此為基礎帶動在地多元文化提升。

期待專業人員需積極扮演充能(empowerment)的角色來協助受服務者提升健康自主的能力,促進醫療專業社會信賴的提升,也與世界進步的趨勢接軌,促進科技水平與人權保障的提升。我們發現,透過這些大學生的課程參與,歐美流行的概念,很快就會轉化成為在地的語言與運用模式,而讓耆老與學生們共同創造未來,在學生的報告中,有許多類似只是如何轉接和傳遞的努力與思考:

生活實驗室有兩個重要角色:「專家」與「使用者」,兩方共同參與設計。但專家與使用者會不會有如老師和學生間一樣,無法以最有效的方式溝通?這會不會阻礙了設計的過程?讓使用者與使用者交流學習,是不是會有更佳的效果?若此推測成立,則在進行生活實驗室時,專家的帶領當然仍是不可或缺的,但也要讓使用者帶領彼此,這樣比較不會有溝通上的盲點,也可能會有較好的成效。但也許會有人提出為什麼不能讓專家也身為使用者,如此一來專家的角度不再侷限,不也就能達到成效?我認為這是有可能的,但確實也是會有困難,當專家已用專家的角度看事情看了

許久，即使他想要轉換至使用者的角度，可能還是會不自主地被原先的意識所影響而無法做到。

　　不禁聯想到這樣的關係或許能稱之為「代溝」，於是在網路上查詢了有關代溝的文章，內容提到：「代溝產生的根源是知識的因素，即社會上主流的知識內容和知識流動的形式發生了變化，套用現在比較流行的話來說，就是知識轉型。」使用者原先就具備了他自己的固有知識，但專家出現了，而專家是擁有更新知識的一群，並想使用這樣的知識與使用者共同來創新設計，如此兩方之間是否會有觀念上的差異？當然有可能，若代溝沒有處理好，不僅設計成效不彰，甚至引起衝突，那麼究竟該如何解決？所查到的這篇文章也有了很好的解釋，此篇文章提到代溝在歷史上是不斷發生的事件，它借鏡五四運動新與舊、青年與老年的對立，討論出解決的辦法是「對知識的包容，一是對知識的接受，二是對知識的尊重」。新老兩代知識分子在面對知識轉型時，新的一代在新知識的接受上沒有太大的問題，相比之下對舊知識的尊重是他們需要解決的問題；而對於舊的一代知識分子來說，關鍵則是要包容和接受新的知識。若套用在生活實驗室中，專家必須尊重使用者的知識，而使用者必須接受專家的知識，如此互相理解和包容，才能達到成功設計的目標。這是我讀的這篇文章後發現可能的另一種解決方法，或許也可以試試（社區志工課程學生作業001）。

　　同學的努力，不僅是帶給現時部落遭逢現代化發展難題給予希望，更重要的是以這樣的合作夥伴關係進行深入的部落合作與體會，受惠最深的，是對自身所傳承文明與文化使命的反思與尋找超越之途。在部落的實踐過程中，開展出超越既有文獻的視野與框架局限的機會，原來文中所說「對知識的包容，一是對知識的接受，二是對知識的尊重」，是需要以互相理解還有信賴關係來作支持，才有可能。如此的信賴關係，在課程參與

過程中，讓同學體會到求學問知的目的在於培養解決問題的智慧，要講究實學，要重視世界觀：

此堂課讓我收穫最大的就是老師的上課模式，感覺自己就好像是個Living Lab 的成員，由老師帶領整個生活實驗室團隊，助教學長、姊擔任課程實驗執行者，而我們則是老師實驗課程目標的對象，可以一邊享受上課獲得新知的樂趣，也能同時依據自己的學習目標與方向，以及對於主題的認知來調整整個實驗的步調、方式與未來走向。

老師的充分授權，是讓我最享受也受益最大的地方！不同於放任，老師就像指南針一樣讓我們收在行囊中，只是默默地守護我們這些學生，倘若我們這些初生之犢在旅途中有所迷失，也知道老師一定會在！聽取老師的建議，從中獲得清楚的指引、方向，但又不會阻礙我們的決定與發展。

我們現在能做的，就是厚植自己的人文素養、關注人性、利用口述歷史的能力去洞悉社會的脈動及人與人的連結，當然，最重要的是培植核心人文關懷能力，並且結合說故事的力量，將自己推上國際舞臺發光發熱，進而對日益老化、人心逐漸不緊密的社會，做出些許的貢獻！

對於自己此次選修社區志工服務的期許，是懂得善用與掌控我從課堂中所學到的人文、社會及社區意識及同理心去看待、分析並且融入整個社會所面臨的種種課題去處理當下能夠解決的問題；更希望能夠藉由這學期的課程，以過去的種種案例、論文探討為借鏡，對照現代社區發展的歷程、成功社區營造的思維以及社區組織成功的策略，培養我在日常生活中解決問題的能力、凝聚團體意識與規劃一個傑出群體的智慧（在地老化二學生作業 015）。

因課程中開創出無限的設計概念，結合生活與人際關係參與的社區營

造策略，更擴大了設計的豐富與多元性，最重要的是回饋強化了人際網絡的連接，開創部落全新的價值。過去只是到其他部落參觀，進行社區營造的交流，課程洗禮之後會嘗試編列與籌措經費，去參訪相關且有可能合作的科技公司與之達成策略聯盟，共同敦促關懷文化傳承還有不同家庭彼此的生活健康照顧。這些成為共同設計部落智慧生活實驗室的核心元素，以維護社區群體安全、避免災害、保護學童安全、維護交通秩序，並聯結重要的文化保存活動的需求，來協調鄉公所與學校共同安排保全錄影機的放置並共同決的攝影畫素的等級與品質；以健康與生活照護建立具有互助家庭功能的生活與健康資訊維護平臺，定時聚會的時候注意彼此的血糖、血壓等生理訊號變；安排的適合部落老人使用的跑步機與符合安全的室內腳踏車等健身復建設備，促進合適的運動並同時做心電圖等必要生理訊號以及健康指標的量測；由此延伸出社區發展協會為運用並研發簡便的智慧生活科技，在互助家庭與社區營造的分工負責架構下，照顧部落獨居老人的生活安全與健康；支持部分老人家的創意讓協助肢體老化復建的簡單器材放到有意願者的庭院，搭配社區發展協會的健康維護平臺，建立涵蓋小區域家戶的健康維護效能與生理訊號量測分支，協助經常性的健康維護與提醒；將具有才藝的部落耆老家裡，在可供教學示範體驗的大型傳統織布機周邊，建立成完整的智慧教室，從事文化保留與傳承推廣的工作。凡此諸多創意，主要是透過口述歷史，讓同學們向部落老人家模仿學習：

　　體驗了許多跨領域合作的部分，但說實在的，我很怕想點子，很怕需要「發揮創意」的討論，這是我的盲點，不過星期一晚上老師說了一些從「模仿」到自己感受體會進而創新。之後自我省視後發現在我生命歷程中也有很多類似的想法。例如上學期末到金岳部落的分組討論，因為害怕思考與創新，在各組分享初步構思後，有別組針對織布文化的傳承與保留有

想法，而我們這組的訪問對象是社區發展協會年輕的工作人員，最後我們提出的構想，某部分靈感的確也來自織布組的點子，我們發現在地青年對於音樂、對族裡母語歌謠的珍愛，因此我們從這裡著手，雖然整個概念到完整還差很多，但我的確在「模仿」（社區志工課程學生作業005）。

　　如此有口述歷史導引出來的模仿機會，更是透過同學來連接外部知識，以較為平等的方式共同參與創造的重要元素。口述歷史在此，帶動了生活實驗與社區營造兩大原本不那麼相關現代學科發展論述的連結：

　　對於生活實驗與社區營造這兩大元素所要做的結合，我想可以遠遠超越於之前的規模，甚至模式也將跟著生活實驗的引進而帶來轉變。如果社區營造不再僅是讓長者們以經驗分享來傳遞訊息，透過與生活實驗室的結合，設計出符合老年人所需求的產品，不僅可以不局限於想法上甚至可以在技術上親自示範，透過這些由生活實驗室所設計的產品，不僅協助年長者參與輕度的活動，更可以帶領著中年層與青年族一起學習；另一方面，生活實驗室也可與醫療資源及設備做連結，當子女無法照顧獨居的年長者時，也可透過科技的產品進行管控並了解長者的健康狀況，透過這些日新月異的科技，如果我們細心的觀察並結合不同領域的創新合作，就以廣大的老年族群來說，商機是另一回事，但確實能因為這樣的跨領域結合，而為他們的老年生活帶來更多的契機與活力，對於社區營造也是一大助力。如果在這區域的起步能達到一定的水準與認可，或許不只是應用於老年族群，我想透過生活實驗室的模式與設計，也可以為一些罕見疾病的病患帶來更多生活上的幫助（社區志工課程學生作業007）。

　　誠如同學所言，如此的試驗，可無遠弗屆的帶動新的社區運動，以及

廣泛的互相結合，稱爲夥伴關係的資訊社會新生活方式。當推廣到其他弱勢社區或是社群，包括病友團體都成爲可能時，透過社區營造與生活實驗室的結合，可以群策群力的方式設計出符合不同社群所需求的產品，以分享的概念來談思考實際物品的擁有，可因這樣的口述歷史實踐促成相關經驗或需求者彼此想法交流之外，更可以在技術上親自體驗、示範並展開創新的嘗試，「透過這些由生活實驗室所設計的產品，不僅協助年長者參與輕度的活動，更可以帶領著中年層與青年族一起學習」。這樣的思考，事實上反映了在此合作實踐導向服務學習課程實驗中，原本設計的不同階段課程學生世代傳承的概念，我們開設了一個進階班，參與進階版的同學同時是初階班同學的助教：

　　這種教學方式我覺得相當新穎而有挑戰性……身爲助教新手（所幸不是主要帶領學弟妹的角色）而有點心慌。不過這種同時身爲學習者而又必須帶領另一批學習者的學習方式倒有幾點是我想要分享的：

　　一、相當大的發揮空間使我們能更熟悉課程：老師在指點完大方向後，幾乎讓我們主導了課程後續進行的步調與模式，所以我們較爲武斷的決定了論文的寫作方向與工作分配，再交予學妹們執行，藉由規劃過程中，重新審視論文的概念並互相討論，與傳統教學模式相比，我們更清楚自己的方向與核心價值。

　　二、討論式的教學方式：雖然我們較武斷的決定了論文的寫作方向，但透過開放式的討論讓學妹們選擇自己想要負責的部分，也解釋並釐清我們當初這麼決定的想法。

　　三、助教式的教學能激發學習者的興趣：這有可能是因爲同爲學生的關係，學妹願意和我們一起討論，也相當大方的分享自己的所見所聞，能圍繞在主題討論卻又不失於嚴肅。

　　總的來說，雖然是一次以助教的身分指導學弟妹，但同時也是以學習者的角色和學妹們一起完成共同的期末目標，算是相當特別的體驗，老師在這樣的學習過程中除了一開始的課程提要外，就真真實實的完全放手給我們規劃、思考，活絡了我們思考模式也推翻了主流既有的教學方法。這對學妹們或是對我們來說都是一個很大的突破，也更能增加自己向外學習的機會，而不是拘泥於課堂上的教條知識，真切的做到隨時隨地都能利用手邊的資源進行學習（社區志工課程學生作業008）。

　　這樣的課程設計，不僅創造了部落課程開設時藉由同學的部落經驗傳承，部落志工和熱心的老人家有這樣的體會之後，也會與社區發展協會持續的擴大部落智慧生活實驗室的內容與效益，吸引媒體採訪。而同學們可成為助教的系列課程研發，擴大了類似課程在同一學校推廣的量能，大家共同編寫未來的歷史。

六、研究發現三：無遠弗屆高等教育典範轉譯與轉移可能性之初步探索

　　本文第三個階段描述研究所課程發展的階段，於中央大學哲學研究所以及北醫臨床醫學研究所成立跨領域教學的臨床倫理組，並與中華大學資訊電子研究所，以及北藝大醫療資訊研究所合作所開設的轉譯醫學倫理社區參與博士班課程，這個新高等教育層次與階段課程設計核心關切的議題，是後基因體時代帶動全新的醫學典範轉移，敏感健康資訊的產出與分享不僅攸關醫藥科技的應用與研發，健康永續的追求也帶動攸關個人與群體價值的人文反思，務實的信賴關係營造能力成為新時代多元與多層次問題知識生產的核心問題，也是維護個人以及社區／社群健康的關鍵因素。

　　這全新的博士班核心課程獲得教育部「科學人文跨科際主題導向課

程群組微型計畫」支持，可將教育部社會人文、科學跨科際（Society, Humanity, Society; SHS）辦公室政策推動視爲普遍性之主題知識建構的導引，而這階段具脈絡性的行動問題意識增進，則在於配合臺北醫學大學醫學教育與研究所碩、博士課程接軌的努力，以及務實導向的跨領域團隊服務學習研究所課程的規劃，將以搭配後基因體醫學哲學的初階與進階研究所課程設計，以醫療衛生方面弱勢的社區以及社群爲場域，以參與式研究爲基礎來進行服務學習的設計，探討課程所開設的社區／社群如何面對巨變的世界？存在不正義、不平等的現象有哪些？爲什麼這些現象存在？對個人及群體價值所造成的問題有哪些？這些問題是如何形成的？如何解決？爲何如此解決？由於這樣課程也是我國參與亞太生命倫理教育校際聯合會共同推廣的課程，此課程可望涵蓋來我國進修的國際學生、責成參與同學以互助合作的方式來從事跨國文化交流，一方面有助於將臺灣經驗輸往東南亞國家，進階課程也將利用寒、暑假或是春假的時間讓有意願的同學前往泰國清邁或印尼日惹進行進階課程，同學有機會探討「爲什麼不同的社會、不同歷史階段，正義與平等的內涵不同？正義與平等的價值對於人類社會產生什麼影響？」我們宣揚先進的後基因體研究與應用思維之時，同時探討如何促使社區／社群夥伴所屬成員「願意致力追求個人及群體的完善，並能享受實現正義與平等價值的幸福感？」本課程成果將透過國際人才培訓以及合作研究工作坊來分享成果，有助於與參與聯盟的國際知名學府共同探討：「大學應如何因應價值感喪失的問題」，因此多元和多層次之普遍性之主題知識建構，與具脈絡性的行動問題意識增進相互交錯，是本歷史階段呈現重要的內涵，也是這個階段另類文化霸權發展的特色。

　　本課程計畫由於搭配在本團隊以及合作夥伴既有的合作規劃之中，提供了跨領域視野以及合作方式，以合作夥伴關係來兼顧場域發展需求的行

動研究方案企劃爲目的來教學，本課程可說是協助同學們發展過去不曾有過的能力，也因此資料的收集或是研究所得都非常具有學術競爭力，適合國內外論文的發表。因此，我們設定了一年課程研習下來至少要在國際研討會發表一篇論文的課程或是計畫參與要求，不僅是修課同學，屬於本課程網絡合作夥伴單位的實務工作學員也在百忙之中，大多完成了本計畫的期待，甚至有許多朋友發表了兩篇以上的論文，也有國際合作論文發表的形式。而在同學對課程的評量方面，本課程得到本校教學評量非常好的結果，滿分爲 5 的四個構面總平均爲 4.85 分，學校整體研究所課程平均是4.54 分，四個構面之中在教學團隊老師的教學態度（與熱忱）方面，還有同學學習的效益方面都獲得罕見的滿分，過去北醫大課程評鑑不容易達成的紀錄，教學方法得到 4.63 分，主要是同學報告時可設計更多的互動討論機會，也可給予報告同學課前預演的機會，這部分同學的回饋意見我們日後開課會改進，這個構面的優點在於老師們的授課內容足夠清晰、成功地營造環境鼓舞同學學習動機、成功地鼓勵學生利用網路資源以及參考文獻，輔助教材設計得宜。而在課程內容方面得到 4.75 分，優點在於課程目的與要求說明清楚、內容符合授課目的、有根據學生的學習狀態合適地調整課程內容，授課教師群對於課程內容非常熟悉，這部分並沒有具體來自學生的日後課程修正建議，不過我們會增加場域的多元性，讓同學對臨床與基因體醫學相關議題有更爲完整的體驗機會。

　　如此科學人文跨科際問題解決導向的課程開設可說是計畫團隊成員，也是臺灣社會改造協會主要的發起和參與者，花了十五年以上的時間在九二一之後，創造我國最大的跨校結合專業教師，以及民間社區營造工作者組成的服務學習平臺初衷與使命的延伸。以此爲基礎整合多元資源，形成多元的大學社區夥伴關係來支持行動研究，進而創造由大學部到研究所、由國內醫學爲主的大專院校資源，整合到總部位於印尼之亞太大學實

務導向生命倫理教學合作網絡的推動，確立「研究學習導向專業課程」發展爲我們團隊共同分享的文化價值，也因此在本校臨床醫學研究所生命倫理學組，建立機構與大學研究所合作的跨國人才培訓嘗試的起始階段，擴大了兩門核心課程開設的量能。更重要的是，本課程的執行除了有具有創意的教學研究結合方案之外，更重要的是協助本計畫團隊成員做到教學品質控管的行政流程，因此有能力結合北醫大資訊室磨課師（TMU MOOCs，大規模開放式課程）平臺開始發展網絡課程。

　　這階段的發展也受惠於過去與國立臺灣大學智慧生活中跨領域課程開設的經驗，不只以臺灣結合學術界和實務工作者的多元跨領域課程開設來培養我國跨領域人才，更重要的貢獻在於理解到唯有國內人才量能達到基本要求，才能有足夠的國際說服力，並有足夠的人才以及實力來抓住每一個好不容易開創出來的國際合作機會。因此，磨課師課程分中文與英文課程兩階段開設，中文上課爲第一階段國內人才培訓爲主要的目的，之後英文課開設時，中文課的修課同學都是課程助教，健全本課程後續國內外合作機構以及系所的跨領域行動研究授課量能，爲臺灣經驗在開發中國家示範區的建立，打下良好的人力培訓基礎。

　　本課程受惠於國立臺灣大學智慧生活中心的另外一個課程規劃特色，在於以工作坊結合課堂討論與講授的方式來設計課程。這在本計畫執行是有著更爲清楚的呈現，如第一學期轉譯醫學臨床倫理的導引課程讓修課同學直接到原鄉以及都會社區，結合大學部同學進行參與式研究，也初步培訓其作爲助教與講師的能力。第二學期則直接要求這些修課同學直接扮演助教與講師的角色，將論文報告內容做成簡報（PPT），經授課老師修訂後報告，確定內容沒有問題之後，放在課程網站上供大家參考。修課同學也同時需要在社區工作坊時擔任助教，導引執行社區口述歷史了解社區的健康需求與文化特色之後，如何連結轉譯醫學的特性以及基因體資料所需

要群體生活健康資訊和可能基因資訊連結應用的務實意義與方法，尤其導引大學部同學了解攸關資訊取得與分享之倫理、法律與社會的意涵，了解個別的需求是形成普遍共識，乃至於普遍性知識的前提。而這樣課程的開設，除了具全球普遍性之主題知識的導入之外，我們採用到各合作機構以面對面上課的模式來從事在地化行動問題意識的提出，也因此課程核心成員到合作的中央大學哲學研究所、臺中榮民總醫院精神部、高雄凱旋醫院、屏東基督教醫院、臺中注意力不足過動症（Attenton Deficit Hyperactivity Disorder; ADHD）病友支持團體、臺北市忠勤里與宜蘭金岳部落一年來都超過十次，其他培訓人員較少的機構除了要求部分人員來北醫或是以視訊上課之外，也搭配長短期任務導向工作坊的設計。在這其間核心授課成員都都有三次以上的親赴該機構教學的經歷，如印尼加查馬達大學（Universitas Gadjah Mada; UGM）、泰國精神衛生司本部與所屬與本計畫合作醫院、越南合作位於芽莊與峴港的兩家精神病院（包括兩家醫院人員在凱旋醫院進行訓練的工作坊），草屯療養院和玉里榮民醫院。這些來往頻繁的授課與合作經驗，協助本課程掌握普遍知識的架構，也具體形成後續延續網路磨課師課程發展的關鍵性框架，協助建立未來支持類似的課程平臺發展的永續藍圖。

我們也發現臺灣不管是人文、社會、科技，乃至於醫療專業人才，都非常適合協助東南亞、中國或是其他的開發中國家進行高捷人才培育，尤其是博士級人才。可是由於我國大學師生員額編制較少的先天限制，這部分各校很難突破，我們初步達成的計畫成果可以對我國高等教育的東南亞國家佈局作為重要的參考。不應該減少國內博士班培訓的量能，反而是通過務實的跨領域研究與課程，讓各校教師有更多的機會，我國高等教育的國際交流，能夠更有特色與意義，也由協助他國人才培訓與發展的實質效益。

七、結論與後續發展的建議

　　本章展現如何在社會實踐與專業知能養成的過程中，導入兼顧通識全人教育、專業教育，乃至於高階研究人才培育之多元的跨領域教學模式，以及超越地域限制之團體共學體驗，擴大所有參與者的視野，並以此爲基礎進行社區智慧科技及其運用方案研發。本文所呈現三個階段／層次支持自主學習的醫學教育改革經驗回顧，見證了服務學習課程設計成功地將臺灣晚近社區／社會發展的豐富現代化，不只融入大學的課程之中，樹立了全新的服膺臺灣獨特社會契約實踐之公民培育質素，也彌補了大學教育機構資源短缺、師資不足和多元性有限的缺憾，更重要的是透過結合口述歷史與社區營造的實踐，發展出大學社區夥伴關係之具現代化普遍性的主題知識分享和共同經營發展的知能，由此反思提出兼顧在地實踐與全球視野之認同相互蘊涵和轉變的高等教育改革的意義。而透過這樣的知能與夥伴關係形塑的社區智慧生活實驗室課程發展嘗試，成功地克服了文化差異與資訊鴻溝，不僅促成足以支持跨領域科技人文共學的環境營造，更進一步創造了參與式大學與社區夥伴關係爲基礎的協力研發平臺，營運生活即創造的開放性多元集體認同形塑的機會，以融合專業與科技發展反思，來提升融入生活脈絡之社會人文倫理實踐探索。

　　這樣的實踐不僅改變了傳統博士人才培訓的模式，更深入而根本地翻轉了全人與專業教育發展的藍圖，跟足以形成區域和國際夥伴關係的知識分享與共同創造模式，開展出以合作共榮方式支持區域正義教育，以及正義消費經濟合作視野之國際舞臺營造，符合本文前述回顧過往發展社區營造課程，到最近將智慧生活創意體驗課程國際化過程的三大目標，也成功地促成全球化具普遍性之主題知識建構之軸線，以及在地化具脈絡性之行動問題意識增進軸線這兩座標交會，挑戰目前高等教育的形式與內涵，提出並驗證了足以兼顧在地性與全球化之具實踐取向相關知識生產的學習環

境營造模式（Tsai, 2011）。

　　就在地化具脈絡性之行動問題意識增進軸線而言，本文以醫學教育與社區參與合作導向為例，共同以健康教育在數位科技互動為主題，行動計畫目標期許由大學生以實際人文關懷行動走入社區（實體田野及虛擬網路空間），並運用數位科技將健康生活學習概念推動到同年齡、性別、種族群眾之中，提升人類整體生活品質。其次是讓醫學機構、學校及社區群眾的健康資訊需求得以在實體或網路平臺上呈現，一方面引入人類群體的健康共學，一方面也促使所有參與者更為深入的理解，健康是立基於文化認同形塑之互相尊重和自信的基礎上，才能夠達到的心理、身體與社會的安適狀態。在這樣的前提下，以不同文化族群的健康需求、知能建構，類同於維基百科的協同創作模式開發健康資訊創新科技，以達成醫學科學、教育、文化交流，共創豐富身心智慧行動守護、提升人類健康生活、資訊科技學習品質及人文實踐行動的效能。本文關注臺灣高等教育發展，特別提醒本案例示範雖由醫學出發，可是文所提出的參與式課程原則，將適合所有專業所參考，並不侷限與醫療健康領域。

　　全球化的資訊和通訊技術的迅速發展，更是展現了科技在促進人文教學實務整合上可塑性之潛能。隨著基礎能力要求在特殊專業、社會人文和新世代倫理等課程內容整合的嘗試，可見現代科技的更新，也提升數位化教材功能來滿足互動取向以及無所不在學習機會掌握的要求。預期效益從課堂的即時成效反應（IRS）、三百六十度的評估、個人化學習歷程的建立與追蹤、融合類似傳播媒體功能的線上同步與非同步的教學、多元電腦網際網路的應用、數位化多媒體教材的發展、翻轉教室概念的提出、學習型組織的倡議、無所不在學習的視野發展，大數據可能與局限的重視，以及大學可能不再是知識生產中心警語的出現，都呼應著 Web2.0 之後結合實踐與互動高等教育人才培育以及環境營造的需求，是這一波資訊時代

全球化的重要趨勢。於是建構教與學習者溝通互動交流模式的內容分析檔案、跨校策略聯盟的基礎建設、大學社區（社群、企業）夥伴關係的發展、創新加值數位科技網路的功能結合既有的社區營造環境的新基礎建設動力，等等趨勢整合資源匯流至以廣義的社會人文素養爲基礎之大格局的專業視野。生態都市、健康城市、智慧生活實驗室（living labs）乃至於智慧城市等等新概念的提出，共同之處在於強調認同團結民主創新與共識制度之強化，以永續的視野營造融合生態環境之人文景觀。這些概念充實現代專業主義的同時，也呼應晚近發展之生命倫理學的視野，而後反饋到廣義的科技與人文內涵，形成具全球普遍性之跨領域社會人文地景與專業知識反饋路徑。

　　建立在年度舉辦的東南亞醫療專業人才培訓與國際合作平臺、亞太校際生命倫理學教學推廣學會、亞洲生命倫理學會，哈佛與墨爾本大學亞洲精神醫學領袖訓練營、臺灣與中國兩岸生命倫理學與醫學人文教學研究年度研討會，以及臺灣社會改造協會與泰國精神衛生司、印尼衛生部、越南BASICNEEDS 國際非營利組織、與臺北醫學大學與國內外專業醫學會、醫療衛生、各國中央與地方政府合作的架構，我們除了負責應用過去生醫科技島以及國家智慧生活計畫發展的雲端運算平臺架構，支援國內機構使用外，將更進一步進行臺灣、泰國、印尼、馬來西亞、印度、越南與中國的專業主義與市民社會發展發展比較，從事跨國的實踐導向教育推廣。首先以臺灣生命倫理學會與臺灣社會改造協會爲基礎平臺建立容納國內外學生之大學部到研究生的一貫跨領域教學計畫，以及結合總部在印尼的亞太生命倫理學教學推廣合作協會共同建立碩博士班以及大學部共同授課平臺。以此爲基礎，共同營造促進跨領域教學的國際合作環境，將建立中英文之文化轉譯與永續地方誌營造之雲端運算，混成實境與國際文化體驗服務學習支援平臺爲數位典藏、數位匯流及創新科技應用的示範架構，藉由

社區營造策略導向，運用整合當前生活智慧科技的軟硬體系統，目前已經宜蘭縣南澳鄉金岳社區泰雅族部落所建置針對部落生活歷史的觀察與重構，能延續場所活動脈絡的永續與傳承之結合擴增實境、虛擬實境、網路串流影音、公開網路應用服務等資通訊科技，針對部落生活之再現、舊部落之虛擬重構、生活路徑及儀式活動之場所芭蕾（place ballet）、口述歷史連接社區營造實踐之地方志生活實體實驗室，擴大延伸到國內外合作區域與城市，建立文化保存與環境永續之生活實驗室，同時搭配地方導覽在地旅遊多元套裝行程設計以及環境維護和防災機制。

針對臺灣高等教育新視界的開拓，我們建議以臺灣支援東南亞人才培訓以及遠距諮詢的雲端運算模式為先導，其中包括文獻與資料彙整中心、協助國際合作機構雲端支援平臺運作與管理、導入敘事探索與比較的合作模式，協助各國合作機構發展實務導向研究，促成國際雙邊及多邊合作交流與支援平臺，以臺灣為中心的亞洲經驗挑戰並豐富目前相關學術典範的理論與方法。透過國際合作多元多層次服務學習的模式推廣，強調不同階段跨領域智慧生活實體實驗室基礎建置與比較研究的應用，營造俱有社區導向的家庭互助健康促進、文化歷史的保存與展演、天然災難預防與復健，以及永續生態環境的維護，提出後續發展亞洲智慧實體生活實驗室城鄉規劃聯盟的策略。輔以合適的倫理治理架構，這部分可以作為跨過社區依據特殊經驗進行資料連結而俱有符合正義的生物資料庫後續發展遠景。這些具有產業發展意涵的臺灣經驗輸出國際佈局面向，有機會透過跨國的比較與資源整合，豐富我國課程發展與人才培訓經驗對臺灣、東南亞與中國醫療專業主義的內涵，以及其與市民社會和國家之間重要的關係，提出有助於穩健發展的政策建議與符合數位內容發展以及永續夥伴關營造的產業佈局。

📖 參考文獻

黃伯超等編（1993）。「臺灣醫學教育」研討會專輯。臺北：臺灣大學醫學院。

黃崑巖（1998）。外星人與井底蛙。臺北：遠哲科學教育基金會。

蔡篤堅（2001）。實踐醫學人文的可能。臺北：唐山出版社。

蔡篤堅（1996）。對 1980 年代臺灣民族認同形成的文化分析。張炎憲、陳美蓉、黎中光編，《臺灣近百年史論文集》。臺北：吳三連史料基金會，頁 303-330。

蔡篤堅（2004）。由敘事認同重省知識權力的方法學初探。謝臥龍編，《知識形構中性別與權力的思想與辯證》。臺北：唐山，117-142。

蔡篤堅（2004）。展望新時代的專業人員角色──以醫學人文教育的理論架構為範例。師範大學教育研究中心編，《教育研究方法論：觀點與方法》。臺北：五南。

蔡篤堅（2007）。以社區／群為基礎的臺灣基因資料庫倫理法律社會意涵導引建議。臺灣生醫研究倫理與社會福利學刊，創刊號，9-23。

蔡篤堅（2010）。實踐口述歷史所引領醫療專業的新風格。臺灣醫學史學會主辦之「醫學史與護理史研究暨課程教育研討會」。臺北：輔仁大學，9 月 25 日。

蔡篤堅（2011）。臺灣社會醫學實踐三部曲──戰後市民社會發展的在地行動與全球視野。蔡瑞月文化基金會主辦之「2011 蔡瑞月舞蹈節文化論壇」。臺北：玫瑰古蹟蔡瑞月舞蹈研究社，6 月 4 日。

謝博生（1999）。醫學人文教育。臺北：國立臺大醫學院。

Ballon, P., Pierson, J. and S. Delaere. (2005). Open Innovation Platforms for Broadband Services: Benchmarking European Practices. Proceedings of 16th European Regional Conference, Porto, Portugal, September 4-6.

Bate E, Taylor DC. (2013). Twelve tips on how to survive PBL as a medical student. Med Teach. 35(2): 95-100.

Beetham Heleh & Rhona Sharpe. (2013). *Rethginking Tedagogy in a Digital Age*. Oxford: Routeledge.

Bell R, Furco A, Ammon M, Muller P, Sorgen V. (2000). Institutionalizing Service-Learning in Higher Education. Berkeley: University of California.

Bergman EM, de Bruin AB, Herrler A, Verheijen IW, Scherpbier AJ, van der Vleuten CP. (2013). Students' perceptions of anatomy across the undergraduate problem-based learning medical curriculum: a phenomenographical study. *BMC Med Educ. 13(1)*, p.152.

Bergvall-Kåreborn, B., Ihlström Eriksson, C., Ståhlbröst, A., & Svensson, J. (2009). A Milieu for Innovation - Defining Living Lab. Presented at the 2nd ISPIM Innovation Symposium, New York, December 6-9.

Boles, Cristine et al. (2014). *The Flipped Classroom: An introduction to technology and teaching techniques*. Missoula, MT: The University of Montana.

Brieger WR. (1978). Developing service-based teaching in health education for medical students. *Health Educ Monogr. 6(4)*, pp.345-58.

Carson RA, Burns CR, Cole TR (eds). (2003). Practicing the Medical Humanities: Engaging Physicians and Patients. Hagerstown, MD: University Publishing Group.

Cassel EJ. (1984). The place of the humanities in medicine. New York: The Hastings Center.

Chatterjee, Partha ed. (1995). *Texts of Power: Emerging Disciplines in Colonial Bengal*. Minneapolis: University of Minnesota Press.

Christiane J., T. Winthereik, L. Malmborg, T. B. Andersen (2009). Living Labs as a Methodological Approach to Universal Access in Senior Design, 5th International Conference, UAHCI 2009, Held as Part of HCI International 2009, San Diego, CA, USA, July 19-24.

Dannefer EF, Henson LC.(2007). The portfolio approach to competency-based assessment at the Cleveland Clinic Lerner College of Medicine. *Acad Med. 82(5)*, pp.493-502.

D'Antoni AV, Zipp GP, Olson VG, Cahill TF. (2010). Does the mind map learning strategy facilitate information retrieval and critical thinking in medical students? *BMC Med Educ. 10*, p.61.

DeFour, R. (2002). The learning-centered principal. *Educational Leadership*, pp.59(8), pp.12-15.

Devuyst, Dimitri. (2001). How Gress is the City: Sustainability assessment and the management of urban environments. New York, NY: Columbia University Press.

Diane K. Mauzy and R. S. Milne, (1999). Malaysian Politics Under Mahathir (Politics in Asia), NY:Routledge.

Donner RS, Bickley H. (1993). Problem-based learning in American medical education: an overview. *Bull Med Libr Assoc. 81(3)*, pp.294-8.

Driessen E, van Tartwijk J, van der Vleuten C, Wass V. (2007). Portfolios in medical education: why do they meet with mixed success? A systematic review. *Med Educ. 41(12)*, pp.1224-33.

Duhl, L.J. (1996). "An ecohistory of health : the role of "healthy cities," *Am J Health Promotion*, 10(4), pp. 258-261.

Durkheim, E. (1992/1957). *Professional Ethics and Civic Morals*. trans. Cornelia

Brookfield, London and New York: Routledge.

Eriksson, M., V. P. Niitamo, and S. Kulkki. (2005). State-of-the-Art in Utilizing Living.

Fatmi M, Hartling L, Hillier T, Campbell S, Oswald AE. (2013). The effectiveness of team-based learning on learning outcomes in health professions education: BEME Guide No. 30. *Med Teach. 35(12)*, e1608-24.

Garrett BM, MacPhee M, Jackson C. (2013). Evaluation of an eportfolio for the assessment of clinical competence in a baccalaureate nursing program. Nurse Educ Today. 33(10):1207-13.

Gleason BL, Peeters MJ, Resman-Targoff BH, Karr S, McBane S, Kelley K, Thomas T, Denetclaw TH. (2011). An active-learning strategies primer for achieving ability-based educational outcomes. *Am J Pharm Educ. 75(9)*, p.186.

Goodyear-Smith F, Whitehorn M, McCormick R. (2003). General practitioners' perceptions of continuing medical education's role in changing behaviour. *Educ Health (Abingdon). 16(3)*, pp.328-38.

Gremillion H, Cheshire A, Lewis D. (2012). Scaffolding a community of competent practitioners: positioning and agency in a training program for narrative counseling. *Fam Process.51(1)*, pp.43-55.

Guzman, J. G., H. Schaffers, V. Bilicki, C. Merz, M. Valenzuela (2008). Living Labs Fostering Open Innovation and Rural Development: Methodology and Results 14th International Conference on Concurrent Enterprising (ICE), Lisbon 2008.

Hancock, T. (1993). "The evolution, impact and significance of the healthy cities / communities movement," *J of Public Health Policy*. Apring, 5-18.

Harasym PH, Tsai TC, Munshi FM. (2013). Is problem-based learning an ideal format for developing ethical decision skills? *Kaohsiung J Med Sci. 29(10)*, pp.523-9.

Hojat M, Louis DZ, Markham FW, Wender R, Rabinowitz C, Gonnella JS. (2011). Physicians' empathy and clinical outcomes for diabetic patients. *Acad Med. 86(3)*, pp.359-64.

Kiattibhoom Vongrachit, (2010). Establishing the Department of Mental Health of Thailand, Workshop on Building Collaborative Research Capacity for Community Mental Health in Developing Countries, Taipei, Taiwan, Oct. 30-Nov. 8.

Kitchen M. (2012). Junior doctors' guide to portfolio learning and building. *Clin Teach. 9(5)*, pp.308-11.

Kramer M. (2000). Make It Last: The Institutionalization of Service-Learning in America. Washington, DC: Corporation for National Service.

Lambert WC, Parish LC.Pluta WJ, Richards BF, Mutnick A. (2013). Continuing Medical Education II: MOC, CME, ABD, ABMS, ACGME, CMS, FSMB, IOM, MOL, PQRS, SMB, etcetera et ad nauseum. *Skinmed. 11(5)*, pp.262-3.

Law, S. & Glover, D. (2000). *Educational leadership and learning: Practice, policy and resaerch*. Buckingham: Open University Press.

Macintyre, A. (1970). *Herbert Marcuse: An Exposition and A Polemic* New York: The Biking Press.

Marcause, H. (1955). *Revolution and Revolt* Toronto:Beacon Press, pp16-7.

Meili R, Fuller D, Lydiate J., (2011). Teaching social accountability by making the links: qualitative evaluation of student experiences in a service-learning project, *Med Teach. 33(8)*, pp.659-66.

Meurer LN, Young SA, Meurer JR, Johnson SL, Gilbert IA, Diehr S; Urban and Community Health Pathway Planning Council., (2011). The urban and community health pathway: preparing socially responsive physicians through community-engaged learning, *Am J Prev Med. 41*(4 Suppl 3), S228-36.

Minkler, Meredith ed., (1993). Community Organizing and Community Building for Health. New Brunswick, NJ and London: Rutgers University Press.

Mulder, I. & Stappers, PJ. (2009). Co-creating in Practice: Results and Challenges. Proceedings of the 15th. International Conference of Concurrent Enterprising.

Mulder, I. & Stappers, PJ. (2009). Co-creating in Practice: Results and Challenges. Proceedings of the 15th. International Conference of Concurrent Enterprising.

Mulder, I., Velthausz, D., & Kriens, M. (2008). Living Methodologies: Understanding the Dynamics of Innovation. In: Schumacher, J. & Niitano, V-P. (eds.). European Living Labs – a new approach for human centric regional innovation (pp. 31-38). Berlin:Wissenschaftlicher Verlag Berlin.

Neumann E, Obliers R, Schiessl C, Stosch C, Albus C. (2011). Student Evaluation Scale for Medical Courses with Simulations of the Doctor-Patient Interaction (SES-Sim). GMS Z Med Ausbild. 28(4):Doc56. doi: 10.3205/zma000768. Epub 2011 Nov 15.

Norman D. Ferrari III & G. Anne Cather. (2002). Community service, learning and the medical student. *Education for Health, Vol. 15, No. 2*, pp222-227.

Pluta WJ, Richards BF, Mutnick A. PBL and Beyond, (2013). Trends in

Collaborative Learning. Teach Learn Med. 25 Suppl 1:S9-S16.

Pudelko B, Young M, Vincent-Lamarre P, Charlin B. (2012). Mapping as a learning strategy in health professions education: a critical analysis. *Med Educ. 46(12)*. pp.1215-25.

Roni C, Eder ML, Schwartzman G. (2013). The Portfolio in health sciences teacher education: a tool for learning and assessment. *Vertex. 24(109)*, pp.179-83.

Schaffers, H et al. (2007). Exploring business models for open innovation in rural living labs. 13th International Conference on Concurrent Enterprising, Sophia-Antipolis, France, 4-6 June 2007.

Schaffers, Hans and Seija Kulkki (2007). Living labs-An open innovation concept fostering rural development, TECH MONITOR Sep-Oct 30-8.

Schumacher, J. & Niitano, V-P. (eds.). (2008). European Living Labs – a new approach for human centric regional innovation. Berlin:Wissenschaftlicher Verlag Berlin.

Sleeswijk Visser, F., Stappers, P.J., van der Lugt, R. & Sanders, E.B.-N. (2005). Contextmapping: Experiences from practice. CoDesign: International Journal of CoCreation in Design and Arts, 1(2), pp.119-149.

Somers, Margaret (1997). "Narrating and Naturalizing Civil Society and Citizenship Theory: The Place of 'Political Culture and the Public Sphere,' " *Sociological Theory 13(3)* November 1997: Published in Spanish in Zona Alberta, Madrid, Spain; Somers, Margaret 2008 Genealogies of Citizenship: Markets, Statelessness, and the Right to have Rights. New York and London: Cambridge University Press

Steinert Y, Naismith L, Mann K. Med Teach. (2012). Faculty development initiatives designed to promote leadership in medical education. A BEME systematic review: BEME Guide No. 19. 34(6), pp.483-503.

Stoyanov S. et al. (2013). Use of a group concept mapping approach to define learning outcomes for an interdisciplinary module in medicine. Perspect Med Educ. [Epub ahead of print]

Takata Y et al. (2013). Content analysis of medical students' seminars: a unique method of analyzing clinical thinking. *BMC Med Educ. 13(1)*, p.156. doi: 10.1186/1472-6920-13-156.

Tochel C, Haig A, Hesketh A, Cadzow A, Beggs K, Colthart I, Peacock H. (2009). The effectiveness of portfolios for post-graduate assessment and education: BEME Guide No 12. *Med Teach. 31(4)*, pp.299-318.

Tsai, Duujian (2008). "Community-oriented Curriculum Design for Medical Humanities", Kaohsiung J Med Sci, *Volume 24(7)*. July, pp. 373-379.

Tsai, Duujian (2011). "Teaching Bioethics in Taiwan", The Seminar on Ethics Teaching, Universiti Sains Malaysia, Kota Bharu, Malaysia, 11/21-11/22.

Tsai, Duujian, (2010). "Challenges in Mental Health Services System Consolidate Local Practices through International Collaboration-visions and methods for enhancing community psychiatric rehabilitation models in Taiwan", The 9th Annual International Mental Health Conference, Bangkok, Thailand, 8/18-20.

Tsai, Duujian, (2011). "Developing bioethics education in medical curriculum: Taiwan experience", Certeified courses on bioethics for health professionals, University Gadjah Mada, Yogyakarta Indonesia, 06/30-07/02.

Tsai, Duujian, (2011). "Programs for Bioethics Education in Taiwan—global awareness and local engagements", Training Workshop for Ethically

Inclusive Practices and Policies, RUSHSAP, UNESCO Bangkok and The Center for Ethics in Science and Technology at Chulalongkorn University, Bangkok, 11/09-11/11.

Turner, B. S. (1992). Preface to the Second Edition: Interpreting Emile Durhkeim. in *Professional Ethics and Civic Morals*. London and New York: Routledge.

Vincent J. H. Houben, J. Thomas Lindblad, Thee Kian Wie and H. W. Dick, (2002). The Emergence of a National Economy: An Economic History of Indonesia, 1800-2000 (Southeast Asia Publications Series), Hawaii: Univ of Hawaii Press.

Wee LE, Xin YW, Koh GC., (2011). Doctors-to-be at the doorstep - comparing service-learning programs in an Asian medical school, *Med Teach. 33(9)*, e471-8.

Yongyud Wongpiromsan, (2011). Role On ASEAN Mental Health, Building the Collaborative Research Platform and Professional Training Workshop for Community Mental Health in Developing Countries, Taipei, Taiwan, Oct. 31-Nov. 7.

Zola, I. (1990). 'Medicine as an Institution of Social Control' in Peter Conrad and Rochelle Kern eds. *Sociology of Health and Illness: Critical Perspective* (398-408), New York:Palgrave Macmillan.

第七章 醫學人文教育的性別關懷與創新

成令方

一、前言

　　2000 年臺灣醫學院評鑑委員會成立，開始了一連串的醫學院教育改革，其中很重要的是加重醫學院的人文社會相關課程。因為醫療向來都不只是把疾「病」治好，而是改善病「人」的苦痛狀態。換言之，除了進步的醫學技術外，良好的醫病互動更是無法或缺。然而，不只是醫病關係的探討與性別息息相關，醫學知識中也有其根深柢固的性別問題。要培養出有性別敏感度與性別意識的醫師，便需要先提供具性別觀點的醫學教育訓練，這也是為什麼我們有必要去探究醫學人文教育中的性別關懷與創新。以下是這章會談到的主題：性別的醫療社會學分析、性別觀點的醫學知識與臨床經驗（分別以女人的身體以及男人的身體為例）、具有性別觀點的性與多元性別健康、性別差異的醫學研究、性別與醫學教學的創新。

　　「性別」與「醫療」這二個領域的結合在臺灣第一次出現，是 1999 年由清華大學傅大為教授舉辦的「性別與醫療工作坊」。之後持續由各學校有興趣的系所輪流舉辦。第十四屆「性別與健康研討會」也於 2016 年 10 月在高醫大舉辦。這 17 年間可以清楚地見到「性別」與「醫療」這二個領域逐漸彼此融入對方的專業思考。坦白說，是性別的人文社會學界較能夠理解，生理性別的身體與社會性別的身體不能二分，而是彼此相互建構而成的；加上人文社會學者對醫療實作的逐漸深入理解，提出的分析也逐漸精密。至於醫療界，在年輕世代的推動下，開始對於醫院評鑑，醫護

勞動權益，醫院經營的利益取向有很多批評，討論社會、文化、性別、階級、族群對於生病與健康的影響尚未有整體成果的浮現。但多年來的醫療評鑑以「病人為中心」的要求，因病人都有性別，也迫使醫療界逐漸開始意識到社會性別的重要。這期間一個重要的從上而下的推力應屬：2004年通過的《性別平等教育法》，以及 2005 年推動聯合國「性別主流化」（gender mainstreaming）策略。

2006 年，行政院「婦女權益促進會」與教育部「醫學教育委員會」（簡稱「醫教會」）的執行秘書賴其萬教授經過數次溝通，得到他的支持，認定「性別平等」必須是「醫學教育」改革需要推動的一環。賴教授指出：「今日國內女性醫學生和醫師的數量已明顯增加，護理人員作為醫師最重要的工作夥伴，絕大多數皆為女性；病人作為醫生的服務對象，也一半為女性，這些不爭的事實使我們必須正視性別意識在醫學教育的重要。」（賴其萬，2008）

在初始階段，性別平等的知識僅停留在「醫病性騷擾」層面，經過過去將近二十年來各方的努力，年輕世代的醫學院／系學生，因受到大環境性別平等的推動之影響而對「性別平等」開始比較有正面的態度。但是年長一代的絕大多數醫學院／系的教師，由於其學習受教的時代，社會上沒有性別平等的論述，加上在歷史悠久以生物醫學為中心的專業醫療文化中，不容易意識到性別議題其實深深地鑲嵌在職場人際關係、醫病互動、醫療診斷、醫囑遵從，甚至遑論新觀點：「醫學知識也有其性別差異」。

晚近十年，對性別融入醫學教育最有貢獻的，在此有三首推：臺灣民間，唯一積極舉辦活動的非政府組織（Non-Governmental Organization; NGO）「臺灣女人連線」，以及其從 2004 年起成立的「臺灣女人健康網」（http://www.twh.org.tw/），在普及並提升女性民眾的醫療與健康新知方面有很大的貢獻。美國史丹佛大學女性主義科學史名家 Londa

Schiebinger 教授自從 2008 年起開始經營 Gendered Innovations 網路平臺，推廣具有性別觀點的科學、醫療與健康、工程、環境四個領域的研究，在歐洲與東亞造成追隨的熱潮，達到推廣的效果。在臺灣由高師大性別所蔡麗玲教授（計畫主持人）在科技部的支援下，已經將此網路平臺翻譯成中文「性別創新」，該網路平臺可以提供醫學研究者做研究的新觀點（見 http://genderedinnovations.taiwan-gist.net）。另外在多元性別與醫療方面，同志團體內部最近才開始關注醫療與健康的議題。臺北市衛生局於 2014 年出版一本《同志友善醫療手冊》，有電子檔供有興趣的人下載。

　　這篇文章的目的是為這成果做一素描，讓讀者有一概括性的認識。在此基礎上，期待未來在醫學教育中見到更細緻的性別議題的討論。

二、性別的醫療社會學分析

　　性別的醫學社會學分析包括：性／性別／多元性別的概念；生理性別與健康的不平等、社會性別對健康的影響（包括對同志、原住民、新移民健康）、醫療化與去醫療、汙名的概念、醫療權力展現在醫病／醫用關係中的討論。

　　(一) 醫學領域至今仍常未妥善理解「生理性別」（sex）與「社會性別」（gender）彼此相互交融的關係。在性別研究中，生理性別通常係指「生物層面或有性生殖分類的生物體，通常雌性、雄性以及／或是雌雄同體的分類」，社會性別則是一種文化過程，意指「一起塑造和支持『女性化』和『男性化』行為、產品、技術、環境以及知識的文化和社交態度」（Schiebinger et al., 2011～2015）。此外，由於醫學領域長期強調性別二分，即性別類屬僅有「男性」與「女性」，常因此忽略「多元性別」存在的可能性，導致跨性別者和不同性傾向者在醫學領域中被忽視，甚至不被承認的情形，進而可能遭蒙性別歧視或其他不平等的待遇。故「多元性

別」的概念必須被納入醫學教育的創新之中（成令方，2010a）。

(二) 不同性別者在健康上的不平等是社會學非常關注的議題。這些不平等可能是來自於生理性別上的身體差異，也可能是出自社會性別規範下對個人期許不同導致的現象，當然還有階級或族群的歧視，與性別交織造成的健康不平等。學者指出：「醫學教科書往往將男性描述爲『標準』的人類身體，再以男性身體來介紹人體特徵、特性，而類推女性的身體特徵、特性。生理性別的差異和在病理與疾病的性別差異往往在醫學教學中不受重視。」（楊仁宏等，2008）。較顯而易見的例子如，依據我國衛生署 2009 年男女十大死因統計，男性排名第六的死因爲「事故傷害」，每 10 萬人有 46.0 人因此喪生，但女性在此項的人數僅有每 10 萬人 17.5 人，相差甚遠（衛生署，2009），顯見從死因角度來看，男女的健康狀況確實有其差異，而此差異究竟係根基於生理性別或社會性別，甚或與族群或階級歧視所致的不平等，即是醫學教育可以進一步關注的議題，也是醫學生基本要具有的社會知能。

從死因調查結果的排序亦可看出，死因排列順序幾乎均是以男性死因排行爲依歸。這個現象與醫學教育長久以來多半將女性（和女性身體）視爲「例外」或「次要的」，男性則被認爲是「正常」、「原則」或「主要的」，其潛藏的意識型態就是一種男性中心（male-centered）的父權思想，也是性別不平等的展現（Allan Johnson, 1996）。這種預設所帶來的後果可能相當嚴重，例如，對於美國和歐洲的女性而言，缺血性心臟病（Ischemic Heart Disease; IHD）是最重要的死因之一（WHO, 2009），但由於醫學長期以男性的症狀爲「標準」，即將心絞痛／胸痛視爲最主要的診斷依據（Notle et al., 2012），這導致女性的心臟病更頻繁地被誤診和延誤治療。諸如此類的案例所在多有，例如早期醫學將女性視爲「較小的男性」，而導致許多性別特異（gender-specific）的身體健康狀況未被注意

（Mia von Euler et al., 2012）。

(三) 除了因醫學教育未重視生理性別差異而導致的健康不平等外，社會性別同樣也使男女面臨健康不平等的情形。例如，男性可能因社會規範所期許陽剛特質（masculinity）而較常拒絕就醫；在社會經濟地位狀況不良的家庭中，有些女性可能因「重男輕女」的觀念，而選擇讓家中男性優先使用醫療或飲食等資源，導致女性（有時是她們自己）無法獲得較佳的治療或缺乏較好的營養，因而產生健康的性別不平等的後果（Johnson, 1996；成令方，2010a）。

愛滋病（Acquired Immune Deficiena Syndrome; AIDS）研究者所訪談過的真實案例也是如此，一名女性被丈夫傳染 AIDS，雖然明知丈夫有外遇的行為，仍因為經濟能力不足，以及社會對離婚女性的觀感不佳等因素無法選擇離婚，丈夫甚至還責罵她：「妳為何要染病？那我發病時誰來照顧我？」顯示了女性作為照顧者（caregiver）的社會性別規範，甚至可能剝奪她們先處理自己健康問題的可能性。這典型的案例說明，性別歧視、社會規範、經濟弱勢與疾病傳染之間有複雜的關係（2015 年 1 月 15 日蔡春美高醫大性別所演講筆記）。

Dever（1976）指出，影響現代人健康的因素有四：生活形態占43%、生物遺傳占 27%、環境占 19%，而醫療照護僅占 11%。不可諱言，個人生活形態往往與其在社會上的地位、擔任的職業、文化習俗等關連密切，當然也與性別密不可分，受到影響的面向可能包括飲食、睡眠、運動、娛樂和經濟社會條件等。例如，一個中產階級家庭主婦的生活形態通常和勞工階層的年輕男性大不相同，生活形態相關因素對健康的影響也就有很大的差異。故醫學教育應更關注，在性別、文化與社會因素交織之下，往往會對個人健康產生具體的衝擊效應。例如，蘭嶼原住民的精神失序並非肇因於生物醫學的基因解釋，而是與社會變遷、文化衝擊等息息相

關（蔡友月，2007），如果僅從單一角度來診療，恐怕無法真正關切到醫療使用者的需求。

(四) 醫療社會學有一個對「醫療化的批判」（medicalization），值得介紹給醫學教育者。「醫療化」係指一般日常生活經驗被視為疾病或健康異常的過程，學者並將此視為社會控制（social control）的一種機制（Zola, 1972）。性別與醫療的研究資料中已有被界定為「醫療化」的案例，如女性的更年期（張玨與張菊惠，1998）、產前檢查（陳家萱，2007）、睡眠問題（余曉惠，2008），以及孩童的過動症和婦女生產（Peter Conrad, 2015/2007），亦有學者針對身心障礙鑑定的醫療化（邱大昕，2011）等議題進行討論。

「醫療化」未必不好，但「過度醫療化」（over-medicalization）已經成為近代醫學和人類健康必須面對的重要議題。正如同 Jorg Blech（2006）在 *Inventing Disease and Pushing Pills: Pharmaceutical Companies and the Medicalisation of Normal Life* 一書中所傳達的警告，「過度醫療化」已經讓許多正常的生活經驗變成令人擔憂的疾病，例如：缺乏注意力的孩子越來越容易被視為過動症而需要接受治療，或者更年期變成一定要受醫療控制的疾病等。

此外，被過度醫療化的身體往往屬於女性的身體。如劉仲冬在《臺灣婦女處境白皮書：1995 年》中就提到許多婦女身體／健康被過度醫療化的臺灣社會現象，並稱：「沒有自由掌握自己的身體，女性其他的自由都是空談。」顯見此一議題值得被進一步關注。女性主義經典批判來自 Riessman（1983）的文章，她指出女性最容易被醫療化的現象。後來 Conrad（2015/2007）將此議題更加深化帶入男性禿頭、壯陽、身高的醫療化，以及同志的醫療化。有很多豐富的案例可以討論。醫學教育固然應關注人類疾病或健康相關的問題，但也應教導學生正視「過度醫療化」對

人類生活所產生的不良影響，例如：臺灣婦女生產有極高的剪會陰比例，但剪會陰可能會對婦女復原造成較差的影響，對照國外的友善生產過程，就是醫學教育可進一步反省的議題之一。而此種自我批判的省思能力，正是醫療教育的性別創新關注的，畢竟從醫者也不希望面臨如 Zola（1973）所言：「醫療已經進步到不再有人是健康的」之局面了。

(五) 社會學的概念「汙名」（stigma）對研究醫療很有幫助。自從 Erving Goffman 於 1963 年提出「汙名」概念以來，就有許多研究談論「汙名」和醫療的關連性。Goffman 認為身體殘缺者、吸毒者等因為不符合社會規範對「正常」的標準，而被汙名化（stigmatize），被汙名者常必須對這些汙名和因之所受他人排斥的情形做出不同策略的回應，導致他們的自我形象往往必須對抗他人強硬加諸在己身的形象（見 Goffman, 2010/1963）。與性別、醫學和汙名最貼近的例子，是同性戀者在過去西方社會心理衛生領域遭受的歧視。在 1952 年美國精神醫學會所推出的精神疾病診斷列表中，同性戀被視為精神疾病的一種；直到 1973 年，美國精神醫學會才依據累積的科學研究，同意將同性戀由 DSM III-R 診斷列表中挪去。即便如此，早期西方醫學視同性戀為精神疾病的界定結果仍舊影響著社會看待同性戀者的眼光，例如：一些宗教組織仍以此為本試圖「治療」同性戀性傾向，或者受其影響的民眾也可能仍認為同性戀屬於「不正常」的範疇，而產生歧視與汙名。

因此，醫學教育中闡述「汙名」概念是重要的，因為醫學定義和醫療措施往往影響著人們如何看待自己的身體或健康，也影響著人們如何檢視他人的形象，故醫療研究者或從業者需要對此更具警覺性，避免自己在醫療專業中顯示出偏見或歧視等行為。

(六) 最後一個社會學概念，也是醫療教育中很重要的一個環節，就是醫療知識／權力的關係與性別友善的醫病關係。醫師與病患間的關係長期

受到國內外研究者的關注,許多歐美社會學者認為醫學專業知識之所以能取得較高地位乃是藉由知識取得的壟斷,並由學術機構為此知識背書,如頒發證照、學位等,以及透過政府公部門的支持政策,在市場中取得獨占並排擠其他競逐專業的地位(Larson, 1977; Turner, 1987),醫學領域也是如此,這導致了求診者在面對醫療從業者時更無力抗拒其生物醫學知識與白袍的權力(成令方,2002)。臺灣研究顯示,醫病權力的不對等導致求診者多半只能順從指示,而無法決定自己身體與健康的情形。例如:許多病人表示與醫師的溝通不良,吳就君(1981)指出超過二分之一的病人表示醫師並未解釋他們罹患何種病症;詹麗綺(1987)、許文耀等(1997)則指出醫師使用的語言往往讓病人不易甚至無法理解。在無法掌握自己罹患何種疾病又身陷專業術語困惑的情況下,醫病權力的關係更加不對等,而此種不對等雖可能帶來病人的順從,卻也可能在缺乏溝通的情況下使醫師誤診或延遲診斷,甚至導致錯誤的治療和較差的健康後果。

性別不平等的醫病權力關係,如張玨等(1998)發現在婦女要進行子宮切除術之前,有些醫師會選擇性地提供手術資訊以便讓女性選擇進行手術;有時男醫師也承認因為自身不會罹患婦科疾病或生育,因此無法「將心比心」體會女性求診者的感受(成令方,2000),當然隨著女醫師比例逐年升高,女醫師面對男求診者時或許也會有類似感受,更不要說當異性戀醫師遇上同性戀求診者時,自然也可能使因歧視或不了解所導致的權力關係不對等加劇。

綜觀之,醫病關係的探討常與性別息息相關,不管是生理性別所導致者,或者社會性別與因之所生規範帶來的問題,抑或是多元性別和性傾向方面的處境,都相當值得被納入醫學教育,這將有助於改善醫師與醫療使用者權力關係不對等所帶來的許多溝通困難、治療配合度等議題。

三、具有性別觀點的醫學知識與臨床經驗（以女人身體為例）

目前臺灣本土與女人身體相關的議題文獻累積有下面八項。月經、生產、人工流產、更年期、性暴力、醫美、子宮頸癌與疫苗、乳癌與乳房切除。以下將分別簡單討論相關文獻。

(一) 月經

從歷史的觀點看來，女性的月經常被視爲不潔的，或會影響大腦等，幾乎均是負面的看法，而月經的歷史看來也是一部女性身體汙名化的歷史；然而在醫學領域當中，月經常被認定爲一般的生理事件，鮮少探討與之相關的社會文化與父權體制，醫學專業對於女性月經現象的介入隱含父權價值對女體操控的意圖，應被重視（張菊惠，1998）。本土研究指出，月經相關事件（包括更年期）的醫療化會影響女性如何看待自己的身體，故其不是單純的「生理」事件，也是一種社會文化事件，針對月經的研究不應該只局限於病理或生理層面，而應擴及心理、社會等人文面向，然而因爲來自西方的醫學研究與產製的知識過去多半是以男性爲主，導致女性的身體經驗和重要的生活事件未被妥善關注（張珏與張菊惠，1998），也使得既有的相關領域仍有待進一步的探索和分析。

(二) 生產

生產的「過度醫療化」和其中的性別政治是女性主義者長期探討的議題之一，諸如剖腹、灌腸、會陰切開術、藥物催生等醫療措施，如今在臺灣已被視爲「防禦式治療的標準作業」（黃淑玲，2008）。1970 年代以來的女性主義者不再將生產經驗僅僅視爲生理現象或生活經驗，而認爲是

各方權力角逐的場域，Hahn（1987）認爲醫療領域看待生產的方式將女體「病理化」，而 Oakley（1980）則由父權體制、科技主義和科層組織等面向來解釋西方產科爲何成爲婦女生育的主流控制者。

生產相關的性別與醫學議題很多，諸如生育如何性別友善、助產士與婦產科醫師的專業競逐等，剖腹產也是其中重要的案例。因臺灣過高的剖腹產率，關於剖腹產的公共爭議在 1980 年中期以後開始浮現（吳嘉苓，2010；傅大爲，2005）。然而臺灣醫界對於高剖腹產率的主流論述常是「婦女行爲論」，企圖將導致高剖腹產率的責任推卸給婦女，例如：聲稱是婦女要選擇良辰吉時生育，或者婦女本身怕痛而不願自然生產等，而學者也以田野資料挑戰這些主流論述（吳嘉苓，2000）。在醫學技術層面，傅大爲（2005）則指出，這是婦產科醫學內部不同的流派作法與陽剛特質有關。

我們不應該以個人主義式的觀點來分析臺灣剖腹產率高，而怪罪婦產科醫師或迷信的婦女。醫療從業者或醫學教育者並非出於惡意而以剖腹產的方式讓婦女生育，然而醫學教育未進一步納入性別研究觀點的結果，就是醫師在臨床醫療處置上與婦女觀感彼此無法理解，而這份認知的差距也可能導致對醫療處遇的不滿和不信任，對醫療的發展也可能有害。

最近很積極活躍的「生產改革行動聯盟」以及在高雄橋頭成立的第一家由助產士聯合開設的「溫馨聯合助產所」就得到高雄市衛生局和高雄醫師公會的支持，可見婦產醫學界有逐漸回應婦女的需求了。

(三) 人工流產

人工流產議題牽涉許多層面，包括法律、宗教、倫理學等，也牽扯到醫療行爲的實施，以及醫療專業的判斷。因爲人工流產議題的爭議性較大，醫學教育中對此議題的省思顯得相對重要。但在醫學教育中，沒有相

關的性別議題的討論。許多婦產科醫師基於醫學專業考量，認為不應以法律制訂強制性的思考期或諮商等制度，以避免懷孕女性因相關法律規範而導致人工流產延遲，致生更大的健康風險。然而亦有一些醫師表示，基於宗教信仰或者個人道德倫理價值觀的立場，而不願意為女性實施人工流產，或至少會在法律還未強制要求的情況下，先自行要求欲施行人工流產的女性回家考慮數天至一週不等（成令方，2015a）。就本土脈絡而言，臺灣婦產科醫學會與臺北市醫師公會於 2002 年《優生保健法》欲修法之際，曾聯合發表聲明表示支持懷孕女性的身體自主權，並反對刪除《優生保健法》第九條第六款之規定，也反對「強制思考期」，認為會增加妊娠週數並導致人工流產之風險，至於「強制輔導諮商」等制度也遭到反對，擔憂會危及患者的隱私權（成令方，2015a）。

　　無論醫師採取何種立場，醫學教育仍應將性別平等的概念導入其中，例如：在現行法律並未禁止醫師因個人宗教因素拒絕實施人工流產的情況下，醫師對於求診女性的應對也顯得格外重要，而這些應對也需要更高的性別敏感度和性別意識。

(四) 更年期

　　女性「更年期」是性別與醫療領域的重要爭論議題之一，女性主義者批判：「醫療化的事件侵入婦女的日常生活，將健康婦女變成病人的角色」，並以更年期的過度醫療化為研究標的，指出許多醫師大力提倡荷爾蒙療法，卻忽略要告知求診女性有關荷爾蒙的禁忌與副作用，醫療論述將更年期視為需治療的疾病，也使女性開始相信此一觀念，並使更多女性開始尋求醫療協助（張珏與張菊惠，1998；成令方 2010b；吳堃銘，2008；林淑玲，2009；王佳蕙，2011）。女性主義對更年期的論述非常豐富，基本上並不是反對以藥物治療身體的不適，但認為不能只從「疾病」的角度

來看待更年期，要將身體不適的婦女放在社會與性別關係中來思考，若醫師們對此症狀有較寬廣的理解，給予婦女的建議將更加多元，就不會陷入「醫療化」的陷阱中。故探討更年期「疾病化」的醫療發展過程，將發現其實「疾病」是建構的，有其必要且迫切性，也有助於醫學教育中反思能力的訓練。

(五) 性暴力

根據我國衛生福利部「性侵害事件通報被害人類別及性別統計」顯示，每年通報受性侵者仍以女性為主。以新北市為例，2007 年至 2015 年第二季共有 12,366 名女性受到性侵害，男性則僅有 1,337 名，約為女性總人數的 10.81%；臺北市則分別為 6,221 名和 758 名，男性為女性的 12.81%；其他縣市也相差不遠，甚至有些都市男性受害人與女性受害人的比例更懸殊，如嘉義市女性受害人為 812 名，男性為 65 名，男性受性侵害者僅占女性總受性侵害者約 8%（衛生福利部，2015）。由此可見，我國性暴力的受害人仍多為女性，醫師常作為處理性暴力事件的一線的人員，其性別意識和性別敏感度顯得更加重要。根據陳予修（2015）的研究，第一線醫師基本沒有上過任何性別暴力相關的課程。他們去參加性別課程主要是為了換照，所參加的性別課程內容也都很簡單，對他們的工作幫助不大，反而覺得沒必要學習。由於性暴力在父權社會下可說是一種男性暴力，而性暴力又是建基於社會內的種種性別歧視和性別不平等之上（畢恆達，2004；黃志中等人 2004；黃志中，2008a, 2008b），但在這樣的認知上，反而會忽略加害者是丈夫或同居人，這點在黃志中（2013）的研究中就指出婚姻暴力男性加害人的論述建構有其局限。這是第一線醫師容易犯錯的地方。可見，在醫學教育中納入性別教育並著重性別創新，乃是必要之務。國內的醫師也提出類似的呼籲：「將『性別主流化』注入醫

學教育的目的在培養健康提供者了解現代社會的諸多性別議題，這些包括女性人權、性騷擾、家庭暴力、性侵害……」（江盛，2008），顯然醫界也逐漸意識到性別與醫療教育的必然關連。

(六) 醫美

依據 2011 年全球每千人施行整形手術排名顯示，臺灣排名全球第六，僅次於南韓、希臘、義大利、美國、柬埔寨等五國（Econmist.com, 2013）。許多研究開始注意醫美「正常化」（normalization）的現象，在過去，整型外科是用來協助受傷或被界定為「不正常」的身體，例如：燒燙傷或兔唇者；然而在二次大戰之後，醫美產業透過市場化、商品化，以及藥廠的去規範化，逐漸導致醫美「正常化」的社會現象（Brooks, 2004）。推動醫美的主流論述並非僅限於消費主義下「追求更好的自己」等空泛的說法，許多時候實施醫美的正當性是與醫學定義息息相關的。例如：Brooks 提出三種美國社會推動醫美的主要論述：(1)強調醫美神奇、創新、進步的科學產物；(2)強調簡單、人人都能做、沒什麼風險；(3)強調醫美與醫學、健康的關連。其中第一點、第二點與所謂的「醫學科技」發展息息相關，第三點則是利用醫學專業的論述來擴張原本可能不屬於醫學的範疇，例如：青春痘通常來說並不危及性命，但對於皮膚科或醫美的醫師來說，推動消費者追求完美肌膚，可以大幅地打開市場，這就是醫學擴張領域的社會現象之一。

由於醫美產業的大量利潤，其風險常常被主流媒體邊緣化，使用醫美的風險被化約為使用者甘冒風險的個人問題（Brooks, 2004），在這樣的論述之下，醫美可能導致的問題被巨幅的整型前後差異海報、素人「變身」後的見證所給掩蓋，消費者並未被提醒整型或醫美可能導致自己身體化經驗的消失，而醫美正常化的長遠影響不僅及於個人，更衝擊社會價值

觀,例如:透過醫學對美麗的追求成爲對現代人身心新型態的社會控制、多元審美觀的消失等。當然,也有一些醫師警覺到國家資源被濫用,或者醫師開始追求利潤而選擇醫美領域發展,使其他科別人力受到壓縮,導致國民健康面臨照護人力不足(李樹人,2012)。許甘霖(2013)及其指導的碩士生論文數篇,對此醫美議題的本土性批判實多,有興趣的讀者可以進一步研讀。

此議題不僅涉及醫療從業者如何看待專業領域的擴張,以及專業人力的分配,其產生的社會現象也相當性別化。例如:女性比男性面臨更多的老年歧視,Clarke 等(2007)指出,醫美或整型產業的發展實質上是一種父權結構的壓迫,非手術的醫美措施增強了父權體制下的年齡歧視,以及女性對身體外貌的控制,每個女性都必須符合那張標準的臉,才可以符合社會性別期待和規範。女性主義者對於醫美的使用長期存在爭議,而這些爭議事實上與醫學專業乃息息相關。支持醫美使用的 Davis(1995)認爲,醫美不一定鞏固父權意識型態,也可以作爲顚覆父權的政治武器;Negrin(2002)則有截然不同的看法,批判將醫美視爲挑戰父權的政治武器是忽略了結構性的力量,例如:女性可能因爲醫美的蓬勃發展而更對自我身體不滿,因爲一般人的身體確實不可能符合主流審美觀;經濟的差距會導致女性使用醫美可能性的差異,同時個人能動性(individual agency)其實不如 Davis 設想的高;身體的世俗化、商品化可能導致自我異化;其也反對「科技必能戰勝身體」的迷思;最重要的是,Negrin 批判 Davis 沒有挑戰「身體工具化」的預設,也忽略撼動結構的重要性。

這個女性主義的論戰與醫學關連甚密,醫學作爲挽救人類健康的重要科學專業,執業者往往是基於對病人健康的關注而投身其中(例如:1948年瑞士日內瓦世界醫學學會發佈的《日內瓦宣言》即是如此),然而醫美的實施是否可以被視爲「健康」的一環?或者這樣的實施反而使得醫療使

用者在身體或心理上更不健康？這是醫學研究者和執業者必須面對的課題，而在醫學教育的性別創新之中放入性別研究和性別分析，將有助於更多人投身釐清這些議題的癥結與矛盾，也有助於對「醫美正常化」現象更進一步的理解。

(七) 子宮頸癌與疫苗

　　子宮頸癌是我國第二大女性癌症，然而，過去都把子宮頸癌緊密與女性和性行爲連在一起，造成汙名，使得女性有口莫辯。其實，男性與子宮頸癌關係是被忽略的（陳曉齡，2008），這性別偏見使得預防性病有「性別盲點」。因爲如此的偏見也使得新預防技術如 HPV 疫苗的出現和使用，就密切與女性扣連。

　　自 2007 年預防性疫苗上市，我國衛生福利部國民健康署即開始評估是否應制訂補助國中女性接種疫苗之政策，惟受到一些立法機構代表和長期關注婦女健康的婦女團體的反對（宋韻如，2011）。在 99 年 5 月 7 日召開的「子宮頸癌疫苗停看聽」婦女團體溝通平臺會議（中區）當中，與會婦女團體代表雖肯定疫苗發明，但有些代表認爲政府若欲統一以政策規定女性施打，應促使平臺提供完整透明資訊，使婦女有知的權利；有些代表則認爲政府應讓女性自行決定是否施打，畢竟多數罹癌者可以治癒，且子宮頸癌並非人人均會罹患，更甚者，抹片和衛生教育是更重要的預防措施。此時，婦女團體的盲點是忽略了男性的影響。由此可以看出，醫療科技的發明或者醫學教育的傳授不僅是死板的知識或技術，它們的實踐和使用與社會環境和相關的性別論述是不可分割的。醫師不必然具有這方面的知能，故需要透過有性別觀點的醫學教育課程中的訓練，才能夠使培養出來的醫師更具有性別敏感度和性別意識，並貼近醫療使用者的需求，否則即便有再良好效果的發明或高超的醫術，依然可能導致醫學科技的使用成

效不彰或根本不被信賴與使用。

(八) 乳癌與切除乳房

　　罹患乳癌的女性可能面臨外科手術切除局部或全部乳房，一般採用乳房切除術（Modified Radical Mastectomy; MRM），事後有些女性會選擇戴義乳的方式保持外觀「正常」，也有一些女性選擇進行乳房重建手術。臺灣研究指出，乳房重建對於女性降低心理障礙等心理社會層面扮演重要角色，主張患者的復原結果牽涉到「社會支持」和「復原力」（林俐君，2005），惟性別研究的觀點未被置入其中。由於女性的乳房在父權社會的建構下不僅代表了女性特質（femininity）的展現，也與性化的各種想像有關，故失去乳房的女性面臨的不僅是身體、心理上的改變，乳房的文化社會意涵也牽涉其中，必須進一步探討。

四、具有性別觀點的醫學知識與臨床經驗（以男人身體為例）

　　與女性身體的文獻相比，目前臺灣本土累積的關於異性戀男性身體的文獻相當少。可見這是被忽略的領域，也是需要加強的領域。澳洲研究指出（Schofield, 2000），異性戀男性面對健康問題，往往不僅是單純的生理健康問題，也牽涉到心理健康層面，與陽剛特質有關。例如：攝護腺癌的切除治療方式可能導致男性對自身陽剛氣質（masculinity）的疑慮，這牽涉到父權體制底下男性對於陽具與陰莖的焦慮，也涉及社會文化對男性「性」的想像與期待。而且男性不太願意因小病痛而去看診，往往讓小病拖延到末期才發現。當健康量紅燈，其焦慮又很難與同伴或家人傾吐。在臺灣相關議題仍甚少研究，是值得開發的領域。以下三項議題是本土文獻有探討的：(一)男性性功能障礙：陽痿、早洩與威而剛；(二)骨質疏鬆；

(三)男性避孕。下面將分別簡單討論相關文獻。

(一) 男性性功能障礙：陽痿、早洩與威而剛

社會性別規範所期待的男子氣概（masculinity）加深了男性對於陽痿和早洩的焦慮（成令方，2011），社會學家 Meika Loe（2001）指出許多來源造成男性這種焦慮心態，包括色情影片傳遞的不實資訊、必須向同儕吹牛的壓力、性伴侶對自己表現的負面評價等，這些對性的期待使威而剛的使用成為普及。丁志音等（2007）的研究指出，威而剛被視為一種生活機能用藥（lifestyle medicine），其使用是由市場（藥廠）的操弄，如廣告散布的論述等，創造出醫療使用者的需求，以擴大既得利益者的獲利，這樣的作法也挑戰了醫療專業的初衷和本質，再者，此種追求性方面完美的心態可能導致醫療使用者情緒和心性的改變，並產生不良影響。丁志音等對此種論述的憂慮是，一方面可能影響醫療服務方向的轉變，醫療人員或許會因有利可圖而離開真正需要醫療的場域；其次則是因為利益使得偽藥猖獗、醫師開立處方的嚴謹度受到影響，而這些批判與思考也值得放進醫學教育教材之中。

此種將陽痿視為可治療之疾病的現象，是一種生物醫療化（biomedicalization）的過程，在醫學領域中其實屢見不鮮。由於此種現象融合了性別（如性別規範、社會對性別氣質的期待、性別關係等）、醫療（醫療化和用藥習慣等）和資本主義社會消費主義等面向，在現今的臺灣社會中，更值得透過醫學教育使醫學生正視：陽痿、早洩和威而剛並不是單純的醫療議題。學生可進一步發想，並更具體地理解醫療化與其所帶來的可能危害。

(二) 骨質疏鬆症

　　骨質疏鬆症長期被醫界視爲停經後女性的疾病，然而既有研究顯示，在美國和歐洲，骨質疏鬆相關的髖部骨折情形中，男性約占將近三分之一的比例（Szulc et al., 2012），透過性別創新方法中的「重新思考標準和參考模型」過程，研究者開始考量參照人口和診斷分界值，檢討既往分界值對男性病人的適宜性，並且著手研發男性參照人口，帶來性別化的創新，也開始將骨骼健康納入男性整體健康的一部分（Pinheiro et al., 2009），並檢測男性藥物治療方式，而不再僅使用過往的停經後婦女研究基礎，以新研究重新評估男性用藥的適用性（Francis, 2007）。

　　提出「性別創新」的 Londa Schiebinger 指出，透過性別創新中的性別分析方法，可以針對不同性別取得最佳化骨質疏鬆預防的方式，因爲在疾病中的許多風險變數和預防變數都是性別化的（gendered），以骨質疏鬆爲例，男性更可能因爲吸菸過量而導致，女性則較可能因運動不足而致；此外，當發展出女性與男性的參照模式，就可以更了解生理性別和性別化的行爲如何影響不同性別者的骨折風險；這些研究結果將對衛生教育有幫助，讓民眾確實了解骨質疏鬆症不是「女人的疾病」，而可以獲悉疾病真正的發生率，並有正確的預防觀念（Schiebinger et al., 2011～2013）。

(三) 男性避孕

　　許多民間團體和立法代表長期抨擊臺灣人工流產率過高，認爲這是導致生育率過低的最主要原因，無論此指控是否爲事實，許多國外研究已指出，「避孕」是最重要降低人工流產率的因素之一（成令方，2015）。然而，臺灣避孕措施的推廣與使用仍不如歐美普及，國民健康署「民國 101年臺灣地區第 11 次家庭與生育調查研究」結果顯示，臺灣 20～49 歲已婚或曾結婚婦女的避孕方式使用率有 11.8% 爲「計算安全期」；同齡未婚、

有性經驗的婦女則有 24.0% 採用「計算安全期」方式進行避孕。以醫學角度看來，「計算安全期」並不是可靠的避孕方式，顯見民眾對避孕的知識仍有不足（李思賢等，2002）。值得關注的是，臺灣的避孕措施推廣仍備受爭議。例如：在世界避孕日時有團體舉辦記者會並以「避孕不能只靠男人」為口號，認為女性也應該服用避孕藥，搭配男性使用保險套進行性行為，才可以達到更確實的避孕效果。但這樣的作法遭受女性主義的批評，史倩玲（2008）就指出，女性服用避孕藥雖可避孕卻無法防治性病，同時也可能造成對健康的風險；此外，其也指出國內許多男性不願使用保險套，導致女性必須付出更多的健康成本，無論是服用避孕藥或者因懷孕而選擇人工流產等。

臺灣男性不愛使用保險套避孕是臺灣人口政策的錯誤結果，黃耀民（2014）研究指出，這與樂普科技成為 1950～1960 年間家庭計畫的主流，而忽視保險套科技的使用有關。而日本則因公衛政策與臺灣相反，使得男性避孕普遍使用保險套。就筆者看來，發生性行為時男女雙方是否會使用避孕措施，不僅牽涉到性教育的普及、避孕措施取得的難易度，也和性別關係息息相關。在筆者的訪談經驗中，許多女性是順從男性伴侶的要求而選擇不使用保險套，這並非代表女性不害怕懷孕，只是這些女性在抉擇時更害怕失去感情關係或者令男方不愉快、不舒服。這卻是醫療研究中可能忽視的面向，當「性別」、「權力關係」等要素未被納入醫學研究之中，即便有再好的避孕科技或者多麼普及的性教育，也很難真的改變國民的衛生觀念。故醫學教育與公衛政策仍應具有更高的性別意識，來達到照護與預防的效果。

五、具有性別觀點的性與多元性別健康

與異性戀身體醫療經驗相比，多元性別的性健康在臺灣則剛起步。

相關文獻較少。下面僅介紹四項議題：(一)男、女同志的健康；(二)跨性別；(三)雙性人／陰陽人的人權；(四)異性戀男女與愛滋病（AIDS）的關係。

(一) 男、女同志的健康

男同志雖與一般生理男性有相同的生理構造，但由於其所處的社會文化影響，其健康便與異性戀男性面臨的風險和情境可能有所差異。性別不友善的社會環境可能影響同志健康及其使用健康照顧系統的狀況（Heck et al., 2006）。實際的案例如，民國 101 年疾病管制署呼籲國人杜絕愛滋的宣傳文宣中就指出 100 年通報個案，依據危險因素分析，男男間性行為占72%、異性戀占 17%，這種分類和描述的方式很容易強化社會對男同志的刻板印象（王紫菡、成令方，2012）。

在臺灣本土脈絡的研究中，鍾道詮（1996）認為愛滋病常被視為是男同志的專屬疾病，並進一步批判臺灣健康照顧體系對於男同志健康議題的缺乏關注。

在男同志面臨的不友善環境中，學者發現他們被汙名、被邊緣及被漠視，而健康照顧體系則有結構性的障礙，如現有資源的不友善，包括男同志在就醫時可能面臨是否出櫃的兩難，以及並不承認男同志身分的國家制度等；此外，尚有友善資源的缺乏，比如在發展較為進步的都市，如臺北，醫師對同志的態度可能較為友善，但對於偏鄉區域或其他都市可能就沒有類似的資源。而醫療人員在缺乏性別意識的情況下，可能會發生欲改變同志性向、不友善態度、拒絕服務等現象，這也導致同志面臨更多的健康困境；再加上同志的心理壓力可能因社會對性傾向的不友善而加遽，又因此蒙受更多的身體威脅風險等，在在都使得同志的健康議題應被更多的關注（鍾道詮，2011）。

　　女同志也與男同志面臨類似的健康困境。除了前述提及者以外，國內研究者指出，女同志常不被醫療體系看見，例如：女同志在乳房檢查的過程中的滿意度比異性戀女性來得低，或者「鐵T」的身體觀並不被一般醫師所了解（余欣庭，2008）。在醫療人員性別敏感度較低的情況下，許多女同志可能會選擇不再回診，或者避免就醫而導致不利於健康的情形。具體的例子，如近九成女同志從未進行過子宮頸抹片檢查，而只有約五成的異性戀女性沒有接受過檢查，研究者呼籲：「在政府致力消弭健康差異（health disparities）之趨勢下，應更重視性少數族群的健康及提升醫療環境之性別敏感度，以促進健康上的性別平等」（梁曉藍，2014）。

　　此外，也有研究者細緻分析女同志之所以面臨與異性戀不同健康困境的原因是：「因其性別角色認同、性行為方式、社會處境與異性戀女性不盡相同」，並指出醫療體系與醫護人員具備多元性傾向的敏感度與否，會嚴重影響女同志就醫的經驗良好或差勁；女同志因為性傾向所影響己身的身體意象和性別氣質，同樣也是使她們願意／不願意就醫的重要因子（王紫菡，2013）。不少女同志特別受「身體觀」影響就醫意願，這是在男同志健康議題裡面較少被提及的區塊，也是男女同志面對醫療處境的差異之一；此外，女同志在某些科別可能被詢問到有無性經驗等問題，這些充滿「異性戀預設」的醫療立場，也可能讓她們不知如何回答（因為她們的性經驗很可能與醫療人員想像中不同），甚至覺得被冒犯，而醫療人員有時可能擔心性行為會引致懷孕，但對女同性戀者來說，這是根本不可能發生的結果，此時醫療人員的質疑或擔憂可能反而會導致更多的壓力和醫用關係的緊張。

　　簡言之，看似客觀中立的醫療知識，在實務操作時，仍可能因各種社會要素產生問題，故培育有性別敏感度的醫療人員是很重要的。對於某些科別來說，醫師或許不需要知道性傾向或性別認同等資訊，但是就醫療

「全人」照護的立場,以及考量到同志身分的揭露可能可以提供醫療人員更多有用的參考資訊,故研究者仍主張對於患者的性傾向或性別認同等的了解,可以提供他們更合宜周全的醫療處遇和服務(王紫菡、成令方,2012)。

(二) 跨性別

醫療體系的性別二分概念使得跨性別者(transgender)面臨了健康的困境,Gilbert Herdt(1993)表示:「Dimorphism was an invention of modernism.」,並認為是達爾文天擇論導致性與繁殖功能被高舉,使性別二分成為必然。Irvine(1990)則指出,在歷史上醫療科學透過一些方式將性別多樣性醫療化(medicalization of gender diversity)。性別研究學者認為「這些性別歧異的主體位置,被不同的分類需求生產出來」(何春蕤,2002)。在性別二分的框架之下,美國精神醫學學會在 1980 年代出版的《精神疾病診斷與統計手冊》(DSM III)雖然刪除了同性戀,卻也設立了「性別認同障礙」(gender identity disorder),將跨性別正式命名且視為必須被心理治療的疾病。性別二分也無法滿足跨性別者的多樣性,例如:跨性別者(transgender)係指心理上性別認同與生理性別不同者;變性慾者(transsexual)則是指對自身生理性別不滿,而希望透過手術改變生理性別者;此外還有所謂的 CD(cross-dress),指女扮男裝或男扮女裝者等。然而,跨性別者群體內部也常挑戰和批判這些分類,反映出「臺灣性別理論在語言和概念上的簡化無力描述跨性別的多元現象」(何春蕤,2002),但由醫療的角度來看,這個問題更顯嚴重,因為醫療教育的性別二分長久以來根深蒂固,必然使得跨性別族群更難以找到適合自己的分類,而導致就醫求診時的不友善環境,例如:跨性別者可能不知道該勾選生理性別或者心理性別,而一般不具性別敏感度的醫師也無法理解跨性

別者的糾結心情（林彥慈等，2015）。

　　跨性別者往往面臨法律與醫療交織的議題，即變更證件性別需要透過醫師開立的兩張性別認同障礙證明（Gender Identity Disorder; GID），方可使用藥物或進行手術，對於醫師來說，若是缺乏性別敏感度，光是評估就可能造成不良的醫用關係。有跨性別者（女跨男）就表示，因為知道要經過醫師評估才能用藥，他不願意，所以決定自己買藥和用藥，卻導致位置沒有施打正確、不知要推揉打針處、如何打針較不易引起不適等情形（林彥慈，2013），可見不友善的醫療確實會讓跨性別者卻步。況且這樣的法律同意權利還是掌握在醫師手中，跨性別的知識理解對於醫學教育而言可說是不可或缺。

(三) 雙性人／陰陽人的人權

　　醫界中的「陰陽人」（intersex）一詞在 2006 年起被性發展障礙（Disorders of Sex Development; DSD）取代，部分醫界趨向以差異（differences）取代病症（disorders），以避免不必要的歧視或病理化。然而，陰陽人在醫療典範中始終處於被強迫醫療介入的族群，許多陰陽人在從醫院或診所誕生開始，就必須受到強制醫療的「處置」，最常見的是切除生殖器，以讓這些陰陽人可以被歸類為「男性」或「女性」。而這種非要分類不可的意識型態，實際上是來自於醫療知識和體系當中的性別二分概念，使得不屬於「男性」或「女性」的陰陽人因為醫療專業的界定而無法獲得除男女以外的社會身分認同。

　　支持在新生兒出生後不久就選定「最佳性別」（optimal gender）的理論是「性別後天建構論」和「新生兒性別中立理論」（theory of gender neutrality），使得陰陽人新生兒在出生後幾週內就必須進行生殖器矯正並完成性別指定（sex assignment）（丘愛芝，2015）。然而，當陰陽人長大

後，若心理性別認同與父母爲其所指定的生理性別不同時，所造成的傷害又該如何處理？歷史上著名的 John/Joan 案例就是此種醫療介入導致的悲劇之一。

臺灣唯一出櫃的陰陽人丘愛芝（2015）則批判指出，醫界將 intersex 改爲 DSD 的作法是錯誤的，因爲陰陽人並非失調（disorder），而「陰陽人多元豐富的身分與文化，期盼透過促進社會對性多元的接納來減少醫療的介入」。因爲醫療的介入不僅宣示了「男」與「女」外的性別均是「不正常的」，所以需要矯治這種「失調」（disorder），同時這樣的病理化過程也使得陰陽人必須面對更多的汙名和歧視，更不要說若是切除不符陰陽人自身期待的生殖器時，其帶來的生理與心理衝擊往往導致陰陽人終其一生難以面對和自處，完全違反醫學誓言中要爲了病患健康而努力實踐醫學的精神。

簡言之，許多國家（包括我國）醫療領域對於陰陽人的理解仍非常稀少，醫師在面對此類情形時，很可能會因爲「慣例」而選擇進行性別指派，但是性別指派帶來的負面效應在許多研究中已被揭露，也有很多來自不同國家、文化、種族背景的陰陽人表示並不希望被他人指派生理性別，更遑論接受不可逆的手術，故在醫學教育中放置更多有關陰陽人的性別教育資訊是非常重要的。

(四) 異性戀男女與 AIDS 的關係

在臺灣，愛滋常被與男同志相連結而導致此一族群遭受汙名化，然而世界衛生組織的報告顯示，1991 年全球感染愛滋者有近半數是女性（女女性行爲間較不容易傳愛滋病），並預估未來女性愛滋感染者會超越男性的人數。依據政府統計，發病病例中同性／雙性戀比例約占 60%，與美國相似；臺灣同性／雙性戀帶原者則占 41%，異性戀感染有增加的趨

勢。特別以國際趨勢來說，世界衛生組織的調查報告顯示，在整體世界衛生組織歐洲區域（WHO European Region）中，異性戀傳染 HIV 途徑占了整體 HIV 確診的 45.6%，高於男性性行為傳染率 22.8%，以及藥物注射的 17.8%；即使在西歐，異性戀途徑傳染和男性性行為傳染之比例也相差不遠，前者為 35.3%，後者為 41.7%。顯然無論是異性戀性行為或男性間性行為都可能有一定的罹病風險，但這樣的資訊卻鮮少被披露，甚至在國內仍有許多人誤以為只有肛交才會有很高的風險，卻忽略了不安全的性行為才是高風險的主因。

根據臺灣媒體的報導，「臺大醫院感染科主治醫師謝思民表示，以往確診愛滋的族群九成是男同志或有毒癮者，但這幾年來感染族群大幅變動，50% 為男同志，25% 為毒癮者，而另外 25% 則為異性戀，愛滋病毒感染早已跨越性別界限……」（史倩玲，2012）。換言之，國內醫界已意識到異性戀罹患愛滋的比例大幅攀升的現象，然而，若愛滋病相關論述始終將男同志與愛滋病劃上等號，將始得許多異性戀者忽略自身所處風險，而疏忽罹病的可能性。

六、性別差異的醫學研究

「性別差異醫學」（gender-specific medicine）是個新興領域，在臺灣大多數的醫學研究不具有性別差異的觀點，總是把男人、女人都當成男人的身體來研究。雖然在英語文獻中，已經累積了不少議題討論，但就筆者所知，臺灣目前研究的成果僅有以下三個議題：(一)中風；(二)心臟病；(三)禿頭。

(一) 中風

中風從 1990 年後已成為已開發國家中第二大死因，2007 年臺灣衛生

署公布的國人十大死因中，腦血管疾病爲第三位，然而臺灣醫學研究發表的中風相關文獻當中仍極少重視性別面向，除了流行病學研究必然要分析生理性別（sex）相關的因子以外，許多研究也只把生理性別視爲統計變數之一，而並未真的進行深入的生理性別分析，更遑論將社會性別（gender）納入危險因子、預後、治療後果等研究項目的考量當中。

在筆者先前的研究中，採系統性文獻查證法（systematic review），以中風／性別／男性／女性（stroke/gender/men/women）等關鍵字在Pubmed 等資料庫搜尋的結果顯示，大多數研究仍未重視中風的性別面向，然而許多既有的西方研究已顯示，男女面臨的中風危險因子、症狀、醫療處遇、預後等均有差異，尤其是因爲女性中風的研究仍較男性中風研究缺乏，女性的中風也較常被誤診或延遲診斷和治療（成令方，2014；Nolte et al., 2012）；其中也不乏社會性別相關的面向，例如雖然肥胖是男女所有類型中風的危險因子，但獨獨對女性來說肥胖顯示與危險因子列表中的沮喪和心理社會壓力有關，男性則無此關連（Mia von Euler, 2012），換言之，社會性別規範（gender norms）或社會性別期待（gender expectations）對男女常帶來不同的影響，間接導致不同的健康風險，而這種性別差異在臺灣研究中卻較少被關注。

(二) 心臟病

心臟病在醫學界長期被視爲男性疾病，然而缺血性心臟病（ischemic heart disease）在國際研究中已被承認是女性的主要殺手（WHO, 2008）。由於近年來的醫學研究納入了生理和社會性別分析，探討性別要素如何影響心臟病的醫學知識，因此在疾病的預防和診斷、治療上等都有一定的進步和提升。

性別創新的缺血性心臟病醫學研究結果顯示，「心肌缺血」的病理

生理學在兩性之間有非常顯著的差異（Bairey Merz et al,. 2010），診斷心絞痛症狀的冠狀動脈血管攝影常無法辨認部分女性的病因（Shaw et al., 2009），導致病情低估、誤診、延誤治療、錯誤治療等情形。醫學教育中往往以男性為「標準」的作法，以及醫學研究為了避免「例外情形」（如：女性的月經）而採用男性身體作為研究對象的作法，已經導致許多醫學研究結果無法一體適用於女性，而致使女性面臨更多不必要的健康風險，醫學生也無法從這些選樣偏頗的研究當中獲得更正確且具有性別分析的知識（成令方，2015）。Shaw et al.,（2009）因而呼籲應該要有更大規模的隨機試驗，來了解缺血性心臟病的病理生理學，並進一步探討更加的治療方式。

性別創新在此領域的其他貢獻也包括更創新的診斷技術，例如：Cantor 等（2007）就研發了針對女性患者的診斷技術，Khuddus 等（2010）研發了血管內超音波（Intravascular Ultrasound, IVUS），Kaul（2011）發明了灌流壓力心臟超音波等技術。這些立基於性別分析的創新技術都有助於提升男女的健康，並且避免不必要的醫療錯誤。除了生理性別導致的生理機制、症狀表現以及預後等性別差異外，社會性別也會影響許多導致心血管疾病的風險。由於吸菸是導致心臟病和中風的重要危險因子之一（Shafey et al., 2009），社會文化下的抽菸習慣就會對疾病有很大的影響，而這些影響常是性別化的，例如廣告中抽菸對於男性氣概加強的描繪，可能使更多男性選擇抽菸；而抽菸可以帶來瘦身影響的論述，對於社會文化較要求女性身材保持的國家來說，就可能促使更多女性吸菸。故社會性別規範和性別角色在整體的醫學研究分析當中，也將占有舉足輕重的地位。

許多國際機構也已經開始關注女性與心臟病的關連，例如：2005 年時歐洲心臟醫學會（European Society of Cardiology）就開始了 Women at

Heart 計畫，企圖弭平先前醫學研究忽略女性心臟病所導致的知識鴻溝；世界衛生組織（2009）也呼籲研究者應「在研究問題的設計、分析及成果詮釋上，加入對生物性別及社會性別的重視」（Schiebinger et al., 2011～2013）。而國內的醫學教育也應更重視疾病的生理和社會性別差異，以訓練出更具性別意識的醫學從業者。

(三) 禿頭

男性禿頭人數較多，使得禿頭長期被認為是男性的生理病症，也讓女性的禿頭現象並未被妥善研究，高醫大張中興教授等（2015）針對女性禿頭症狀已發表一些研究，指出從醫學中心案例分析的結果顯示，女性掉髮的最大因素是缺鐵（57%），但缺鐵往往難以診斷，僅僅用血色素判斷是否缺鐵不夠準確，而從缺鐵以至於貧血的期間常無法判定，過去既有研究的缺乏導致女性的雄性禿常被不適宜的診斷或治療，然而因為張中興（2015）的研究指出女性落髮是缺鐵的早期症狀，並發現自體免疫疾病、不正常的纖維化等也是女性落髮的重要因素，使得女性落髮問題可以及早獲得治療。這就是性別創新納入醫療的重要貢獻，不僅使得醫療使用者獲益，也讓醫學知識可以進一步突破。

七、性別與醫學教學創新

臺灣醫學院教學改革已經進行多年，除了「小班教學」的形式外，其中最主流的教學模式就是「議題引導教學取向」與「問題導向教學模式」（Problem-Based Learning; PBL）。問題導向教學模式墊基於建構主義觀點（constructivist view），主張學習應該是學生能在一種在環境中，主動積極建構知識的過程，而不僅是被動地獲取知識（楊巧玲，2000）。在美國很多醫學院，例如：史丹福、范登保、哈佛等大學中亦有許多教授使用

此一作法，其成效被認為可培養學生實際解決問題的能力，並且能透過學生的彼此討論互動提出問題的解決之道，使學生不再像傳統教學般只能單方面的由老師處接收知識和資訊，更可以在小組討論中進行學習。這樣的模式使教師跳脫傳統只有授予知識角色的定位，而可以從旁觀察並鼓勵學生發言討論，這能使得學生從以往繼受知識的地位轉變為學會主動學習的求知者。

當學生不再只是被動地獲得知識時，將對於課程更有參與感，參與的過程中也會獲得對學習的成就和興趣；其次這些經過設計的問題（problems）將可以培養學生的判斷力、批判力、創造力、歸納能力和思考能力等；在面對問題時的蒐集資訊、分析資料、制訂決策等步驟，將使學生的反思和規劃能力受到訓練，有助於自主性的學習成長；面對問題擬定解決策略也有助於學生未來在真實實務情境當中的適應，可以預先了解更多應用知識的作法和方式（Wood, 2003）。

至於臨床知識的學習，醫學的訓練較著重知識傳遞和實務操練，如在手術室，實習生 Clarks 或住院醫師 Residents 等跟在老師身旁，邊看邊學，像學徒跟這師父學習一樣。但本計畫不擬探討如何實務操演的內涵，如：怎樣操作手術才能夠減少失血、縮小傷口等技術層面事務，這些手術進行的實務操作是需要跟刀或者臨床觀摩、操作等才能學會。然而，這與本文關懷的人文社會之性別觀點較無關連。本文著重的臨床知識乃是指術前診療決策、術後恢復建議等，比方說，探討攝護腺癌切除手術的性別意涵、社會文化下對男性氣概（masculinity）的影響；以及醫師除了醫療專業外應擁有的性別敏感度，像是醫師為 T 型女同性戀者（很陽剛的女同志）進行乳癌、內診等檢測時，雖然在醫學技術的作法上可能與為一般異性戀女性並無二致，其生理構造也相同，但若能了解女同性戀族群中可能有不同的身體觀，像「鐵 T」不喜歡被男性醫師觸碰等等（林彥慈等，

2015），就可以透過同理態度的表達，創造更友善的醫療環境；又或者如果醫師可以進一步了解醫美對不同性別者的結構性壓迫，以及男、女性在使用醫美時，因社會性別規範造成的不同心態等（Brooks, 2004），也可以提高性別友善醫療處遇的可能，更甚者，有機會因為更體貼的服務創造更佳的商機，這就是性別創新在科學（醫學）領域可帶來的貢獻和突破。

　　因為許多生活經驗面臨「醫療化」（medicalization）的處境，甚至有些時候面臨已被既有研究批判為「過度醫療化」的情形，透過問題導向學習的模式可以讓學生思考自己視為理所當然的醫學知識或醫療措施，是否確實如教科書、老師、業界等宣稱的具有必要性？或者僅是因為便利醫療機制的運作才成為制式化的處理模式？究竟是對患者有全面且真實的益處，還是只是因循醫界的慣例？比方說，臺灣的剖腹產居高不下，有些醫師會將導致此現象的責任給產婦（吳嘉苓，2010），然而真的是如此嗎？如果醫師更多了解性別友善的醫學知識，參考其他國家的作法，是否能夠提供產婦不同的建議？又或者像剪會陰、灌腸等「必要措施」真的是非做不可嗎？還是只是因為醫療人力的有限而不得不選擇的便利手法呢？更年期婦女接受荷爾蒙療法，究竟是出於醫學上的考量、患者確實有這樣的需求，還是因為醫學定義更年期為病症，患者認為「應該」接受治療，而在自己即使並未真的很不適的狀況下選擇接受醫師的建議（張玨與張菊惠，1998）？醫師能否真實評估患者對於更年期的感受以及其中可能摻雜的性別化現象，例如：女性之所以因為陰道乾澀求診是因為擔心性生活不協調會導致婚姻不睦，然而醫學研究已指出女性的性牽涉到更多複雜因素，女性之所以陰道乾澀可能不僅是因為更年期，也跟心理因素和社會性別期待有關，例如：社會或伴侶對於女性外貌和身材的期待可能導致女性更緊張而無法享受性愛過程等。因此，醫師需要具備性別敏感度，而不能將健康事件僅單純地視為生理議題。

許多醫療措施其實不是非做不可的處置，當性別觀點被納入醫學教育，就會產生創新思考的可能，有助於醫學的發展，畢竟醫學服務的對象本來就是活生生的人，醫療使用者的經驗和感受也應該被重視，才能創造良好的醫病（用）關係。

醫學生的反思能力亦相當重要，因醫學不僅是對患者生理健康的協助，也必然涉及心理、社會、文化等層面的互動，當健康議題牽涉到性別觀點時，往往不僅是單純的生理狀況，也需要醫師對以上各層面具有一定的敏感度。有時醫師不一定是全程處理這些健康狀況者，例如：對於因失業不振而酗酒，最終導致酒精中毒的男性來說，醫師開的藥物或勸誡醫囑固然重要，但如果醫師可以具有性別敏感度，了解社會性別規範對男性養家的期待可能導致的壓力，或許就能更具同理心的問診，並且將患者轉介給同樣具有性別敏感度的心理諮商師或社工，才能夠真正幫助到患者的健康；又或者面對人工流產的女性，當醫師不具性別敏感度時，可能就無法理解女性在做出人工流產決定的艱難，有些醫師會依據自身經驗或道德價值觀給予意見，或者要求女性回家思考等，這些言行可能對女性造成二次傷害，甚至讓她們因社會眼光而尋求密醫管道，造成健康風險等狀況。

醫師並不是醫療機器，醫學研究者也不能超脫於現實社會，知識和技術必須被落實在人與人的互動之間，醫學的實踐也必然會受到社會和文化的影響，故藉由問題導向學習模式將使學生可以更實際且深入地了解不同醫療議題的內涵，並產生對未來執業的正面影響。

📖 參考文獻

丁志音、劉芳助、李袖瑜（2007）。以追求身心完美爲名：生活機能醫藥對健康照護的危害，*臺灣公共衛生雜誌 26(6)*，443-451。

王佳蕙（2011）。停經婦女醫療服務利用研究，*長榮大學醫務管理學研究所學位論文*，1-94。

王紫菡（2013）。原生理女性女同志就醫經驗。*高雄醫學大學性別研究所學位論文*，1-104。

王紫菡、成令方（2012）。同志友善醫療。*臺灣醫學 16：3*，295-301。

丘愛芝（2015）。性別人權與陰陽兒的醫療介入。*臺灣醫學 19：3*，279-284。

史倩玲（2008）。女性自主避孕只因男性自私。臺灣立報，2008/9/25。http://www.lihpao.com/?action-viewnews-itemid-9945

史倩玲（2012）。異性戀罹愛滋比例大幅攀升。臺灣立報，2012/8/20。http://www.coolloud.org.tw/node/70234

成令方（2000）。當女人和婦產科醫師相遇。*婦女與兩性研究通訊(55)*，48-49。

──（2002）。醫「用」關係的知識與權力。*臺灣社會學*。n.3：pp.11-71。

──（2010a）。爲什麼醫療需要有性別觀點。*臺灣醫學*，14(5)：560-564

──（2010b）。更年期不是病～向醫療化 Say No。*醫療品質雜誌*，4(2)：71-74

──（2011）。性，威而剛與男子氣概，*臺灣醫學 15(3)*，298-303。

──（2014）。臺灣醫療性別創新之分析──以中風研究爲例。「第

21 屆女學會年度研討會暨高醫大性別所第三屆性別研究與社會革新學術研討會」，由臺灣女性學會與高雄醫學大學性別研究所主辦。2014 年 10 月 18 日。

——（2015a）。2012 年人工流產修法爭議之分析，*臺灣公共衛生雜誌*，*34*(1)，21-35。

——（2015b）。醫療知識中的性別盲：女人與心臟病。*臺灣醫學*，9(2)：76-81。

江盛（2008）。除了性騷擾防治，醫學教育要談什麼性別議題？*教育部性別平等教育季刊 43*，25-30。

行政院衛生署（2009）。臺灣地區主要死亡原因。

何春蕤（2002）。認同的「體」現：打造跨性別。*臺灣社會研究 46*，1-43。

余欣庭（2008）。醫療看不見同性戀、雙性戀、跨性別者。*性別平等教育季刊 43*，55-57。

余曉惠（2008）。被喚醒的睡眠疾病──臺灣睡眠問題的醫療化，*臺灣大學新聞研究所學位論文*，1-101。

吳堃銘（2008）。更年期醫療論述在臺灣的建構與轉變過程，*高雄醫學大學性別研究所學位論文*，1-123。

吳就君（1981）。臺灣地區居民社會醫療行為研究。*公共衛生 8*(1)，25-49。

吳嘉苓（2002）。臺灣的新生殖科技與性別政治，1950-2000。*臺灣社會研究 45*，1-67。

吳嘉苓（2010）。臨床因素的消失：臺灣剖腹產研究的知識生產政治，*臺灣社會學刊*(45)，1-62。

宋韻如（2011）。臺灣人類乳突病毒疫苗補助政策之利益關係團體分析，

臺灣大學健康政策與管理研究所學位論文，1-184。

李思賢、趙育慧、黃沛銓、吳慶蘭、呂瑩純（2002）。臺灣地區醫學生性知識來源，性態度與性行為調查。*臺灣性學學刊 8*，15-27。

李筱嬋（2009）。美色不只一層皮？男性使用醫學美容現象初探。*成功大學公共衛生研究所學位論文*，1-74。

李樹人（2012）。臺大外科總醫師出走轉進醫美。*聯合晚報*，2012/5/24。

林俐君（2005）。未婚女性乳癌患者復原歷程之探討。東海大學社會工作系碩士論文。

林彥慈（2013）。性別轉換醫療的困境──以跨性別為例。http://www.kmuh.org.tw/www/kmcj/data/10201/20.htm

林彥慈、王紫菡、成令方（2015）。認識跨性別。*臺灣醫學 19*，270-8。

林淑玲（2009）。臺灣更年期婦女健康照顧現況分析。國立政治大學社會學研究所碩士論文。

邱大昕（2011）。誰是身心障礙者──從身心障礙鑑定的演變看〔國際健康功能與身心障礙分類系統〕（ICF）的實施。*Social Policy, 15*(2).

國民健康署（2013）。民國 101 年臺灣地區第 11 次家庭與生育調查研究。http://www.mohw.gov.tw/CHT/DOS/DisplayStatisticFile.aspx?d=11941&s=1

張中興（2015）。2015 年性別創新與科技研究工作坊會議紀錄。高雄場與臺北場。

張玨、張菊惠（1998）。婦女健康與「醫療化」：以停經期／更年期為例，*婦女與兩性學刊*(9)，145-185。

張菊惠（1998）。月經之女性主義論述，*婦女與兩性研究通訊*(48)，21-25。

梁曉藍（2014）。臺灣女同志與異性戀女性子宮頸抹片意圖之差異分析：

探討抹片經驗及陽剛氣質之調節作用。

畢恆達（2004）。空間就是性別。臺北：心靈工坊文化事業股份有限公司。

許文耀等（1997）。醫病互動與醫囑遵循。*公共衛生 24*，41-49。

許甘霖（2013）。尖刀砍進你身體以成為最美麗的人：生活風格醫療的社會特徵。巷仔口社會學，2013/7/29。http://twstreetcorner.org/2013/07/29/xuganlin/

許成名、張中興（2012）。缺鐵相關的掉髮：含鐵蛋白數值和早期補鐵之重要性。2012 臺灣皮膚科醫學會第 38 屆年會暨學術研討會會議論文。

陳予修（2015）。家暴法實踐的性別意涵：分析社工、警察、醫護人員觀點。高雄醫學大學性別研究所碩士論文。

陳家萱（2007）。不再〔傻傻的〕孕婦：戰後以來臺灣產前檢查醫療化的發展與影響，高雄醫學大學性別研究所學位論文，1-140。

陳曉齡（2008）。窮困的媽媽與新時代少女：子宮頸癌防治的媒體論述，1950～2008。高雄醫學大學性別研究所學位論文。

傅大為（2005）。亞細亞的新身體——性別、醫療與近代臺灣。臺北：群學。

程慧娟（2008）。她山之石——向荷、加、美、澳借鏡，*性別平等教育季刊 43*，62-68。

黃志中（2008a）。性別觀點下的婚姻暴力社會建構。婚姻暴力。臺北：合記。

黃志中（2008b）。婚姻暴力——醫療社群現象之探討。臺北：合記。

黃志中（2013）。當前臺灣婚姻暴力男性加害人的論述建構及其侷限。*社區發展季刊 142(6)*，1-11。

黃志中、陳三能、黃旼儀、張淳茜、鄧淑如、陳建州、黃瑛琪、張高賓
　　（2004）。婚姻暴力受虐婦女的身體症狀。*臺灣家醫誌 14(1)*，25-
　　34。

黃淑玲（2008）。醫學生需要的性別知能。*性別平等教育季刊 43*，31-
　　35。

黃耀民（2014）。當國家政策遇上衛生套、節育套與保險套：性別觀點的
　　分析。高雄醫學大學性別研究所學位論文。

楊仁宏等（2008）。性別意識融入醫學教育。*性別平等教育季刊 43*，頁
　　8-68。

楊巧玲（2000）。問題導向教學與合作學習教學策略之理論與實際。*課程
　　與教學 3*(3)，121-135。

葛應欽（年份不詳）。資料來源：http://www.cdc.gov.tw/downloadfile.
　　aspx?fid=097057974F627172

詹麗綺（1987）。住院醫師與住院病人互動關係之探討。臺北：國立陽明
　　醫學院公共衛生研究所碩士論文。

臺北市衛生局（2014）。同志友善醫療手冊。可以從網路上下載。http://
　　health.gov.taipei/Portals/0/%E9%86%AB%E8%AD%B7%E7%AE%A1%
　　E7%90%86%E8%99%95/%E5%BF%83%E7%90%86%E8%A1%9B%E
　　7%94%9F%E8%82%A1/LGBT%E5%90%8C%E5%BF%97%E5%8F%8
　　B%E5%96%84%E9%86%AB%E7%99%82%E6%89%8B%E5%86%8A.
　　pdf

劉仲冬（1995）。刊於 *臺灣婦女處境白皮書*。臺北：時報。

蔡友月（2007）。遷移，挫折與現代性：蘭嶼達悟人精神失序受苦的社會
　　根源。*臺灣社會學 13*，1-69。

蔡景宏、林燕卿（2013）。女性性反應與性功能障礙診斷的觀念演變。*臺*

灣醫界 56.6，8-12。

衛生福利部（2015）。性侵害事件通報被害人籍別及性別統計（按季別及區域分）。http://tagv.mohw.gov.tw/TAGV17.aspx?type1=3&type2=2&type3=N&type4=N

衛生福利部國民健康署（2010）。99 年 5 月 7 日召開的「子宮頸癌疫苗停看聽」婦女團體溝通平臺會議（中區）會議紀錄。http://www.iwomenweb.org.tw/Upload/RelFile/3101/126/%7BE90A4680-9630-41AA-B731-FA545AD5C1A8%7D_%E5%AD%90%E5%AE%AE%E9%A0%B8%E7%99%8C%E7%96%AB%E8%8B%97%E5%81%9C%E7%9C%8B%E8%81%BD%E5%90%84%E5%8D%80%E6%9C%83%E8%AD%B0%E6%91%98%E8%A6%81.pdf

賴其萬（2008）。一位醫學教育學者的悟道，*性別平等教育季刊 43*，11-16。

鍾道詮（2011）。女男同志健康需求概述。*社區發展季刊 136*，357-371。

Conrad, P. (2007/2015)。《社會的醫療化》（許甘霖等譯）。The medicalization of society。臺北：巨流。

Goffman, E.（1963/2010）。《汙名：管理受損身分的筆記》（曾凡慈譯）。Stigma: Notes on the Management of Spoiled Identity。臺北：群學。

Johnson, A. G.（1997/2008）。《性別打結：拆除父權違建》（成令方、王秀雲、游美惠、邱大昕、吳嘉苓譯）。The Gender Knot: Unraveling Our Patriarchal Legacy。臺北：群學。

Bairey Merz, C., Mark, S. Boyan, B., Jacoba, A., Shah, P., Shaw, L., Taylor, D., & Marbán, E. (2010). Proceedings from the Scientific Symposium: Sex Differences in Cardiovascular Disease and Implications for Therapies.

Journal of Women's Health, 19 (6), pp.1059-1072.

Blech, J. (2006). *Inventing disease and pushing pills: Pharmaceutical companies and the medicalisation of normal life*. Egully. com.

Brooks, A. (2004). "Under the knife and proud of it: "* An analysis of the normalization of cosmetic surgery. *Critical Sociology, 30*(2), pp.207-239.

Cantor, W., Mahaffey, K., Huang, Z., Das, P., Gulba, D., Glezer, S., Gallo, R., Ducas, J., Cohen, M., Antman, E., Langer, A., Kleiman, N., White, H., Chisholm, R., Harrington, R., Ferguson, J., Califf, R., & Goodman, S. (2007). Bleeding Complications inPatients with Acute Coronary Syndrome Undergoing Early Invasive Management can be reduced with Radial Access, Smaller Sheath Sizes, and Timely Sheath Removal. *Catheterization and Cardiovascular Interventions, 69 (1)*, pp.73-83.

Clarke, L. H., Repta, R., & Griffin, M. (2007). Non-surgical cosmetic procedures: Older women's perceptions and experiences. *Journal of Women & Aging, 19*(3-4), pp.69-87.

Darnton-Hill, I, Nishida, C., & James, W.P. (2004). A Life Course Approach to Diet, Nutrition and the Prevention of Chronic Diseases. Public Health Nutrition, 7(1a), pp.101-121.

Davis, K. (2002). A dubious equality': Men, women and cosmetic surgery. *Body & Society, 8*(1), pp.49-65.

Dever, G. A. (1976). An epidemiological model for health policy analysis. *Social indicators research, 2*(4), pp.453-466.

ECONOMIST.com. (2013). Plastic makes perfect. Available: http://www. economist.com/blogs/graphicdetail/2013/01/daily-chart-22

European Commission. (2011). Structural Change in Research Institutions:

Enhancing Excellence, Gender Equality, and Efficiency in Research and Innovation. Luxembourg: Office for Official Publications of the European Communities.

Francis, M.D., & Valent, D.J. (2007). Historical Perspectives on the Clinical Development of Bisphosphonates in the Treatment of Bone Diseases. *Journal of Musculoskeletal and Neuronal Interactions, 1 (7)*, pp.2-8.

Hahn, Robert A., 1987, "Divisions of Labor: Obstetrician, Woman, and Society in Williams Obstetrics, 1903-1985." Medical Anthropology Quarterly 1(3), pp.256-282.

Heck, J. E., Sell, R. L., & Gorin, S. S. (2006). Health care access among individuals involved in same-sex relationships. *American Journal of Public Health, 96*(6), pp.1111-1118.

Herdt, G. (2012). Third sex, Third gender-Beyond Sexual Dimorphism in Culture and History.

Irvine, J. M. (1990). *Disorders of desire: Sex and gender in modern American sexology*. Temple University Press.

Isensee, J. & Ruiz Noppinger, P. (2007). Sexually Dimorphic Gene Expression in Mammalian Somatic Tissue. Gender Medicine 4, (Suppl B), S75-S95.

Khuddus, M., Pepine, C., Handberg, E., Bairey Merz, C., Sopko, G., Bavry, A., Denardo, S., McGorray, S., Smith, K., Sharaf, B., Nicholls, S., Nissen, S., & Anderson, R. (2010). An Intravascular Ultrasound Analysis in Women Experiencing Chest Pain in the Absence of Obstructive Coronary Artery Disease: A Substudy from the National Heart, Lung and Blood Institute-Sponsored Women's IschemiaSyndrome Evaluation (WISE). *Journal of Interventional Cardiology, 23 (6)*, pp.511-519.

Korea Centers for Disease Control and Prevention (2010). *Korea Health Statistics 2009: Korea National Health and Nutrition Examination Survey (KNHANES IV).*

Larson, M. S. (1977). The rise of professionalism. Berkeley. *University of California Press. Maister, DM (1986): "The thee Es of the professional life". Journal of Management Consultancy, 3,* pp.2-39.

Ling-fang Cheng, Ellen Kuhlmann and Ellen Annandale (2012). Gender mainstreaming at the cross-roads of eastern-western medicine. In Palgrave Handbook of Gender and Healthcare, Edited by Ellen Kuhlmann and Ellen Annandale. Palgrave Macmillan (2nd edition). pp. 455-470.

Ling-fang Cheng, Hsing-Chen Yang* (2015), Learning about Gender: An Analysis of the Hidden Curriculum for Medical Students in Taiwan. *Medical Education 49,* pp.321-331.

Liu, H., Choi, J.W., & Yun, J.W. (2012). Gender Differences in Rat Plasma Proteome in Response to High-fat Diet. *Proteomics 12(2),* pp.269-283.

Loe, M. (2001). Fixing broken masculinity: Viagra asa technology for the production of gender and sexuality. *Sexuality and culture, 5*(3), pp.97-125.

Mia von Euler (2012). Storke. In Handbook of clinical gender medicine (pp.133-142).

Negrin, L. (2002). Cosmetic surgery and the eclipse of identity. *Body & Society, 8*(4), pp.21-42.

Nolte, C. H., Heuschmann, P. U., & Endres, M. (2012). Sex and gender differences in neurology. In Sex and Gender Aspects in Clinical Medicine (pp. 169-182). Springer London.

Oakley, Ann, (1980). Women Confined: Towards a Sociology of Childbirth.

Oxford: M. Robertson.

Riessman, Catherine K. (1983). "Women and Medicalization: A New Perspective." *Soc Policy. 14(1)*, pp.3-18.

Robinson, J., Wallace, R., Limacher, M., Ren, H., Cochrane, B., Wassertheil-Smoller, S., Ockene, J., Blanchette, P., & Ko, M. (2008). Cardiovascular Risk in Women with Non-Specific Chest Pain (from the Women's Health Initiative Hormone Trials). *American Journal of Cardiology, 102 (6)*, pp.693-699.

Schafey, O., Eriksen, M., Ross, H., Mackay, J. (2009). *The Tobacco Atlas*. Atlanta: American Cancer Society.

Schiebinger, L., Klinge, I., Sánchez de Madariaga, I., Paik, H. Y., Schraudner, M., and Stefanick, M. (Eds.) (2011-2015). Gendered Innovations in Science, Health & Medicine, Engineering and Environment. For US citations add: genderedinnovations.stanford.edu; for EU citations add: http://ec.europa.eu/research/gendered-innovations/.

Schofield, Toni, R.W. Connell, Linley Walker, Julian F. Wood, Dianne L. Butland, 2000, 'Understanding Men's Health and Illness: A Gender-relations Approach to policy, Research and Practice', *College Health (48)*, pp.247-256

Shaw, L., Bugiardini, R., & Bairey Merz, C. (2009). Women and Ischemic Heart Disease: Evolving Knowledge. *Journal of the American College of Cardiology, 54 (17)*, pp.1561-1575.

Szulc, P., Kaufman, J., & Orwoll, E. (2012). Osteoporosis in Men. *Journal of Osteoporosis*, pp.1-5.

United States General Accounting Office. (2001). *Drug Safety: Most Drugs withdrawn in Recent Years had Greater Health Risks for Women.* Washington, DC: Government Publishing Office.

WHO (2012). HIV/AIDS surveillance in Europe.

Willett, W. (2013). *Nutritional epidemiology. Oxford*, New York, Oxford University Press.

Wood, D. F. (2003). Problem based learning. *Bmj*, *326*(7384), pp.328-330.

World Health Organization (Ed.). (2009). *Women and health: today's evidence tomorrow's agenda.*

World Health Organization (WHO). (2008). Causes of Death: 2008 Summary Tables. Geneva: WHO Press.

World Health Organization (WHO). (2009). Interventions on Diet and Physical Activity: What Works.

World Health Organization (WHO). (2009). *Report on the Global Tobacco Epidemic: Implementing Smoke-Free Environments*. Geneva: WHO Press.

World Health Organization (WHO). (2011). Noncommunicable Diseases: Country Profiles.

Zola, I. K. (1972). Medicine as an institution of social control*. *The Sociological Review*, *20*(4), pp.487-504.

第八章　醫學人文中的靈性與關懷倫理

一、前言

　　世界衛生組織（WHO）對健康的定義認為健康並不是沒有疾病就是健康，而必須從生理、心智及社會三方面來思考。換句話來說，人的存在應有全方位的了解，除了肉體外，人的社會性以及內在所存有的奧妙都在影響人的價值。一個人活得好，過得快樂否都應從多方面來思考。

　　著名的心理學家馬斯諾即以人追求完美的過程中，最高的理想就以達到靈性境界的超越為目標。

　　醫學人文在醫學中是一種理想，具有崇高的地位。在醫療關懷中更能發揮一種神秘的力量，超出人的了解，使人感受人性的可貴。醫療中的關懷，除了醫病關係的提升，親情的鼓勵與陪伴，社會資源的相助，靈性的關懷也是一種不可忽略的力量。

　　靈性對生命的提升與人與人之間的相互關懷在生命過程中之重要性，一直是人類社會共同的認知。早先人類對靈性的了解是由人類的宗教心與信仰行為之表現來詮釋，但隨著人類智慧的開展，靈性不再是宗教信仰的專利品，特別是十八、十九世紀之後，靈性已不再僅從神學的角度來思考。人類的根本屬性雖有對超自然現象的崇敬，也對不可知喻的自然感受用宗教行為在日常生活當中表現出來，但宗教心是一種人類善性的結果或是罪惡的自我補賞？人類是善是惡？假如人具有靈性，那豈不是潛在之善的表徵嗎？人類在人性論的辯論之餘，也試圖探索靈性的意涵，有人把靈

性歸屬於理性，但理性的思考又往往不能突破靈性中所描述非凡的感受，靈性的經驗也常有非理性的現象出現，因之人類除了基本的本能物性、感性、理性之外，尚有一個比較深奧的靈性存在。

靈性的感受與經驗曾在人類歷史中扮演重要的角色，但隨著科技的進步，超自然現象的逐漸解謎，靈性在生活當中漸漸失去其說服力，人類也在物質主義的高升下，特別是二十世紀以後，開始對靈性視若無睹，反正，凡不能通過理性之考驗的，在新科技的時代裡雖也時而出現但卻不具意義。

在靈性被理性取代下，人類是否不再有恐懼？人與人之間的關係是否就因理性的指引下變成更為和諧美好？答案本應是肯定的，很可惜，卻是反常的，人類在一個靈性的真空下，恐懼越行深化，社會緊張更為廣泛，人間的互信幾乎破產，因為人類社會中本有心靈上的價值，比如真、善、美、愛、義……喪失之後，靈性也隨之變形，靈感不再，美好事物漸失。近十幾年來臺灣開始注意到生命倫理學的重要，不過我們可不能忘卻在人與人之間的關係及提升人類之生活品質上，談到靈性與與關懷時，一定得思考一個在臺灣的倫理學界不常被強調的德性倫理，因為德性倫理的根本就是建立在靈性的根基上。

二、什麼是靈性？

靈性通常的了解與宗教信仰或上帝脫不了關係，它含有超自然的意義，但它也是一種直覺、想像力、靈感……。George Washington 大學整合醫學中心（Center of Integrative Medicine）在探討何為靈性時說靈性的認知因人而易，但很多人將它定義為一個在宇宙中運作，卻超出個人力量的能量（Pamphlet, 2001; Tobias et al., 1995）。靈性也是一個與所有生命體相連接的感受，對生命意義與目的關心注重，並發展人性的價值與普世的真

理。外在上敬天愛人，內在上克己修身。不過早期對靈性的了解與「聖」的震惑緊密相連。當一個人經驗到一個無以描述的能力時，在心靈的深處所感到的是一種神聖的臨在，也因之發現了所謂「聖」的觀念（The Idea of the Holy）（Otto, 1924）。比方說摩西在曠野看到了火在燃燒，但荊棘卻沒被燒毀，於是他脫了鞋子跪拜，因為他感受到一種「聖」的經驗。問題是當凡人有類似的經驗時，特別是現代人，往往不會把神聖與現象相連接，而用二分法把超自然現象排除於社會之外，使靈性的存在變成玄學，也認為靈性感受屬於個人世界的經驗。又比如牛頓被掉下來的蘋果打到頭上，發現了萬有引力的定律，但世界上不知有幾萬人有相同的經驗，卻不會想到這深奧的意涵與真理，因為他們對生活的敏感度不同，這個敏感度卻與靈性有不可分割的深層關係。然而，靈性不應是出世的，雖然有人認為靈性的崇高不能混雜在物質世界裡，不過對現代人來說，靈性不應使人遠離人類社會，反而應使人更深化對現實世界的關心與參與，因為靈性就是創造的力量，使世界進步，社會提升。通過靈性的啟示與帶領，消除怨恨嫉妒，促進愛心和平，大地和諧。靈性使人有所謂「四正」的了解及實現，不只人與別人有好的關係，人也與自然，與創造主也與自己有好的關係。因之 M. Ferguson 把靈性定義為探求意義的開始，靈性使人探求真理，尋找第一因（first cause）的答案（Frank, 2001）。心臟科醫師 Dean Qrnish 說：「凡促使人去與一個比自己更大的『因』相連接的就是靈性。」歌德（Johann Wolfgang Goethe）也在他的《浮士德》（Faust）裡描述說：「當我徘徊在森林裡，滿腔熱淚中，感覺到世界正在提升？我而活時，那就是靈性。」（Frank, 2001）。是故靈性是與人類終極本性與目的相關，不只是現象界裡，而且是一個超越時空的力量，不但使心身能分開，也能區分靈魂與肉體，不過它卻也是生活的一環，讓心智相連，宇宙和諧有序，使人追求一個更高尚崇貴的理想並訓練自我。

三、關懷與靈性

　　關懷（caring）的情操是醫護專業裡不可或缺的要素，缺少了關懷的能力就不能使一位需要照顧的人得到身心靈的全面康復。今天臨床醫學強調以「病人為中心」為醫療的準則，又在醫技的照護上提出全面的醫療，力求身體、精神與心靈層次等各方面的照料。不過關懷並非是一種公式樣板的東西，它必須有其內涵才能表現出來，就像生命為活動的能源一樣，沒有生命就沒有活動能力，沒有智慧就做不出美好的判斷，沒有內在的靈性情操就使不出關懷的能力。因之靈性與關懷是不能切割的，關懷的表現是靈性的表徵，有靈性的本質存在於生命當中的，必能關懷，沒有靈性為支柱的關懷只是一種外在的演戲，沒有真心沒有內涵也因之不會長遠也不會令人感動。美國加州的 Josephson Institute 致力於推動人與人之間的互信互助以增進社會的和諧與安寧，在過程中提出了六個關懷時不可缺乏的品格特質，即信任、尊重、負責、公平、愛心與公民情操（www.josephsoninstitute.org/sinpillars.html/），而在關懷的品格裡明確指出它所意涵的就是親切慈祥（kindness）、愛心憐憫（compassion）、利他為人（altruism），這些 Josephson Institute 所提出的品格特質也是倫理的關係不可或缺的要素。換句話說，沒有這些情操就不可能談及倫理，也不能有崇高的倫理關係。這三個要素是靈性的表徵，一個有靈性的存在，不可能沒有親切慈祥、愛心憐憫及利他為人之情懷。

　　關懷的能力是否是與生俱來的？它能訓練嗎？如果人是一種靈性的存在，那麼關懷應是此存在特質的一部分。由中國孟子的惻隱之說，我們可以確定那是天生的，不過在歷史上卻有不同的看法與辯論，人的本性是善或惡呢？如果不是惡，這個關懷特質的能力就必然存在。因關懷是利他的表現，不過人類社會中凶殺欺騙到處充斥，人會不是利己而利他的嗎？關

懷能用教育的力量去加予培養利他的情操嗎？社會所表現出的愛心難道是教育的結果或是人類人性本善的表現？

歷史上有些人相信人類基本上是自私自利的，不但天性好競爭而且具敵意且殘酷無比，有些人則反對此說認爲合作才是人類的天性，不但友善又和藹。心理學大師弗洛伊德（Freud）相信人的內心深處是自私未開化、衝動、苛求、無情又具破壞性。不過人本心理學家馬斯洛（Maslow）則相信人類基本上是善良的，而行爲學派的羅傑斯（Rogers）也認爲人內心深處是理性的，追求社會化的，這個善良的天性應能加以建設使其值得信賴（Morris, 1990）。雖然也有一些行爲科學家認爲人的本性無善惡之分，但卻主張只要學習就能向上提升也能向下沉淪，一切取決於教育與環境的影響，因之基本上，人類的關懷能力應是可以被教育來使人性完美。但這卻引出了一個問題，靈性不是與生俱來的嗎？當然不同的論點就會有不同的結論。所幸，似乎所有的學者都同意人性的可塑性，因之關懷應是可以學習的。有些人天生就有惻隱之心，這個憐憫的本性如果喪失，尚可由教育來尋回，因之關懷是普及的並可以在每一個人的身上找到。

四、德行倫理與關懷

在倫理論點的強調上，大致可以分爲重責任的義務論、重現實狀況的效益目的論，以及把公平正義也帶進思考的論述，目前在臺灣這些論述都廣泛被討論，也由這些觀點引出不同的倫理主張，不過一個臺灣很少人提起也鮮有人加以推動強調的，就是德性倫理（virtue ethics）。德性倫理其實是關懷倫理的根本基礎與強調。理性的人類團體都應相互關懷，不論義務論或目的論或公義論的倫理思維中，都能夠推動宇宙中的互相關懷，不過能自然而然力行又獻出關懷並推動關懷的，其實非德性倫理莫屬了，因

為關懷別人是人應有的德行。

今天提起德性倫理很多人會覺得陌生，不過在第七世紀之前，德性倫理是倫理思維的重心且瀰漫各方，不但西方的柏拉圖（Plato）、亞里士多德（Aristitle）、基督教，就是東方的佛教、儒家、道家也都是德性倫理的佼佼者。根據義務論來說，一個人做了他應該做的事，因為那是他的責任，不過在從事該做的事的過程中有可能是心不甘情不願的，他做了，只因義務使然。一個目的論者也做了他所做的事，但也不很快樂，因為他知道根本上他違反了道德良知，不過卻是在當下最好的選擇。不論義務論者或效益論者都做了，而且從他們的論點觀之，也都是對的抉擇？行論者則不是靠義務之催促或現實之需要來做事，而是根本上他就是會自然而然的做他所做的事，看到病人受苦，惻隱之心就會油然而生自動自發去關愛協助。這是德性倫理所要強調的，我們務必裝備每一個人俱有並發揮美德情操，培養德性倫理思維。美好的品格情操是德性倫理所注重的，因為那是舉止行為的根本動力。德性倫理確信只要個人有某種道德情操，比如勇氣、節制、智慧、公義，他自然而然的就會往德性的道路邁進。因之問題不是什麼事我該做（What shall I do？）也不是什麼帶來快樂，而是我如何從事以使生命美好？德性倫理不只要做對的事，也要使人根本上有德性的情操，動機及特性去從事美好的事。重要的是要有其動力源泉，如是則一切均能美善發揮至盡。一個人做對的事、美好的事，不是因為義務、利益或情況的需要，而是美善德性的一種自然流露，關懷之情付諸行動是一種自然的舉止，因為人的特性使他做了他做的事。

德性倫理的祖師是亞里士多德，中世紀則由亞奎那（Thomas Aquinas）繼續提倡而現代把他的理念發揚光大的則是馬根泰爾（Alasdair Macintyre），馬根泰爾認為德性的認知是多方的，每一個文化傳統都有它的美德（MacIntyre, 1984）。但他相信勇氣、公義及誠實是基本的要

素。在今天各倫理思維四方蓬勃討論的時代，德性倫理並不否定其他的論調，不論義務論、效益論、情境論……等等，若能在他們的思考與抉擇上強調德性論，則每一個行爲抉擇必將更美好。

五、關懷倫理

關懷的倫理應是一種關係的倫理（relational ethics），因爲它所要成就的是經過一種關係的建立。不過關懷的倫理務必構植在接受（receptivity）、關連（relatedness）與回應（responsiveness）上，根據 Nel Nodding 對關懷倫理的認知，關懷倫理有三個要點（Noddings, 1989）：

1. 投入（engrossment）
2. 無我（motivational displacement）
3. 感知（recognition）

投入所表現的是給予關懷的人不以是陌生人的身分去關懷，但作爲一位不是陌生人則應對被關懷的人有深切的了解。給予關懷的人對被關懷的人之生命故事、個人特質、身體狀況有所了解時，關懷的人才能有真切的關懷。換句話說，給予關懷的人必須是置身於被關懷的人的立場去真正認識所應給予的關懷，並付諸行動協助。假如只有了解被關懷之人的需要，但卻不是在被關懷之人的立場來關懷，這個關懷有時會違反被關懷者的利益。所謂無我所強調的就是給予關懷的人並不是自己想關懷而關懷，而是義無反顧的給予，就是被關懷的人因身體缺陷而氣味難嗅無法接近時，還是去關懷，把自己的自我考慮因素排除在外，也即以他人的需要爲考量，而不是以自己的嗜好來取捨。再則讚賞在 Nodding 的理論上是重要的，她認爲關懷必經得到被關懷人的感知才完成關懷。那是一種爲別人來做事，對方感受到關懷人的愛心的一種過程，這個對方有感知的關懷被稱之爲成

全了他人（completed in other）。

關懷又有所謂的自然關懷（natural caring）與倫理關懷（ethical caring）二種，前者是一種我要關懷的關懷（I want to care），後者則是我必須關懷的關懷（I must）。比方說自己的親朋好友需要協助，我因與他的關係而去關懷，這就是屬於自然的關懷，因為我「本來」就要去關懷的，是自然而然的行為。但倫理的關懷是因我「必須」去關懷，關懷別人是一種適切的行為去與他人建立關係。基本上一個人必須有去關懷別人的意願，否則倫理的關懷是不可能的。由自然的關懷進到倫理的關懷是一種理想進展的過程，自然的關懷只要是一種沒有「自我」或私情的表現時，也會是倫理的關懷。是故，倫理的關懷建立在自然關係之上，一個人自小的地方開始建立起關懷的情操，就會逐漸發展去包括廣泛大眾。這也就是「修身、齊家、治國、平天下」的認知，也是耶穌所說：「傳播福音，從耶路撒冷、猶太、撒馬利亞直到全地」的力行，是幼吾幼以及人之幼，老吾老以及人之老的表現。

六、結語

關懷之倫理或德行倫理有義務論的優點也有教益論的長處，Nodding 認為，當一個人故意的去拒絕關懷力的驅使，對需要關懷的人視若無睹時，那就是罪惡（Noddings, 1989）。這不是回應了康德的絕對命令的立論嗎？但關懷倫理也認為使對方有所感知才能成全關懷。當然這不是說有感知的關懷才要做，而是說有了對方之感知，這個關懷就是完全的關懷，因為對方已感受到關懷人的善意。

關懷是一種呼召的回應，但具有靈性的人才有所謂完全的回應。倫理學家 H. Richard Niebuhr 把對需要的人的招呼提出三個不同的回應方式（Gustafson, 1968）：

1. man-the-maker：即目的者爲達成某種結果而委身於從事的事務上。

2. man-the-citizen：即義務者爲履行義務而委身於力行的工作。

3. man-the-answerer：即人在關係裡面去回應所當從事的事。

德行論者不會是 man-the-maker 也不會是 man-the-citizen 而是 man-the-answerer，因爲德行論者在對話中以可信賴的態度從事關懷的行動。是故，關懷是一種回應上帝呼召的表現，在需要的地方給予愛。聖法蘭西斯（Franciscus）的禱詞：「在仇恨的地方灑下愛，在憂傷的地方給予安慰……」，就是這個德行論之關懷。猶太神哲學家 Martin Buber 所提出 I and Thou 的論述（Buber, 1937），也即用誠懇、敬重的心來相互對待主張，也是關懷者應有的特質。是故關懷倫理是以靈性的感知爲本，以德性爲質去從事提升生活品質的思維與力行。

醫學人文是故不能忽略靈性關壞懷的重要性，在促進醫療品質的提升，病人的照護的周全來促進健康中，靈性的關懷是不可或缺的一環。

📖 參考文獻

Buber M, (1937). I and Thou. Charles Scribner's Sons. New York.

Frank LR, (2001). Quotationary. Random House, New York.

Gustafson JM, (1968). On Being Responsible. Harper & Row, New York.

MacIntyre A, (1984). After Virtue. University of Notre Dame Press, Notre Dame, Indiana.

Morris CG, (1990). Contemporary Psychology and Effective Behavior. Harper Collins Publishers, New York.

Noddings N, Caring (1989). A Feminine Approach to Ethics and Moral Education. University of California Press, Berkeley.

Otto R, (1924). The Idea of the Holy. Oxford University Press. London.

Pamphlet, (2001). Center for Integrative Medicine. George Washington University. D.C.

Tobias M, Morrison J, Gray B, (1995). In Search of Global Spirituality. KQED Inc, San Francisco.

www.josephsoninstitute.org/sinpillars.html/.

第九章　人之本性內發的臨終關懷

蕭宏恩

一、前言

　　面對臨終病人，基於「善」而予以安寧療護，是否即是人之自然本性？「安樂死」是否違背了人性之本然？「安樂死」與「臨終關懷」是否可能基於人性而相形不悖？因為基於醫療人員之職責「促進健康、預防疾病、維持健康、減輕痛苦」，面對臨終病人似乎成為不可能？「安樂死」似乎成了唯一出路？本章企望由普遍存在於人性之內「應當行善戒惡」的自然道德律則，推演出對臨終病人的安寧療護正是人之自然本性內的要求，以確立臨終關懷於醫療行善之穩固基礎。簡單地說，自然道德律正是印記在人之天生稟賦中自然本性的律則。人依其存在之本性而朝向圓滿生命與純粹至善。在如此的基礎之上，面對生死抉擇的道德省思與判斷，並訴諸道德實踐以成就道德價值，所依循的正是人性本然之善，以及趨向純粹至善的追求。

二、人的自然本性

(一) 萬物隨順其本性而活動

1. 無生物天性被動的自然規律

　　萬物天生即有其本性，萬物即依其本性的「應然」活動而顯示其存在（馬里旦，1999a）。譬如說，將 A 石頭丟向 B 石頭，A、B 兩石都「應該」會因撞擊而彈開，如果不是這樣，恐怕是哪裡出了問題，我們不會認

為這是「正常」的。由之，不難明白，萬物皆有一個「規律」，為無生物來說，它是全然受外在影響、被動性的順著規律而活動。此言「規律」，即是一般所稱之「自然律」（natural laws）。

2. 有生物天性主動的自然律則

有生物又分為植物、動物和人，因其活動的主動性而至自主性的存在層級不同，因此當分別而論。

(1)植物與動物生命滋長的主動性與外在活動的被動、無自主性

有生物的滋長是在生命體內於不斷變化中自動自成的內在活動，外在的力量是無法促成生命的滋長，所以，揠苗助長不但不能讓生命滋長得更快更好，反而是對生命的殘害。動、植物的外在活動，植物全然隨順外在力量而移動，動物有某種程度的主動性，卻是順其本能的活動，不堪視為具理性與意志，如同人一般的自主性作為。因此，原則上，動、植物的規律仍然是順著自然律而活動。

(2)人之生命的主動性與自主性

人具有理性，可做出理智的判斷以及意志的自主行動，不必然受到外在力量與自然律的宰制與左右。因此，人之本性所遵循的，絕然不同於動、植物依其本能所順從的自然律，而是一切倫理法則之最高標準的「自然道德律」（馬里旦，1999b）。

東、西方無論是宗教或哲學上，皆承認有自然道德律的存在，也就是說，在人性（人的自然本性）上有這樣一種人過倫理生活的要求，如中國儒家所言「天命」、「天道」，墨家所言「天志」，佛家所言「佛性」，道家所言「道」等等，基督宗教更是明確地說了：

幾時，沒有法律的外邦人，順著本性去行法律上的事，他們雖然沒有法律，但自己對自己就是法律。如此證明了法律的精華已刻在他們的心

上，他們的良心也為此作證，因為他們思想有時在控告，有時在辯護……
（羅馬書，12：14～15）

此言「法律」，即是上帝印記於人性上的倫理法則，而所謂「外邦人」，意指非基督徒。就麼樣一段敘述，含括了兩方面的義涵：其一，形而上的意義，當代倫理神學家詹德隆（1986）指出：

在哲學的領域裡，「自然道德律」是倫理哲學的主題，而整個倫理哲學乃以形上學的本體論（metaphysical ontology）為出發點。本體論的一個原理為：「應該」的基礎是「有」，拉丁文說：agere sequitur esse，意思是：「我是什麼，我就該作什麼」。根據這個觀點，我們認為倫理生活的要求不是一個法律問題，而是來自人性；倫理責任不是外來的，而是來自有理智的人性。

因此，「倫理」是來自於人性內存的自然道德律（天命、天道、天志、佛性、道），而非由外在所給予。而前所引詹德隆教授之論述的最後一句「來自有理智的人性」之語，亦引出了第二重意涵，即，人類理性（理智）認知上的意義。

三、面對生死的道德抉擇

(一) 良心（良知）的作證

「良心」（或是「良知」）是天賦的一種能力，而一般人對於「良心」的概念是：天賦所予一不會發生錯誤的道德認知能力，在任何場合皆會給予道德主體正確的道德指引（羅秉祥，1994）。甚至將良心誤認為近似直覺式的誠心或善意，以致「憑良心」卻做了壞事，良心往往亦成了規

避道德責任的藉口。那麼,良心是什麼呢?「良心」是:「理智對於行為的善惡,以及對於行為是否應當實行所作的實際判斷。」(高凌霞,1997a)。由此可知良心就是理智對於道德價值的判斷,以應對現實事件的道德抉擇並自發而為道德行動。因此,「良心是道德人行為的原動力,是倫理行為價值的來源,客觀的倫理規範,因良心之作用而逐漸呈現、具體化。」(高凌霞,1997b)。然而,理智的判斷必要有所依據,良心既是理智對於道德價值的判斷,而,前文已提及,道德價值的來源即是內存於人之本性的自然道德律,那麼,理智對於自然道德律的認知又如何可能?依馬里旦(1999)之意,「是透過習性傾向而被認知,藉由同性質或同種性的方式,而不是透過概念化的知識或藉由理性的方式」,這也正是自然地被認知,因為萬物存在活動,如前文所論,是印記於其本性之自然律則,除了人,在萬物是「自然律」,而人的「自然」存在活動或存在方式是(自然)道德律,其原因即在於人有自由意志的決定。

(二)應當行善戒惡與圓滿生命(幸福)的追求

1. 順應「自然」而得以獲致圓滿

萬物的自然法則,順應生理或物理規律,即為「趨利避害」,這是無思慮的本能反應。為一個人來說,因為人有理智的思慮與自由意志的決定,所以在人之本性內存之自然道德律之規律則為「應當行善戒惡」。但是,這並不意謂人天生下來就有分辨善惡的知識、就會分辨善惡,卻是人天生就有這種分辨善惡的「能力」及「傾向」,從小到大的經驗發展中獲得啟發,隨著理智的開展而逐漸地建立自身的道德根基,父母的命令與教導以及一切的倫理或道德知識只是一種指導或導引,幫助人去分辨行為的善惡,以及經驗到行善戒惡的倫理情緒,秉承良心而建立其個人的道德基礎(高思謙,1983)。為什麼人們的意志該順應自然道德律呢?其實,在

環保意識普遍抬頭的今日，不難理解，順應「自然」才能獲致圓滿，同樣地，人們順應人性之「自然」而得已獲致存在的圓滿，即生命的「幸福」。為人之外的萬物來說，因其隨順（生理）本能或物性而活動，沒有意志（自由）與（理智）思想，所以很難以圓滿或不圓滿來說其存在！人則有意志的自由決定與理智的判斷，不但超脫本能的束縛，而且超越現實時空世界的限制，所以只有人才能達致生命的圓滿或全福，而且，圓滿的生命或全福必不是在於所謂的快樂或利益，因為一般所言之快樂或利益並非人人可獲得，亦無法完全滿足人的欲望，最重要的是，它（們）是短暫的、暫時的，且有失落的可能（袁廷棟，1989a）。

2. 死亡的臨界正是今生幸福的總結

袁廷棟指出：

人自然而然傾向於欲望的滿足，但是這滿足應當是相稱他的理性與自由本性的。……對於一切成就，人不應該是一個純粹接受主體，而應當是一切成就的原因。

所以為使全福的獲得真正成為理性和自由主體的成就或工程，應當來自自由和道德活動，因為只有這種活動真正是理性和自由主體的活動（袁廷棟，1989b）。

人之欲望的滿足必須依從內存於人性的自然道德律，才能獲得真正的圓滿或幸福，否則將流於放縱，以致於紊亂。而此所謂「依從」，並非被動地遵守、接受到什麼，卻是因著自由（意志）主動地實踐道德活動。「幸福」的概念是：理性本性的現實化，或本性欲望的滿足。那麼，「全福」之概念即為：理性本性的完全現實化，或本性欲望的完全滿足（袁廷棟，1989c）。縱使寄望於來世或永生之世的全福，仍需今生現世的努力

與成就，直到現世生命的終結，即「死亡」，總和此世的努力與（幸福）成就，方得以判定進入來世或永生。即使沒有來世或永生，在死亡的一刹那，今生全福朗現，即為幸福的總評斷，猶如一條線段，由起點畫到終點的一刹那，隨即顯現此條線段是否畫得直。無論如何，幸福是今生今世的成就，亦是今生今世的幸福，人性內存的自然道德律（應當行善戒惡）即是今生幸福的保證，而「死亡」即是今生幸福的總結以判定是否進入或達致全福的臨界點。

(三) 死亡的現世失落與生死抉擇

1. 「死亡」失落的是今生之短暫、暫時、有限、不完全之存在

一般認為，「死亡」是現實的永久喪失、是現世的失落，但是，「死亡」卻又是今生得以成就今世生命之圓滿或幸福（全福）的臨界點！那麼，因著「死亡」而失落的是什麼？不難明白，因著現世的死亡所失去的，只是現世的短暫、暫時、有限、不完全之存在，因此，死亡並不會令人們真正失落些什麼，反而是短暫、暫時、有限、不完全之存在的終結，使今生得以圓滿、成就今世的幸福！故而，今世的歷程、每一個生活的當下都是重要的，因為，既然全福是藉由今生的努力而得以成就，所以，每一當下的存在都是生命圓滿的一點一滴，「成就」也就是這每一點滴的累積。也就因為如此，生命就是生活於每一當下，每一當下的幸福（成就），在死亡的終結即達致生命的圓滿（全福）。然而，問題是，也是最重要的，我們不知道自己或他人何時會走到生命的盡頭？可是，話又說回來，如果一旦我們知道自己或他人的死期即將來臨時，又該當如何呢？此即牽涉到生死的道德抉擇。

2. 生死的道德抉擇：臨終關懷 VS. 安樂死

人是否能決定自己的生死？這是相關於生命自主、相關於生命權利與

死亡權利之間的對比與矛盾、相關於生命誰屬的大問題，於此無法多作討論，但可以肯定的是，在一般情況下，「自殺」是不合（倫）理的，甚至是不被允許的，此由日常的經驗中即可證得，即使是臨終病人的自殺，也是不合（倫）理且無法為人所接受。生死抉擇往往是一種倫理或道德的判斷，但是其目的並非生命或死亡本身，卻是生命的圓滿或全福。面對末期重症病人（臨終病人），生死的道德抉擇即是「安樂死」之問題的探討，與「安樂死」課題相關的，就是「臨終關懷」。

(1)臨終關懷：對於臨終病人及其親屬面對死亡的照護

「臨終關懷」一般的意思是對臨終病人的關照與療護，在臺灣稱為「安寧療護」。臨終關懷基本上即是在於反對安樂死的道德立場，而直接對於臨終病人的生命關懷，不但使臨終病人免於死亡恐懼之威脅，安然地面對死亡之事實，安祥、無所牽掛地獲享善終，而且也針對臨終病人之親人的關照，免於永久分離的焦慮與無奈，坦然地面對親人即將逝去之事實，陪伴臨終病人走過人生的最後一段旅程。

(2)「安樂死」的解除病痛、安然逝去也是一種關懷？

「臨終」之事實，使得病人及其親屬同樣面對死亡的失落，同樣面對生死的道德抉擇。實際上，廣義地來看，甚至可以說「安樂死」亦是一種「臨終關懷」，因為，「安樂死」的立意及其出發點，也是為解除重症末期患者之無可救藥的痛楚以及維護其人之尊嚴的措施，難道不能說是一種「關懷」嗎？因為死亡的現世失落已成必然，與其讓臨終者一日復一日地承受著逐漸衰弱、失去自身及周遭之所有而導致的失落之煎熬，不如令其尚且如常人一般時，安然逝去，獲享自己所願之善終，難道不是一種圓滿或幸福嗎？還有一個重要的思量是，「安樂死」與「臨終關懷」難道是對反的二者、彼此無由相容嗎？另一方面，如果依於醫療人員「促進健康、預防疾病、維持健康、減輕痛苦」之職責，那麼，面對重症末期的臨終病

人，「促進健康、預防疾病、維持健康」似已不可能？以「安樂死」來「減輕痛苦」似乎成了唯一的出路？

四、歷程與終結

(一) 生命的意義與價值

前已有言，今生的圓滿或全福乃在於生命歷程內的努力與成就，健康的身心靈本身不是目的，維護身心靈的健康就是為了儲備努力的本錢，以創造美善的人生。那麼，如何的人生可稱之為幸福、美善的人生以成就生命的圓滿或全福呢？即是，活出生命的意義與價值的人生。

1. 人生必有其意義，因為人活著定有其目的

「意義」（sense）意謂著事物的「為何」，一事物的意義即在於其傾向或導向之目的，人即由此目的來了解事物之特性及其何以存在（項退結譯，1999a）。故而，人的生命不可能沒有意義，就是因為生命必有其目的。人生追求幸福，「幸福」就是人生的目的；人生的末了希求一個善終，善終就是達致生命的圓滿、獲享全福，也就是生命的終極目的。人生的價值亦就在生命目的的達成，善終以成就之生命的圓滿或全福即是人生的終極價值。而生命意義又是什麼呢？又是從何而來呢？

2. 人必然要依於道德律則來活出己之生命

前已論及，人有理性與自由意志，不必然地被自然律則所規制而依於本能行動。因此，只有人才有真正的「自由」在生命中活出意義與創造價值。在生命歷程中，每個人因其所處人、事、時、地、物之具體情境不同，所展現之生命意義不盡相同，亦創造出不同價值。每個人所展現出來的生命意義與價值於現實上固然可能有高低、深淺之評價而有所不同，但是，在每個人之生命本身皆具同等的意義與價值，因為每個人同被銘刻自然道德律於其本性上，也就是說，人順其本性之自然道德律而生活，乃

為人之所以為人之「應該」，如同前引當代倫理神學家詹德隆所指出的「我是什麼，我就該作什麼」（agere sequitur esse），縱使每個人因其所處人、事、時、地、物之具體情境不同，所展現之生命意義與創造之價值有所不同，卻都是朝向人類共同存在情境之和諧以塑造幸福與全福，人類的文化成就與文明創發即是最好的證明。

(二) 應當行善戒惡而至於善還要更善以至於「至善」

由前所言，不難了解生命意義展現與價值創造是歷程而非目的，亦正是在歷程中完成的動態實現。在此動態實現中，人不斷地展現其生命意義與創造價值，以至於今生生命的終了。那麼，「臨終關懷」到底展現了如何的意義、成就了何樣的價值？而安樂死（euthanasia）能說為是一種「臨終關懷」嗎？

1. 臨終關懷與安樂死的對比

簡單地說，臨終關懷的基本理念在於，達到重症末期與瀕死病人所想要之生活方式的照護，終了能讓病人及其親友（往生者與生者）生死兩相安（曾煥棠，2005）。而安樂死之希臘文原文「euthanatos」字義是指「善終、好死、舒適無痛的死亡」，安樂死的意義自古希臘一直到十七、十八世紀皆被理解為「理想的善終、平安、舒服、自然而無痛苦的死亡」，直至近代，才發展出「藉醫學科技的干預加速或導致病人的死亡」之意義（艾立勤，2001），首當其衝的，即是癌末重症病人。而實際上，由以上兩廂之理念與意涵的對比，我們不難見得：

(1)安樂死之字源希臘文之義指的是一種安寧的死亡樣態，而直至十七、十八世紀，安樂死顯然指出一種安寧的死亡過程，到了近代，醫學上才將之化約為一種促死的手段或方式。而臨終關懷（hospice care）是二十世紀六〇年代方才出現的一種療癒歷程，著重的不是死亡的樣態、過

程、手段或方式，而是往生者臨終時之身心的舒適，靈性的安祥、平靜，以致於死亡的自然來到，獲享善終！至於往生者往生後，其親友（生者）心靈平和的照顧。

(2)如同人們原先對安樂死的理解（直至十七、十八世紀），安樂死自是一種由生到死的一種歷程，這個歷程直至死亡為止，而此一歷程的目標正是「自然而無痛苦的逝去」，整個歷程的平安、舒適才能帶來如此「自然」而無痛苦的死亡。如果將人的死亡分為臨終、死亡一刹那，以及死亡後之三階段，安樂死之死亡歷程注意到了前兩階段，臨終關懷則顧及整個歷程的安然。

(3)基本上，安樂死之原義與臨終關懷雖然在著重點上有所差異，但是關於人的死亡「應該」是如何上並無差別，強調人的「自然」死亡。而臨終關懷更是關注到生者（病人親友）的安適，因為往生者往生之後，生者除了要承受失去往生者的悲慟，承擔往生者身後的瑣事，仍然要面對爾後往生者已不在的生活。故而，往者已矣，生者仍在生命途程中亦步亦趨，只注意到往者的安寧歸去，生者的安寧又何在？待病人往生後，其親友反成了另一型態的病人了！話又說回來，病人是否得以安祥、平靜，其親近的親友對之影響甚大，反之，病人的狀態同樣牽動著其近旁親友的心靈。因此，在病人及其親友的相互牽動之下的動力（dynamic）結構中，任何一方的不安寧會引致另一方的擾動，相反地，任何一方的安和、平靜，亦會使得另一方感到安適。

(4)近代以來關於安樂死的概念，藉著外在干預的手段或方式來造成死亡，其目的旨在「解除」癌末病人的痛楚，另一方面，也將所謂的「死亡權利」交到人自己手中，只要在自己「準備好」的情況下，隨時可以依己之意願而離世。在此無需討論如今的安樂死概念較之傳統以來直至十七、十八世紀之概念二者之倫理價值的比較，由以上的討論，我們即不

難明白，人性內存的自然道德律，應當行善戒惡，由內在督促人去做成就善之價值的事情，而要「戒除」去沾染缺乏善之價值的事物。這裡特別強調「戒除」二字，有兩方面之意含：

其一，「惡」是善之缺乏，是在倫理或道德評價上的「不及」，而非一實存之事物或行為。人之有自由，當人的意志無法抗拒外來誘惑時，人可能選擇在道德價值上的「不及」卻有其他利於己之「好處」之事物或行為，譬如說：在網路上出現代寫博、碩士論文的廣告啟示，真的有人趨之若騖！明知這是缺乏善之價值的事情，但是有了學位可能使自己找到更好的工作、賺更多的錢。在這層意義上，「戒除」所表達的正是「回歸」向善的價值。

其二，「戒除」亦意味著在任何情境下，當自身不知該如何做方得以成就善之價值時，至少我們可以不為或摒除缺乏善之價值之行為或事物。

(5)由以上討論，不難了解，「戒除」只是消極面的為所「不為」，只是達到倫理或道德的最底線，甚至連倫理或道德都搆不著！例如：「法律」的規範，甲沒有做法律規定之外或法律明定不能做的事，所以甲的行為都是「合法的」，但是，「合法的」不代表即是合（倫）理的，就如同對於一事件或行為「找不到有什麼過失或錯誤」並不就代表「那是正確的、對的或應該的」！倫理的重點在「行善」，由內在自發合乎倫理的道德行為，而成就客觀善的價值。所以，正是所謂好還要更好、善更當趨於完善以臻於至善！故而，先不論「安樂死」與「臨終關懷」孰善孰不善，最起碼其二者都是基於一種善的理由或動機，為了維護人性尊嚴的設想，只是，重點在於，由銘刻在人性內存之自然道德律推而論之，孰為善且趨於完善、而更能臻於至善，以及孰能創造更高價值之別！

五、善終正是生命意義的終極展現與生命價值的完成

(一) 生命是創造價值之歷程

「價值」（value）意謂著「內容完美而引起希求的存有本身」，因此，對「價值」的理解必須以感受與希求爲基礎（布魯格，1999b）。譬如說：「鑽石」之有價值，不在於這個礦石本身，卻是因其稀有與精雕細琢之後的光豔動人。然而，沒有任何一顆鑽石有辦法滿足人的希求，畢竟這些都是外在的價值，在有些人眼裡，卻是不值一顧的。可是，爲一名雕琢鑽石的師傅來說，其所希求的不就是眼前的這顆鑽石，而是在雕琢過程中的創作，創作本身即是價值的創造。作品的完成是這次創作的終結，商人爲這件商品訂下了現實（金錢）的價值，但是，爲雕琢鑽石的師傅來說，卻非價值創造的完結，而是更高價值創造的起始！直至師傅完成今生最後一件作品，價值創造並未被終結，而是成爲永恆！這個「永恆」不是指那一件作品，更不是指作品的價值，因爲作品的（外在）價值爲人所訂定，這種（外在）價值會因著人、事、時、地、物而改變，沒有永恆。「永恆」卻是在於師傅的雕琢歷程，於生命中刻下的痕跡。如此，雖然不是每一個人都喜歡鑽石、對鑽石有所希求，但卻是每一個人都無法否定師傅的雕琢於歲月中所留下的刻痕。或許，可以說每一位創作者都在追求自己一生不朽的創作（作品），而此所謂「不朽」並不在於現實利益上的無價，卻是創作歷程與作品所展現出之精神上的永恆。這正是生命內存之善（完美）向外於現實中所展現之價值，也就是生命歷程中的價值創造。

由以上簡單的例子，我們不難思及，生命歷程中的價值創造，不但是生命內存之無可遏抑之動力的自然向外展現，而且意在塑造生命的完美，猶如上所舉鑽石雕琢師傅在一生創作中所追求的「不朽」，絕非外在賦予或對其要求如此，卻是在其對鑽石雕琢的專注中，出自其自身內在要求的

自然顯發。雕琢鑽石的師傅藉由對鑽石雕琢的專注而追求其人生的完美，但是他並非一生下來就是鑽石雕琢師傅，也不會是等他成為鑽石雕琢師傅後才開始追求人生的完美，卻是在其生命中的每一階段，朝向其所在位置與角色的完美；由學習階段的努力朝向獨立創作之完整知能，而至獨立創作階段的辛勤朝向不朽的創作，即至精力衰退無法再創作時，將畢生心血留傳下一代以培育後起之秀，轉而人生的另一番價值創造。其實，每一個人在其人生或生命的不同階段，皆有其價值創造之契機，問題就在：如何掌握契機以成就當下階段的價值創造？就是要聆聽「良心」的呼喚以朝向那終極的價值成就。就以正在學習階段的學生來說，當努力於自身所學習之知識的充實以及專業技能的精鍊，使得在爾後的專業上得以成就更高的價值，以致最終價值的成就，如同前所舉例中的那位雕琢鑽石的師傅一般。

(二) 生命最終價值的創造

　　往往，人們之所以支持「安樂死」，就在於末期重症病人無論是在其自己或為他人來說，都已成為一種拖累或累贅，僅剩一口氣活著，生命又如何可能在展現其意義與價值創造？

　　日本作家高橋啓子的母親因子宮癌去世了，但是在母親病發而至臨終以至死亡的歷程中，家人獲得了一些啓示而有了改變。首先是母親與祖母之間（婆媳之間）的關係改變了，由爭吵、互相傷害而至彼此的融洽與喜悅。母親也因著如此關係的改變，也改變了其價值觀；以往的母親是工作狂，連週末假日都在工作，將物質的富足作為人生的最大幸福。但是，生病後，母親改變了，「……人生不是這樣的，人生不是只在求取物質上的滿足，大家和樂相處，內心豐足地生活著才是幸福……」。高橋自己一直是一個不知滿足的人，認為周遭給予自己的幸福是理所當然的而不知感

謝，這是因以往的她不會省察自身，總以爲自己是對的，而錯都是在他人。因著母親的生病、臨終與死亡，她開始省察自身，「到目前爲止，一件件認爲自己不幸的事情，就歡喜地逐漸改變。⋯⋯對不管怎麼樣的悲傷和痛苦既不逃避，也不怨歎，藉由承當它們而生活下去，這是做人的學問，超越的時候是會感覺到喜悅的。」末了，高橋回憶道：「雖然只是短短的三個月，但是我認爲什麼事都比不上可以和母親面對面相談來得可貴。雖然無法說時間算是長、算是短，但我有著充實的感覺。」「現在想起來，和家人們合力，凝聚爲一體地看護母親的病，大家一起和母親互相道別，真的是很可貴的事情。」（高橋啓子，1997）

　　同樣的故事很多，這只是其中之一。的確，高橋及其家人無法對其癌症末期的母親做些什麼，母親也只能受著家人的照顧，這就是支持安樂死的人口中的「生命失去了意義與價值」？殊不知，臨終的短短時日，卻可能造就出人類最真摯、可貴的價值。這必定是出自人性內存之善向外顯發的價值展現，不可能是外在所賦予的附加價值，因爲除非是自己的省悟，誰又能令一個人改變些什麼？況且是一家人的改變，也因而改變了一家人的關係，臨到末了，連「送終」都成了「很可貴」的事。如此，臨終者在其生命的終了獲致了最終的幸福，生者也在對臨終者的陪伴中獲享幸福。

(三) 生命意義的終極展現

　　「安樂死」面對如上述之故事所舉之生命意義的展現與價值的創造又如何可能？有人認爲，確知死亡已至，在死亡之前，完成自己未盡之事，預備好自己以及周遭人（尤其是親人）的心靈，如此，安樂死正是安然地接受死亡，免得拖拖拉拉，不是更爲完美嗎？關於此，對比於上述的故事，有以下三方面的考量：

　　首先，「完成未盡之事」永遠只是一個預設，因爲我們永遠不可能知

道自己是否已完成未盡之事！當然，話說回來，如果所謂「未盡之事」只是自己想做的事，一方面，人的欲望有可能以一個時空點而一截兩段嗎？如果不能，只要活著就永遠有想做的事，除非是猶如自殺者一般不想活的心態而走向自殺！如果可能，同樣的問題仍然存在，自己如何可能知道「已完成」未盡之事？如果只是憑一己的感覺，豈不自私？如何可能達致生死兩相安？

其次，銘刻於人性「應當行善戒惡」的自然道德律，督促我們積極主動的「行善」，而且是行善以臻於至善。人之有限，不可能達致完美無缺的「至善」之境，但是，人卻可以、而且應當朝向至善而努力不懈，直至人之所限的終極，即「死亡」。實際上，這也是人性的自然傾向，由經驗中可知一般人的要求都是好還要更好！那麼，即使一個人所謂已完成未盡之事，預備好了自己以及周遭親友的心靈，可以安然地接受安樂死，難道如此即能臻於至善？不能更好嗎？由一個例子來說，一個預備考試的學生，當他自覺已有了充分的準備，立刻予以考試，還是其在爾後的時間更加的充實，以待考試的「自然」來臨，何者較為理想？答案自在心中。

再者，考試可以再來一次，自覺預備好了就考試不見得會比更加充實後考得不好，但是，考試的成績是一個評量的結果，歷程只是一個預備，人生呢？前文已然提及，人生價值的成就不就在於那最終的結果，卻是終結（死亡）後之整個歷程的總評價。「臨終」正是一個使得此番人生臻於理想價值或至善的契機，不僅是臨終者，同時也是其周遭親友共同價值的創造，猶如上所舉之故事中高橋啟子的母親、她的祖母以及她自己之間的互動，以致於母親的離世。另一方面，「送終」與「送死」在倫理或價值上亦是有不同的評斷，可以將此二者代換為「不得不」與「阻絕」或「隔斷」來加以區別。人在自然上有其限度，但沒有人有辦法知道人到底受到多大的限度？人的限度到底在哪裡？送終的「不得不」是一種自然歷程，

時候到了，縱有不捨與遺憾，還是帶著平安與祝福彼此道別。安樂死卻是以未來「可能」不會好、更好或糟糕、更糟來判定現在即終結會是最好的或善的，而「讓」臨終者快些離去，當下感覺或許是好的，但爾後的不捨，卻是因為我們「讓」其如此，可能出現的懊惱與悔恨又如何可能得以平安？縱使沒有懊惱與悔恨，難道就是理所當然的嗎？實際上，當我們對一個人之評斷為好或不好時，除了表象上此人的身、心、靈所受到或可能受到的痛楚外，最主要的就是可能的意義展現與價值創造，只是人們將一個人的意義與價值置於一種外在標準的評價，忽略了真正的永恆價值是來自本性內存之善的顯發，如同上述高橋母親的病發、臨終以至於死亡的整個歷程，反而成為一家人「可貴的」永恆價值。

由以上的省思與討論，不難體會「價值創造」本身並不是目的，卻是活出生命的意義來，「死亡」正是生命意義的終極展現，「臨終」亦正是最後的完成階段，即使時候已到，死亡已然來臨，每一瞬間仍是一個有意義的未來（夏普，1997）：

死亡告訴我們現在必須活出生命，

在這時刻──明天是個幻象

並且絕不會到來，它告訴我們

重要的不是我們的日子、時刻

或年華的多寡，而是渡過的光陰的質地。

每一天都是嶄新的。

每個瞬間都是新鮮的。

──李奧・布斯卡格里（Leo Buscaglia）

六、結語

　　一位臨終病人如此表述了自己的心聲：「……對我來說，最難過的事情就是，我覺得我被當成過去式來看，一種『曾經』完整而重要的東西。……可是，我仍然是我，我仍然完整無缺，即使我再也無法自行進食的日子終將到來。我希望大家把我當成完整的人，不要鄙視我，把我當成小孩，或是半個人。」（陳貞吟譯，1998）。面對臨終病人，「不論是家屬、朋友或醫護人員，都應該以對待常人的方式對待安寧病人，因爲直到最後一分鐘，他都還是活生生的人。我們應該以誠實、尊重、慈悲的態度來對待他，給予他真實面對自己的機會，……。」

　　安樂死不就是將臨終病人當成了「過去式」，所以他可以隨時死去，而且「應該」儘早離世，因爲「過去」已是「不在」與「不再」！一個已是「過去」（沒有未來）的人，其價值創造如何可能？其只剩一口氣的「生命」，意義又何在？可是，由以上的省思與討論，可以了解，如此面對臨終病人是不誠實的，因爲我們憑什麼能否定一個活生生之人的存在？這也是不尊重的，因爲我們如何能以外在標準來評價其生命？更是不慈悲的，因爲我們如何能夠認爲他沒有未來、不再給他機會？然而，話又說回來，我們也很難說安樂死是「爲惡」，但是，自然道德律「應當行善戒惡」之原則，旨在積極的「行善」而非消極的「戒惡」，而且善還要更善以臻於至善，即是人生幸福的追求而趨於全福。安樂死雖不能說其爲惡，卻也很難說其爲善，即使爲善，其又如何可能善而更善以臻於至善？臨終關懷對比於安樂死而言，至少是積極地「行善」，且就其本身來說，面對臨終病人，不但要使他好，而且要更好，直至死亡一刹那的全福朗現。

📖 參考文獻

大衛・凱斯勒著（1998）。臨終者的權益（陳貞吟譯）。臺北：寂天文化
　　事業公司。

布魯格編著（1999）。西洋哲學辭典（項退結編譯）。臺北：華香園出版
　　社。

艾立勤著述（2001）。維護人性尊嚴——天主教生命倫理觀（許郡珊、陳
　　美玲撰寫）。臺北：光啓文化事業。

思高聖經，新約，羅馬書，第二章。

約瑟夫・夏普著（1997）。體會死亡——我生命中的曙光（林宏濤譯）。
　　臺北：知書房出版社。

袁廷棟（1989）。普通倫理學。臺北：黎明文化事業公司。

馬里旦著（1999）。挑戰與更新（宮高德譯）。臺南：聞道出版社。

高思謙（1983）。中外倫理哲學比較研究。臺北：中央文物供應社。

高凌霞（1997）。主觀的道德規範——良心。輔大倫理課程委員會編：
　　《專業倫理論文集（二）》。臺北：輔仁大學出版社，79-89。

高橋啓子（1997）。母親之生與死的啓示。田代俊孝編，徐明達、黃國清
　　譯：《從癌症體驗的人生觀》。臺北：東大圖書公司，73-94。

曾煥棠（2005）。認識生死學——生死有涯。臺北：揚智文化事業公司。

詹德隆（1986）。基本倫理神學。臺北：光啓出版社。

羅秉祥（1994）。繁星與道德。香港：三聯書店。

第三篇　醫學人文的實踐

第十章　行醫最樂

林啓禎

一、前言

　　醫學教育的核心價值在主張醫者必須在專業成長中兼顧人文，以便培育具有崇高利他的情操與素養。然而從實際的例子來看，醫學人文的花朵培植不易，破壞卻很容易，實在可惜。

　　在廿一世紀的醫療生態裡，醫學知識與科技雖然大有進步，但是個別醫療仍有很多變數，使得醫者難為。因為專業知識只是基礎，智慧判斷才是關鍵。而在大數據分析的潮流之下，精準醫療或 P4 醫學（預測 Predictive，個人 personalized，預防 preventive，參與 participatory）之所以被奉為臺灣最新的醫療圭臬，是因為許多病情說不定只要早期防治，則連吃藥挨刀都可以避免。有位朋友說他經歷了一次美好的醫療過程，正想去函感謝充分衛教並替他省去許多無效診療的醫師，沒想到還未來得及表示，就傳說該醫師的科主任職務已因科部醫療績效不佳而鞠躬下臺。所以用心衛教絕非毫無價值，但以上述事件傳來的雜音認為，倘若衛教在健保給付上被設計成一文不值，或在醫院經營績效上做不出貢獻，就會如同在鐵軌上很難開花結果。

　　再深入探討鐵軌何以難以開花的根由，曾聽說有病人在甲醫院內科檢查了心臟，初步認定需要手術治療，但同院外科卻不積極建議開刀，同時卻有另一家乙醫院願意接手。側面了解其心態背景差異是，因為持續待在甲醫院治療算是相同病症的同一療程，健保的定額給付設計會使醫療團隊賠錢，但換院治療卻不會。

再舉一例，現在論病計酬的制度是車禍骨折不分輕重通稱骨折，不分斷了幾根骨頭，只分診療過程有無出現後遺症的兩種給付標準。醫療需要成本，固定兩處或多處骨折的醫療成本鐵定比固定一處骨折高，醫師是必然使命必達固定所有的骨折，但從成本會計的角度看的是不敷成本，從行政管理的角度來看就必須報告檢討。制度設計者的解釋是可以與單一骨折給付截長補短，但是否導致稍為嚴重的病例就被送到醫學中心呢？這與醫學中心的急診與加護病房人滿為患有關係嗎？醫病會因資源塞車而苦不堪言嗎？如果好不容易培育的利他心靈在醫療實務上被打擊，怎能責怪學校的醫學人文教育不夠紮實呢？

當然，必須持續堅信醫學人文是需要永續經營且不容打折的理想，但是值得深思研究的是，當被教育出滿滿愛心的醫師進入醫療生態時，這些花苞是否能夠持續開花結果呢？還是必然務實地修正自己的理想？

現實的社會當然充滿考驗，經得起現實考驗而依然心中有愛的醫者當然還是很多，然而人文花朵不能任其枯萎，必須以良好的醫療制度設計來呵護灌溉。而醫者，則在此價值扭曲的醫療生態嚴峻考驗下，仍然應該不斷自我提升，堅定地相信行醫最樂，這才是新時代的最需要的醫學人文修練。

二、醫學是神聖志業

醫學人生需要逆境哲學，所以需要「醫者難為系列」，但人生也需要正向態度，因此也需要「行醫最樂系列」（林啓禎，2016）。

無論考進醫學系的動機是什麼，許多醫學生在進入臨床醫學之前，即使功課再好，也都有點渾渾噩噩，但卻在開始實習之後，體會到醫學的精深，習醫的樂趣，並了解醫學實在是最神聖的志業。

從升學單靠大專聯考成績分發時代起，考上醫學系就是光宗耀祖的喜

事，而畢業後競爭進入內、外、婦、兒四大科則是最熱門的大事。因為男生必須服役兩年，為了公平起見，最熱門的內外科還訂下應屆畢業生不得申請的內規。

　　當年的泌尿科與骨科都仍屬於外科部的分部門，想進外科真是無比地競爭激烈，許多學生苦讀七年就為了這個畢業時的優先選科權。當時的麻醉因尚未成熟而風險很高，手術也因技術尚未成熟而常有後遺症。然而，車禍顱內出血的命在旦夕，只有頭顱開洞可以救活。急性闌尾炎常有致死病例，闌尾切除就已經是緊急危難。胃穿孔併腹膜炎需要在腹部開個大洞才能治療，痛不欲生的尿道結石透過開刀就立刻解除疼痛，而粉碎性開放性骨折只要能夠救命且不必截肢都算成功。無論結果為何？醫者本諸良知、尊嚴、專業地費盡心力，病人也毫不吝惜地表示惜福、感激及尊敬，所以外科真是神聖的志業。

　　當時的內科也是除非菁英無法入門，即使影像檢查的儀器相當原始，生化檢查的內容尚未精進，許多特殊檢查的技巧尚未開發，但是憑藉詳細的詢問病情與身體診察，大膽地建立診斷假設再小心地反覆查證，確診率仍是相當地高。一個急性腹痛病人的鑑別診斷名單可以列出幾大方向與數十個懷疑，再利用證據排除或佐證，其正確診斷如急性胰臟炎、腹部動脈瘤剝離或子宮外孕的診斷就因而浮現，而一條人命終於得以被拯救。

　　醫學的神聖並不是先天的，也不是盲目的，而是透過每一個人的努力所架構出來的，包括醫者必須不斷地精進醫術，以最符合時代標準的醫療知識技術提供給病人及家屬最好的診療，並透過良好的溝通來幫忙病人祛病及安心。而病人當然是醫療的主體，與醫者是共同對抗疾病的戰鬥伙伴，除了相互信任、支持與鼓勵之外，還必須有不預設醫療必然成功的立場，而維持醫病關係的醫療生態體系也很重要，因為如果在不合理的制度設計下，價值逐漸瓦解，信任繼而流失，醫學的神聖性就蕩然無存了。

無論外在環境再如何困難，懸壺救世的醫學仍是最神聖的志業，值得優秀的有志青年立志修練並追隨而來。

三、終身學習之樂

如果人生的目的是透過健康知識與人生智慧去得到幸福與快樂，則醫學無異是最具代表性的志業。

醫學系在大學中的修業年限最長（七年）且學分數最多（超過 280 學分以上）。一、二年級為人格養成「全人教育」，除了一般學科與通識教育之外，通常還會加上許多醫學人文課程或社會體驗課程，鼓勵先學會待人處世與社會關懷再學習醫學專業。

醫學系三、四年級是以「基礎醫學」為主，生化、生理、解剖、組織、胚胎、微免、寄生蟲、藥理、病理……等課程的內容必須透過器官系統（如骨骼關節肌肉、心循、呼吸、腸胃、腎臟、內分泌、生殖、感染、腦神經……等）整合成學習模組，透過 PBL 或基礎與臨床整合的「糖衣教學法」，輔以實驗實作課程，絕對是重點精要且分量沉重。

醫學系五至七年級為「臨床醫學教育」（未來學制改六年畢業時，第七年實習改為畢業後實行一般醫學訓練），包括內、外、婦、兒、急、家庭、醫學精神與神經等大內科及眼、耳鼻喉、骨與泌尿等大外科實習，還要輔以溝通技巧、醫學倫理與醫事法律等課程，期許能培育一個能兼有愛心關懷與高超醫術的醫師。

醫學系畢業不過是最基本條件，醫師執照的三階段國考更是各行業中最嚴謹的。拿到執照之後，是否便可獨立行醫呢？非也，一年的一般醫學住院醫師（未來延長為兩年）仍必須做跨科學習，其後再申請成為各專科的住院醫師，其訓練期限（三至七年）與訓練內容（規定次專科長短及授課時數）都規定得十分嚴謹，而提供訓練的醫院科別資格與訓練員額都必

須每年經過評核後才由衛福部核定公告。專科醫師考試更必須經過筆試與面談（口考）兩階段，許多專科出題老師還得入闈以保證公平客觀。

專科醫師可以獨立執業，但是每六年換照規定必須要達到法定繼續教育學分，必須每年多次參加醫學會並接受醫學倫理、法律、性平教育等課程，是國內畢業後再教育要求最嚴格的專業。

上述不過只是表象的要求，因為醫學的進步日新月異，所以醫師還會參加各種知識與技巧的研討會、各種國內外的學術會議、閱讀或參與不同證據力的研究論文發表，絕對是稱得上學海無涯的代表。畢竟醫學人生的學問更是精深，因行醫而學得的待人處世與將心比心的生命經驗更是浩瀚的書庫。

孔子說：「學而時習之，不亦說（悅）乎？」（論語，學而第一），可見進入醫學這個專業就等同保證終身學習與永續成長，所以醫學豈非是追求「健康、幸福、快樂」的人生中稱得上是至樂的志業？

四、真愛無憾

愛是醫學的真諦，這句話說來容易卻領悟困難，要落實更是挑戰。然而，醫學的確可以見證許多愛之力量的感動故事。

將近三十年前曾有一位中年男子接受心臟冠狀動脈手術，不幸術後心臟無法恢復跳動，原本急救不成而考慮宣布手術中死亡（die on table），但考慮家屬心情調適仍送加護病房急救，因當年沒有葉克膜，是以 IABP（主動脈內氣球幫普）維持冠狀動脈的血流，但是一開始病人毫無生命跡象反應，所有維生機器都是不斷發生警訊，因為儀器上出現的呼吸及心跳訊號都是藥物急救人工製造出來的。

病人的兒子本身是一位年輕的泌尿科醫師，他一方面懇求外科老師、加護前輩切莫輕易放棄，一方面守在父親的身邊，期望用親情的力量製造

奇蹟。奮鬥了幾天，病人竟然開始有了微弱的生理反應，兒子開始請假守在父親的身邊充當加護病房的小幫手，經過三個月病人竟然恢復到可以不帶任何呼吸輔助器材離開加護病房。當他兒子推著他在走廊散步向可睜眼但無反應的父親介紹說：「這是照顧您三個月把您救活的醫師」時，不禁令人熱淚盈眶，因為救活他命的其實是他兒子的愛與堅持。

當然，醫師不是天神，許多與性命搏鬥的案例，醫學其實都居於下方，因此像上述奇蹟的例證非常少，除了 1992 年臺大外科廖廣義教授在清水斷崖被落石擊中，當晚在署立花蓮醫院曾差點被認定腦死，卻仍在其高徒花蓮慈濟醫院蔡伯文醫師的緊急處置、家人愛的呼喚及臺大醫院許多醫師的努力下救回性命。

有位企業界的好朋友罹患胰臟癌，原本也擴散而無法手術切除，他心中有愛地思考，必須努力支撐一段時間才能幫公司上百位員工及許多合作廠商規劃出路，所以積極配合醫囑並忍受化療的痛苦，結果不但多了兩年的時間，順利地爭取到可以切除的機會及安排了許多細節，最後雖然仍然不敵病魔，但許多朋友與親愛的家人都得以無憾地以愛送別。

醫學是見證生命故事最多的志業，最能夠看清楚人性，最了解生命的寶貴與意義，最清楚醫學的能力與極限，也最知道何時該盡全力努力與何時該選擇放手，這都是難能可貴的人生學問。

必須學會的人生學問是，我們卻必須領悟沒有永遠的生命，卻可以有永恆的生命意義。如果有任何專業值得終身不悔地學習，以便體會生命議題的真愛無憾，那必然非醫學莫屬。

五、病人的自癒能力

最近有家人突然肢體痛到不能行走，卻幸運地在十天左右痊癒，朋友嘆服有骨科醫師的貼身照顧果然神奇，其實不然，我解釋是病人自癒，並

引述當年初入醫界時就牢記某位教授發人深省的名言：「我從未醫好過任何一位病人，所有的病人都是自己好的。」

朋友聽了以為是謙虛，以為是開玩笑。事實上，病人的自癒能力實在是醫者最應感激的醫術，也是許多自以為高明的醫師在疾病面前應該保持謙卑的基本理由。

沒有錯，醫學是許多實證研究所得到的歸納結論，對疾病的致病機轉與自然病史都合乎常理的經驗與推測，但如果醫學知識與智慧都像數學公式一樣精確，醫者或許不會遇到很多意想不到的不可預期因素，導致不合期待的病情發展，也不會有許多醫病溝通不良、糾紛甚至訴訟。

在可以切除的癌症治療中，手術的確扮演很重要的角色。日劇「派遣女醫」劇情裡的內科主任得到骨癌，為了保留肢體，主治醫師切除病灶後先以液態氮殺死癌細胞再種回病人的身體，這在現實的骨科醫術上已經是一種非罕見的標準作法，而不可否認手術醫師的技巧也扮演很重要的角色，但是如果病人無法克服麻醉與手術的挑戰，體內的生骨細胞無法長入那些已被液態氮破壞的組織結構，病人無法忍受反覆化學治療的折騰，那麼手術再如何成功，病人也不會恢復健康。

當然，不是說醫師的判斷、分析、給藥、治療或手術不重要，而是說病人的理解、配合、努力、堅持與自癒能力也非常關鍵。

所以醫者抱著「醫者自身無法獨立醫好病人」的認知，其實是一種很重要的醫學人文素養。有之，或許仍會產生醫者自誇肺癌手術成功而病人卻因心臟病發死亡、自認人工關節置換完美卻因病人免疫不佳而產生感染、自許糖尿病足傷口清創得很乾淨，但病人仍因血液循環太差而必須截肢的案例。若醫者因有戒慎之心而在治療前與病人及家屬充分討論潛在風險，發生後遺症初期有及早察覺病徵，而病情惡化時也以悲憫同理與家屬共度身心難關，則醫療生涯當然就不會因為偶爾遇到地雷個案，就成為醫

學生涯的陰影。

上述肢體疼痛的案例,雖無受傷的近期病史,卻有支持確為肌肉韌帶受傷的醫學證據,在排除其他病因與症狀治療的過程中,病人是憑藉著自癒能力回復健康的自如行動,才協助醫者又順利度過一個特殊的專業醫療考驗。

六、無私的愛

醫病之間屬於倫理關係,而倫理的核心價值是愛,因醫病而產生的最高倫理境界就是無私的愛。

猶記得 2003 年 SARS 肆虐導致世界都為之驚恐之時,臺灣也不例外,所考驗出來的人性,黃崑巖院長曾找筆者共同編撰一本《SARS 的生聚教訓》(黃崑巖、林啓禎等,2003)來作為倫理思省個案軌跡的警世教材。人心惶惶之際,第一位以無國界醫師身分發現在香港感染,卻在越南發病個案的歐巴尼(Carlo Urbani)醫師,以無私奉獻的精神毫不退卻地全力投入救助,使越南人得以免除連串的感染及死亡,但自己卻也因而感染 SARS 過世(Reilley et al., 2003)。

在醫界因為有無私之愛而終身奉獻的醫護典範非常多,歐巴尼醫師的精神導師史懷哲就是,在臺灣有切膚之愛故事留傳久遠的蘭大衛醫師(David Landsborough)夫婦亦復如此。在臺灣還有許多令人肯定的事蹟與典範,想必早已傳頌社會,但為何他們有如此終身不悔且義無反顧的奉獻之心?絕對值得探究、師法與學習。

合理的推測,是他們在修讀醫學的過程中,因為親身體驗疾病的可怕,見識人性的脆弱與無助,經過水深火熱的專業訓練,了解「退此一步即無死所」是醫者的「良知、尊嚴、榮譽」,在奉獻與自我之間很自然就會選擇醫者的誓言「以病人的健康為首要的顧念」,當然就會奮不顧身。

所以，即使自己因發高燒而奄奄一息卻在沒有別的後勤支援時，醫者也要從腳上打著點滴與退燒針為病人開刀救命。即使是病人是殺死自己同袍的兇手，醫者還在三更半夜急救縫合那因意圖自殺而斷裂的神經與血管。

無私與有情有義並不相違背，但的確有兩難。歐巴尼、史懷哲、蘭大衛在奉獻於危難之時，他們家庭的支持也是來自無私的愛，而家人引以為榮則是愛的進一步昇華。

醫者以無私的愛奉獻於醫界，會不會是普世價值？應該是，但是當醫界前輩呼籲不必擔心「過勞死」，不必在乎「適用勞基法」，卻沒有得到後輩學子廣泛輿論的呼應與尊重，這豈不令人憂心忡忡呢？或許，這應該是兩造對價值優先次序的選擇不同所需要的對話，而非衝突。因為，年輕的信念，仍必須經過人生的淬鍊才算完整，醫界前輩的苦心孤詣總有一天就會浮現價值與意義。

然而，醫者個人無私的愛與奉獻，更需要整體社會系統性的支持與後盾才能永續。因此醫界理應繼續教育鞠躬盡瘁的倫理素養，卻仍然需要堅持優質的醫療生態、健全的健保制度、絕對的人身安全、合法的免除刑責與合理的免責補償，如此醫療環境才能因良好的制度而提升，這也才是全人類之福。

七、智者的教誨

北美小兒骨科醫學會每年的重頭戲，都會由當屆理事長邀請一位德高望重的智者做人生經驗的分享（presidential guest lecture），稱之為智者的教誨也不為過。

於好萊塢舉辦的 2014 年大會中，理事長 Jack Flynn 在介紹其精心挑選的講者 Chad Price 時特別說明了理由，是因為他有好奇心、有遠見、能問別人未見的問題且能不斷創新，不一定政治正確但有很好的執行力，並

推崇他是病人的首選醫師，學生的首選老師及年輕醫者的最佳典範。

　　Price 開宗明義就說出醫者的最大考驗就是醫療生態危機，包括醫療財務日益惡化導致個人與醫院醫療收入銳減，因此首要建議是醫者不應計較收入，尤其不要與其他同僚或別的行業比較，因為快樂不會隨收入遞增，而最快樂的人會懂得把錢投資在人際關係、爭取時間與提升人生經驗上。

　　他認為次要醫療考驗是醫療行政作業逐漸繁瑣，讓醫者忙得焦頭爛額，導致壓力倍增。所以他建議醫者務必要能提升自己的生活適應彈性，並能在艱困環境中建立尋求意義及得到樂趣的核心能力。

　　至於醫者應如何以正向態度來苦中作樂呢？Price 認為快樂有三大重要成分，分別是工作意義、穩定財務及社會價值。

　　針對「社會價值」，他期許醫者應該擔任社會典範，因為醫師在美國人的心目中是僅次於消防隊員的最受敬重的行業，而且醫師在人格特質的誠實與倫理上更是高居各行各業之首。醫者之所以普遍得到社會尊敬的原因，不外乎是因為待人親切、樂善好施及具有體諒之心的特質。

　　最後，他再提醒醫者應該不忘初衷，堅守當初選擇行醫的動機，並維持成為良醫的三大必要專業素養，包括能夠堅忍不移（persistence）、熱忱助人（enthusiasm）及具有想像力（imagination）。

　　Price 引用一本小說，其內容談到一位以利益為導向的地主賣掉農莊以便去淘金，結果卻在他所賣掉的農莊下出現黃金的故事來提醒醫者，有時我們其實就站在寶藏之上，卻很可能因此而看不見它，來暗示醫療工作或許就是人生寶藏，提醒醫者不必好高騖遠。至於維持熱忱與惜福感恩，維持想像力以建立外在創意與內在喜悅，都是不可或缺的精神力量。

　　仔細思考智者的建言與教誨，是認為醫者若想追求醫學人生的快樂，還是該在思維上努力，而領悟並落實價值、持恆、熱忱、想像與感恩的意

義，都是不可或缺的關鍵要素。

八、醫學點亮人生

每個行業都與人性成長有特殊的關聯，而其中最特別的是醫學，因與健康議題相關，對生命故事有許多直接近距離的參與，這些因歷練而成長的思維，其實都會在人生關鍵處點燃盞指引方向的燈火。

人生的意義是什麼？是功成名就？影響他人？貢獻社會？實現自我？俯仰無愧？而醫學人生的意義又是什麼？可以量化數字或者只能內心感受？是追求小確幸就足夠？或必須永無止境地克服困難？是依賴病人的感激？或源自不斷地自省？

相信各人點滴在心頭，但仍需在乎醫學人生是否充實？醫者是否快樂？醫學專業真能點亮個別人生嗎？或許可以從以下幾個觀點來自我檢視：

首先，醫者應自問是否持續喜歡醫療工作？時間長、壓力高、挑戰多、變數大，都是醫療工作的代名詞。但稱不稱得上血汗？主客觀的因素都必須列入考慮。如果辛苦卻覺得有意義，疲勞卻心靈得到滋養，犧牲享受成為享受犧牲，就是許多忙碌卻快樂醫師的哲理秘訣。

其次，醫者應自問是否喜歡自己的社會角色？談的不是社會財經地位，而是在社會裡被期待與被需要的角色貢獻。醫師通常是社會團體的健康顧問，社會關懷議題的支持者，公益正義的代言人，這些角色是否增加生活的負擔？或是提升生命的價值？也許態度就是高度。

醫學因為接觸許多伙伴、病人與家屬，因此醫者應自問是否樂於成為人類行為與基本人性的觀察者與參與者呢？即使不是行為科學的研究者，許多活生生的故事都是生命的教材，不能視而不見，就必須感知體會？不能無動於衷，就必須參與協助？這種特殊的角色境遇，可以是種福分。

　　醫者應自問能否把上述的人生經驗，用來自我提升成為更有智慧能力及包容關懷的社會公民呢？這種成長是否使醫者更容易點亮自己與親自的人生道路呢？是否能因而成為困境挫折的激勵力量泉源呢？

　　上述四項是醫者可作的自我檢視，或許會是醫學能否在行醫之路回歸初衷、保持熱忱並體會快樂的關鍵因素，也會是在艱困甚至似有崩壞危機的醫療生態之中，成為不至於迷惑、困擾甚至喪志的正向力量。支持所有爭取醫者權益的應有訴求之餘，也誠懇鼓勵醫者在內心世界利用逆境自省與正向思維，來提升心靈力量並點亮醫學人生。

九、創新價值

　　藍海策略原本談的是經濟與企業，對比於紅海策略是傾向傳統的商業獲利模式如壓低成本與大量傾銷，藍海策略的核心價值是開創尚未被開發的全新市場，以創造獨一無二的價值等「新」商業手段做為解決方案（Kim & Mauborgne, 2005）。

　　從經營人生的角度來看，「陷入紅海」或「開發藍海」也是個值得思省的重要議題，但如果要比較那一種志業最容易價值創新，則應該非醫學莫屬。

　　醫學當然是進入門檻很高的專業，從入學考試至取得專業證照，甚至到爭取進入有興趣的專科與次專科都充滿競爭。專科訓練完成後，無論是決定發展是待在學術單位、醫學中心、中小醫院或診所，也都有許多比較與競爭，導致許多人都誤以為行醫是紅海。

　　其實，在紅海之中尋找藍海，是醫學人生最值得重視也最關鍵的議題，其祕訣在於走出符合自己特殊定位與個性志趣而「人跡稀少」的路。

　　黃崑巖教授從醫學系畢業之後曾短暫當過外科醫師，然而他先精研基礎醫學再奉獻於醫學教育，進而創立成大醫學院與臺灣醫學教育評鑑委

員會，他選擇了一條既有意義又覺快樂的路，而他的創新價值來自於他的格局眼光，並成就於他的決心毅力、終身學習與全力奉獻（黃崑巖，2007）。

　　如果黃院長的例子太過獨特，則臺灣有許多臨床醫師，在專業、學術、治療方法、態度、格局上不斷自我提升，成了許多國內外皆肯定的專家，在肝炎、胃病、器官移植、顯微手術、罕見疾病、新生兒、高危險妊娠、急重症、心臟手術、腦科疾病成為迭有創新的先驅，成為病人危難時的首選，也成為後輩學生的典範，這不也是創新價值嗎？

　　有的醫師選擇在第一線從事醫療，或許不是學術成就，但是在診所氛圍、就醫方便性、人性關懷、衛教內容、親切方便及專業敏感性上，都能創造受人佩服與感動的特色，成為社會最受尊敬的基層醫療提供者。

　　醫療之外，醫者行有餘力還可持續發展個人的興趣，維持著音樂、美術、宗教哲理、休閒運動、著書立說與關懷社會的喜好與專長，既可以調適身心，也可以貢獻社會，這不也是因人而異不必競爭的創新價值嗎？

　　當然，任何行業都可以有創新價值的藍海策略，而醫學不但也可以，還因為必須終身學習而能不斷累積資源，所以更容易有開創新局的機會。因此，醫學的創新價值，頗值得每位醫者自己去定位發掘與開啟耕耘。

📖 參考文獻

論語，學而第一。

林啓禎（2016）。醫無反顧。臺南：國立成功大學出版中心。

黃崑巖（2007）。黃崑巖回憶錄：成大醫學中心創建始末。臺北：聯經。

黃崑巖、林啓禎等（2003）。SARS 的生聚教訓──從個案軌跡談倫理思省。臺北：教育部。

Brigg Reilley, M.P.H., Michel Van Herp, M.D., M.P.H., Dan Sermand, PhD., and Nicoletta Dentico, M.P.H., 2003. SARS and Carlo Urbani. N Engl J Med; 348: 1951-1952.

W. Chan Kim, Renée Mauborgne, 2005. Blue Ocean Strategy. Client Distribution Services, U.S.A.

第十一章　身教重於言教

許重義、張文正

一、前言

　　醫學教育的三大主軸為醫學人文、基礎醫學及臨床醫學。一位良好的醫生必須在這三方面有豐富的歷練，才能成為人民健康的守護者。醫學教育的評鑑，也都以此三方面加以視查。然而一位醫生成為好醫生除了在學堂及臨床學習之外，老師的身教也是影響及塑造年輕醫生視病猶親之情懷的不二法門。一位醫生從醫學生到主治醫生必須經歷見習醫生，實習醫生，住院醫生……等階段，在這期間，一個非常重要的啟蒙與培訓，就是指導老師及主治醫師們的醫病關係，診治過程楷模……等，這些都會影響年輕醫生的塑成，換句話說，身教是培養年輕醫生成為良醫的根本要素。一位指導醫師的行事風俗，醫病關係……都在影響下一代的醫者。醫學人文所要強調的也就是醫者本身對醫療過程中，勝任能力（competence）及愛心（compassion）的表現。

二、身教重於言教

　　健康是優質人生的必備條件，醫師在維持健康與治療疾病擔重要的任務，收入不錯，在社會上也具有崇高的地位。所以要進入醫學系，在世界各國都是要經過激烈的競爭，必須學業成績優秀的學生才有機會進入醫學系，修習艱深的基礎與臨床醫學之後，再接受繁重的臨床訓練。畢業後還要經過嚴謹的臨床實習，在資深且具有豐富臨床經驗的醫師以學徒式的指導下，吸取臨床經驗，成為具有獨立醫治病人資格的醫師。臺灣與歐美醫

學教育制度類似，醫學生完成基礎醫學教育後，再進入臨床醫學教育，然後進入見習之臨床醫療照護訓練，並要通過醫學執照考試才能取得醫師資格。要成為專科醫師具有正式執行專科疾病診斷與醫療任務，還要經過專科住院醫師的訓練，通過專科醫師證照考試，才能取得專科醫師執照。所以醫師的養成，要比其他行業，更加嚴謹，要「修成正果」，也比其他行業更辛苦，並要花更長的時間。醫師負有維護病人健康與診治病人疾病的崇高任務。人命關天，醫生的首要任務就是救人，並且治療病人各種專科的疾病，讓病人免除疾病的痛苦，不只延長壽命，並有減少病痛，與維持生活品質的任務。

醫學生完成基礎與臨床醫學課業訓練之後，將進入醫院進行見習之前，都要參加受袍典禮，由醫學系的資深老師與醫院的資深醫師，一一授予醫師白袍。這是進入臨床的第一個步驟，宣讀醫師誓詞，賦予醫學生們身穿醫師白袍所承擔的，救治生命、治療疾病與維護病健康的崇高偉大之任務。因此準醫師的宣誓是晉級執行臨床醫療照的里程碑，這是醫學生成為醫生職業成長過程的重要儀式，不是虛應形式的典禮，而是醫學生要成為社會與民眾付託重大神聖使命的醫生之起發點。

醫學生授袍典禮所作的宣誓，又稱希波克拉底誓言（Hippocratic Oath），希波克拉底（公元前 450～360）是希臘的名醫，由他建立的醫病原則與程序成為西醫的典範，過去兩千多年西醫逐步漸進，而有當代西醫的制度與規範，因此希波克拉底被尊稱為西醫的鼻祖，世界各國西醫授袍典禮時的宣誓都引用希波克拉底誓言，內容如下：

准許我進入醫業時

我鄭重地保證自己要奉獻一切為人類服務。

我將要給我的師長應有的崇敬及感戴；

我將要憑我的良心和尊嚴從事醫業；

病人的健康應爲我的首要的顧念；

我將要尊重所寄託予我的祕密；

我將要盡我的力量維護醫療的榮譽和高尚的傳統；

我的同業應視爲我的同胞；

我將不容許有任何宗教、國籍、種族、政見或地位的考慮

介乎我的職責和病人之間；

我將要最高地維護人的生命，自從受胎時起；

即使在威脅之下，我將不運用我的醫業知識去違反人道。

我鄭重地、自主地並且以我的人格宣誓以上的約言。

　　身教重於言教的基本原則就是言行一致，教導醫學生的老師必須以身示範，依據希波克拉底誓言，醫療照護病人，成爲醫學生的典範。臺灣正規之西醫訓練制度在 1985 年，清庭與日本簽定《馬關條約》之後，由日本引進臺灣，在臺北帝國大學也就是現在的臺灣大學建立醫學校後來改制成爲醫學院。臺大醫學院及其附設醫院也成爲臺灣發展西醫制度的第一所學府，臺大醫科與後來改名的醫學系，一直是以聯考與後來學測進入大學，最高分的科系之一。

　　臺大醫學院做爲臺灣第一所醫學府，附有教育醫學生成爲充滿愛心並據有良好醫術之醫者，有身教重於言教的重大責任。但二次大戰後，中國傳統之送紅包習俗引進臺灣。其實漢文化以送紅包來表示祝賀或感謝本是人之常情，臺灣民間也行之有年，例如：過年時送紅包，金榜題名時，新婚嫁娶時送紅包祝賀，都是人情世事。不過後來在醫療過程中卻有人也用來做爲拜託醫生額外關心之手段，並漸漸成爲風氣。做爲臺灣第一學府的臺大醫學院也不例外。病人看診或住院，常會大排長龍，有錢有勢的病人

就會應用關係，另走門路，可以不用排隊，優先獲得診治，也變成醫學生有機會見證身為老師收取病人紅包的慣常現象。身為老師的主治醫師，如果身教重於言教，就要以身作則，言行一致，要遵守希波克拉底誓言，變成對擔任老師的主治醫師一大挑戰。要教導學生嚴守醫學倫理，身為老師的主治醫師舉止牽涉收取病人或家屬的紅包，明顯違反希波克拉底誓言，也違背醫學倫理，也不符身教重於言教的原則。

在醫學倫理逐漸受到重視之後，紅包制度也成為身為老師的主治醫師身教不符言教的重要議題。臺灣主治醫師收取紅包的習俗，一直到 1993 年北美洲臺灣人醫師協會與北美洲臺灣人教授協會在臺大醫院舉辦了一場臺美醫學倫理研討會，才引發對身教重於言教的討論，當時的健保局總經理葉金川也在場。在留美臺籍醫師的大聲呼籲下，臺大醫院的紅包制度終於走入歷史。當臺灣醫學教育龍頭的臺大醫學院與臺大醫院的教師能落實身教重於言教的原則，臺灣才能培育符合社會以及病人與家屬可以信任，遵守希波克拉底誓言的醫師，達到醫病救人的崇高使命。以臺大醫學院與臺大醫院為先驅，身兼主治醫師的臺灣各個醫學院與附設醫院的教師也因此能依身教重於言教的原則，培育出一代接一代信守希波克拉底誓言的優良醫師。

三、醫學倫理及醫學人文在臺灣之發展概況

醫學倫理學在臺灣經過多位熱心人士的積極投入，已在各界激起廣泛討論，不論醫學院、臨床醫學界、應用哲學界、護理學界、生科研究領域……都十分重視，醫學倫理學誠然已是新時代科技進步中不能不思索的一環。

醫學倫理在臺灣的發展，可由 1993 年教育部與醫界聯盟所合辦的醫學教育研討會說起，那年在李鎮源教授的積極鼓吹下，舉行了對醫學教育

大改革的研討會，加上臺大醫學院在謝博生院長的帶領下已著手進行中的
醫學改革規劃，更使新思維得到回響。李鎮源教授對醫生醫德的關切，及
時任北美洲臺灣人教授協會會長的李雅彥醫師的鼎力相助，邀請了十一位
海外學者返國參與，有：北美洲臺灣人教授協會會長李雅彥醫師，哈佛大
學醫學院莊明哲，聖路易斯華盛頓大學醫學院許重義，史丹佛大學醫學院
宋瑞珍，密蘇理州醫學院蔡芳洋，韋恩大學醫學院洪正幸，加拿大沙省大
學戴正德，美國加州神經病理研究基金會周式明，伊利諾州 Rush 醫學院
郭耿南，香港大學醫學院陳佳鼎，北美洲臺灣人醫師協會鄭天助會長等教
授回國參與研討，對臺灣的醫學教育之革新提出影響深遠的建言。李鎮源
教授及美國德州的李雅彥教授皆強調醫學倫理教育在新時代的重要性，因
之安排了一整天的下午探討醫學倫理的議題，並由戴正德教授、李明濱教
授，葉英昆教授及賴允亮醫生主講（臺灣醫界聯盟基金會，1993）。會後
海外十一位學者也訪問了臺灣各醫學院，分享醫學倫理在醫學教育中不可
忽視的重要性，隔年在李鎮源教授的邀請下，李雅彥、戴正德、賴其萬三
位海外教授又回國在臺大醫學院舉辦了討論會。隨之多位教授也返國參與
醫學教育，計有宋瑞珍接任成大醫學院院長，許重義接任臺北醫學大學校
長，戴正德在中山醫大創立醫學人文及社會學院兼院長，並強烈推薦醫學
人文的重要性，賴其萬任慈濟醫學院院長，郭耿南接任國家研究院，蔡芳
洋、洪正幸、周式明也都回國講學多次。李雅彥教授也在回國講學中不幸
仙逝。整個過程可謂是近代臺灣醫學倫理及醫學人文被重視與強調的濫
觴。這幾位海外學者，對臺灣二十世紀以後的醫學教育奠下了良好的基
石。

　　醫學倫理學在臺灣首先由醫學教育界開始重視，教育部的醫學教育
委員會當年由黃伯超教授領導，後來黃崑巖教授接掌，二位醫界前輩皆對
醫學倫理抱有使命感，也在其醫學教育中強調。面對醫學倫理中文書籍之

缺乏，教育部醫學教育委員會委託了戴正德教授與李明濱教授籌劃醫學倫理學、醫學人文、研究倫理及相關議題之教科書的編撰，到目前爲止已出版了《醫學倫理導論》、《醫學倫理導論修訂本》、《醫學人文概論》、《醫療兩難之倫理抉擇》、《醫師與社會責任》、《研究論理的理念與實踐》、《SARS 的生聚教訓》……等書籍（戴正德、李明濱，2000）。醫教會也在 2000 年之前持續舉辦了多次之研討會，介紹並鼓吹各界對醫學倫理的重視與醫學人文素養之培養。後來年青的後起之秀繼續醫學倫理之推廣，成績卓然值得慶賀。

衛生署也在 2001 年 5 月成立了醫學倫理委員會，而醫策會在謝博生教授的領導下更積極強調醫生對醫學倫理的認識。醫學倫理從 1993 年到今天短短的二十幾年當中，在臺灣已有令人佩服的發展，而且不只臨床醫學界、護理界、應用倫理學界都參與了醫學倫理之推廣工作，而研究倫理對人體試驗中受試者之保護的重視，也都有目共睹。

四、醫學倫理教學之有效性的質疑

醫學院以及各地醫院都有以醫學倫理爲主題的課程、研討會或演講。這是臺灣在醫病關係上與社會醫療新情勢共同思考的開始，這個努力值得慶幸更應積極繼續強調。但醫學倫理的教學與研討，到底有沒有任何效用？課程的增設基本上就是「言教」的加強，但有關倫理道德、醫學人文之情操的事，能不能在課堂上，當成一個學科來教導？倫理道德的培養不是一種感化與薰陶嗎？這是很多臺灣學者的疑問。

隨著科技的進步，物質的發達及價值觀的轉變，傳統思想逐漸失去了它的說服力，權威不再有約束，道德勸說被視爲落伍，倫理思考也由責任的強調，轉向了權利的追尋，雖然醫學倫理對醫療人性化的關懷仍然依舊，但對生命的了解則學派林立論述分歧。醫學倫理的思考，雖然沒有脫

離「切勿傷害」的信念，但在詮釋上卻不是單一而是多元。人類生命神聖性的敬重不在表現於對生命本身的珍惜，而在人類自主權的強調上，人本思想也漸漸成為醫學倫理的重心了。持傳統思想並堅信生命神聖無可侵犯者被稱為生命至上者，而重個人的自主權的則被稱為選擇至上者。前者反對墮胎，不贊同安樂死，後者則認為每一個人有選擇生或死的權利。二派分道揚鑣，不但立論迥異，也造成衝突，實在是對敬重生命的諷刺。但二派人士都強調他們才是真正的生命熱愛者。再者，也有的人認為人類生命的價值高於其他生命，有的則認為所有的生命都是神聖的，所以必須等同尊敬。為什麼會有如此的轉變呢？他們的思想基礎又在哪裡？

醫學教育面對新的情勢，必須對教育的方法做深沉的檢討。言教是目前教育的主流，但理念在實際狀況下常常被遺忘，敗陣下來。過去的時代並無醫學倫理的課程，所有的倫理教學就是老師的身教，結果呢？歷史告訴我們，身教的功效能塑造一位偉大的醫者。在現在利益掛帥的時代，我們需要更多醫療的典範來帶領我們。

有人會說今天的病人已權力高漲，不但要馬兒好又要馬兒不吃草，要醫生會看病又要醫生有愛心。醫學倫理強調病人自主原則也強調醫病平權。但醫病平權本是一個假象，因為一個是給方一個是受方，一個握有醫治能力，一個只能求助，否則聽天由命。病人要求醫生要有醫德，又要醫好病疾，雙方的互信卻又欠缺。當然，有些醫生真的很傲慢，高高在上，自以為了不起，怪不得病人怒氣連連。這些醫生在二次大戰以前是不太可能從事醫學訓練的，因為醫生自古就被認為是一種天職（vocation），受感召去救治病人。本質上醫生不會傲慢，也很有同理心，但如今醫生被認為是一種專業（profession），一種工作（occupation），而且可以用《勞基法》來規範，又醫病關係在本質上不平等的情況下，硬要加以拉平，這樣就會造成不自然的平等，因為醫病之權重根本上是不相稱的。今天我們

需要培養醫生的同理心，也即醫學人文所強調的。醫學人文根本上應該是人文醫學，也即醫生不但要視病猶親，也要醫病，醫人更要醫心。它是一種醫者同理心的強調。

在國際醫學界很受尊重的長者 Sherwin Nuland 在談論科技神速進步中醫學需要慎重思考的是什麼？他說：醫者一定要回到醫者原本的善（return to the original goodness of physician）。他強調醫生本是受感召來從事醫病的事，一定要用醫學鼻祖希波克拉底所教導「利益病患」（beneficence）之心情來做行醫的根本態度。這個「利益病患」的倫理原則在臺灣卻被翻譯作「行善」實在很諷刺。醫生醫治病人雖然是做好事但其實那是屢行職責。如果醫生從感召之催促志願當醫生參與救人的行列，社會及百姓均會以感謝及尊重的心相待。醫生有同理心，病人也必會感受到同理心的可貴。

醫學倫理在探討醫病關係時，會將醫病關係區分成三個類型，首先有主動（在上）與被動（在下）（active and passive），再而是輔導與配合（guidance and cooperation），最後有所謂的相互參與（mutual participation）等三種型態。對欠缺自主能力的弱勢病人，可能需要用第一種的型態來指導。對知識分子則該用第三種型態互相商討決定醫療方式。在醫病有了互相的信任與尊重之下，第二及第三種類別之功能才能適當發揮。這是醫學人文要思考的。

身教重要或言教重要？做為一門臨床醫學，主治醫師對年輕醫師的影響有賴身教的榜樣。當醫學倫理及醫學人文可以研修博士學位時，那就是一門學問的思考，是言教的一環。

五、醫學倫理的主要面向

醫學倫理基本上可分成三個發展方向「臨床醫學倫理、研究倫理、

規範倫理」。「臨床倫理」的重心在於醫病關係，並藉由醫學倫理原則在臨床上的落實來達到醫學倫理的理想，提升醫病關係。「研究倫理」則強調在醫學研究的過程當中，研究方法的倫理性，也即研究方法務必人性化並對人類社會負責，不應因生命醫學科技為了突破困境醫治疾病而違害社會，破壞自然，侵犯人性尊嚴。研究倫理目前在臺灣的落實表現在人體試驗委員會對研究計畫之審查制度上。醫學研究審查委員會（IRB）目前在世界各地已受到重視，有人認為人體試驗委員會阻撓了科學的進步與突破，但研究倫理基本上以保護受試者為使命。第二次大戰期間及往後所被發現違反人性的生命醫學研究震驚了全世界（Capron, 1989），人類在理性的指引下已清楚明瞭人類生命的可貴與尊嚴，科學的進步不應犧牲生命的神聖性，不過在大眾要求治癒疾病的要求下及科學家渴望破解生命與疾病奧祕的趨使下，研究倫理背負了更大重任來為倫理把關（Kahn, 1998）。目前在生命醫學倫理的探討上，研究倫理的確是熱切的一環，不論幹細胞研究的辯論，複製人的可否，基因醫學的應否無限嘗試……，都是目前的重要話題。

　　「規範倫理」雖然不像臨床倫理與研究倫理那麼熱門，但卻是醫學倫理的根本，它重視研究方法，闡示倫理的學理基礎，並努力從學理的立場探討醫學倫理的內涵，並使之形成一種論述。有的則提出規範來指引臨床與研究倫理（Palmer, 1999）。

　　近代戰後的醫學倫理從美國對醫學倫理重要性的覺醒開始，到今天全球皆對醫學倫理的重視，多少受美國思潮的影響，但這個西方個人主義色彩強烈的思維是否能適用在世界各地，卻已漸漸受到其他地區的質疑，西方文化對個人自主權的重視雖然帶來全世界對人權的認識，促成了民權覺醒運動。不過在醫學倫理裡所探討的是一種關係的科學，所以文化因素不能被排拒在外，雖然生命醫學倫理四原則，也即美國喬治城原則，已廣泛

在醫學倫理的討論上被視爲「聖喻」，但不論歐洲、非洲及亞洲也開始思索「合時、合情、合理、合法」具有各地文化意念的倫理理念。「天地人的和諧是倫理觀不能忽略的基本思維」已漸漸浮上檯面，醫學倫理思考百花齊放的燦爛時日也已經開始了。

六、醫學倫理諮詢的需求

隨著倫理觀念，思維及落實的複雜化，一個新的醫學倫理機制也隨之產生，這個機制就是醫學倫理諮詢。醫學倫理不論臨床或研究都會陷入兩難，在搶救生命，突破困境的狀況與期許下，醫學倫理該給予什麼樣的指引？換句話說，當兩難出現時，要救或不救，要利用潛在生命做研究嗎？或什麼是生命……等等的議題都使醫事人員及研究者感到困惑，到底醫學倫理能不能，會不會對所遇到的兩難提供指引？或換句話說，醫學倫理有沒有提供答案？倘若沒有答案，所討論的醫學倫理又有什麼意義呢？假如有答案，說服力何許呢？……

1960 年代當洗腎機製作成功開始運用在臨床上救治病人時，由於僧多粥少，很多需要醫治的病患卻因沒有機會洗腎而病死。器官移植成功之後也帶來了相同的問題，什麼樣的決定才是合乎倫理的？又在醫病關係上由於人權意識的高漲，醫病糾紛時有所聞，醫生在忙碌之餘鮮有時間去思索繁雜的倫理困境，醫療倫理諮詢因之應運而生（Puma, 1994）。雖然它以醫學倫理委員會的型態首先出現，可是不久醫學倫理諮詢顧問就出現在醫院裡了。有的人稱他們爲醫院裡的哲學家，因爲醫學倫理難題往往都是錯綜複雜的，並不是讀了幾本書，參加了種子教師訓練營就能稱爲倫理專家了，醫學倫理的問題有其社會背景、心理因素、宗教信仰、價值思維、人際關係、法律牽連……等的面向，一個醫學倫理學者不能只是一個醫生，也不能只是一位律師，必須在各方面有所著墨，是故被稱爲醫院裡的

哲學家，因為他必須從多方面去判斷做抉擇。醫學倫理諮詢顧問不能只憑空提出答案，他必須與病患、其家屬對談，與醫生、護士論及病情了解病況與整個情境，並對文化因素有深入的了解，才能提出建言協助難題的解決與提供服務。

七、內化與外在的約束

另外一個現象我們也該思索，即是否我們對醫學倫理的強調太過於熱衷，使很多臨床醫師與生科研究學者，對醫學倫理開始樹起了防衛牆，把醫學倫理視為只是增加行醫與研究的困擾而加以排拒？也許醫學倫理學界也要有自我反省的能力，重新思考如何把對生命之敬重的理念落實到生活裡，而不是只利用規範來成就醫學倫理的理想？

實現臨床及研究過程的倫理化有兩個不同的方法，即外在與內在二種。「外在」就是運用法規條文來約束臨床及研究者，用明確的文字敘述出來，違者責罰來落實倫理人性化的理想，這也就是醫學法律或醫療法規的頒佈與實施。然而「內化」則是一種認知與修身，用人性的態度從事醫療行為及研究，這也是倫理的教育工作，倫理學上的德性論者就在鼓吹培養促進「醫德」的普遍化（McIntyre, 1984）。這兩種方法都有其利弊，倘若強調外在的，則倫理變成一個法規；假如強調內化，它應是一種價值觀的感動，都在促進醫病和諧及肯定人性倫理，也是醫學人文的重點。在現今的社會裡，內化與外在的方法皆有需要。然而真正的倫理情操則不是倫理的規則與倫理學說能加以成就的。

八、結語

醫學倫理與人文的建造在臺灣已完成了播種的工程，而且也進入裝潢

的工作，但這個建造卻不能有完工的一天，因爲進步沒有止境，醫學倫理與醫學人文也不是靜態的陳述而已，而必須與生活緊密相連。在努力建造醫學倫理與人文素養的過程中，務必切記內化的工作，即身教與本身的自我修練將是永遠的，只求規則的頒佈，把醫學倫理理念法規化並不能把倫理情操落實在臨床與研究中。隨著人類價值觀的扭曲變形，只求各自之利益，不問群體的福祉，只要效果不管過程，重現實而捨理想，不禁令人憂心我們建造的醫學倫理會不會只是一具只有外型卻無內涵的空曠軀體，儘管表面富麗堂皇，但卻沒有惻隱之心與感動之情深居於內，則也只是一個海市蜃樓而已。也許我們發表了無數的論文，但若沒有愛心又缺少了典範也將無濟於事。如何發展表率的教育，以身作則，用身教輔助言教，是往後必須思索的課題。

📖 參考文獻

戴正德、李明濱等（2000）。醫學倫理導論。臺北：教育部。

醫學教育（1993）。臺灣醫學教育研討會專集。臺灣醫界聯盟基金會。

Capron AM, (1989). In Medical Ethics, ed, Veatch RM. Jones and Bartlett, Boston. 127f.

Kahn JP, (1998). Beyond Consent. Oxford University Press.

MacIntyre A, (1984). After Virtue. University of Notre Dame Press. Notre dame.

Palmer M, (1999). Moral Problems in Medicine. University of Toronto Press. Toronto.

Puma JL, (1994). Ethics Consultation. Jones and Bartlett. Boston.

第十二章　談醫病「理解」

黃苓嵐

一、前言

　　醫學人文教育的存在目的，主要在於使醫療能夠成為一種具有價值的醫療。而醫療場域的產生，則是來自於「病者」與「醫者」的相互滿全。由於有了醫師與病人這兩個角色的存在，他們之間因此而形成了一種關係，這個關係不是別的，即是我們現在最為棘手的醫病關係。

　　為什麼棘手？主要是這個關係的產生以及作用與其他的關係不同。

　　醫病關係的產生，常常不是出於喜樂，而是「不得不」。不像戀愛關係，是來自於一個人的美好吸引了我們，而我們主動渴望與其建立起一種情感的關係和連結；醫病關係則是產生於疾病的存在。因為我們生了病，需要醫師的醫療協助，我們因著醫療行為，而與之產生了醫病關係。是以，醫病關係就其來源上，比其他種關係來的更加緊繃，因為那並非我們渴求的，而是不得不接受的。

　　在這樣的關係下，這個關係就比其他種關係來的更加「陌生」。醫者與病者之間，並未存在一種相互吸引或了解的前提，他們常常是因著醫療的需要，而被快速地建立起密切的醫病關係。

　　也因此，當我們對於這兩個角色的權利與義務的分配產生了詮釋的歧義以及不同的期待時，當彼此不是站在一種尊重、開放、對等的狀態來建立關係時，這個關係注定要崩壞的。如何建立起良好的醫病關係？這並不是一個簡單的課題，它有賴於一種相互的理解、認同與尊重。只有在這樣的基礎下，才有可能進行良好、有意義的溝通，而一種健全的醫病關係才

有可能產生。故本章將從醫病關係中最基本的「理解」開始。

二、兩個角色的理解與認同

在醫病關係中,有兩個最為核心的角色,一是病人,一是醫師。要建立良好的醫病關係,就必須先把握這兩者,唯有當他們彼此能夠互相理解與尊重時,一種良好溝通才能產生,關係才能建立。也唯有當他們能夠清楚地認知到自己,並且對自己的角色進行自我認同,他們才有可能在正面的情況下跟他人建立關係。

而在探討這兩個角色時,一方面必須關注到自身的角色,對自我角色進行自我認同的過程;另一方面必須關注到對方的角色,盡可能地發揮同理去理解對方的思維與感受。如此方有可能不錯解自身、誤解對方。

(一) 病人角色

當我們在看待病人這個角色時,有三個重點一定要注意,那就是:

1. 病人這個角色並非他們所樂意、心甘情願成為的

它和醫師角色不同,我們可以自主地決定要不要成為醫師角色,甚至有權利可以選擇要不要放棄醫師這個角色,但病人角色常常是在不自願甚至痛苦的情況下被迫加諸在他們身上的,他們更不具備擺脫這個角色的權力。也因此,當一個人由正常健康的角色被迫成為病人角色時,必然有非常複雜的心理感受與反應,甚至常常是失去平和以及理性的狀態。

面對這樣一個角色,如果沒有辦法學著設身處地的站在病人的角度去思考、體諒他因為疾病的痛苦而產生的非理性情緒反應,則這個醫病關係必然容易產生緊繃以及對立。特別是當我們沒有辦法去同情、理解病人的負面行為時,更沒有辦法跟他們建立良好的醫病關係。

2. 病人這個角色通常不具備跟醫師一樣的醫療相關知識與訓練

無知使人惶恐。儘管每個人都是自身身體的擁有者，但是卻沒有辦法對這個身體（特別是附著在這個身體上的疾病）有完整的認識，甚至控制。大部分的病人都不具備跟醫師同樣的醫學訓練，因此，在他的身體上所發生的一切事情，對他來說都是值得大驚小怪的現象。或許對一個經驗豐富的醫師來說，同樣的病症他可能已經看了好幾百個案例，見怪不怪，根本不值得大呼小叫。但對於那個正在生病的病人而言，卻都是絕無僅有的經驗。也因此，他的恐懼與擔憂、他對疾病的茫然與無知，都應該是醫師應該體諒的對象。

俄國文學家托爾斯泰（Lev Nikolayevich Tolstoy）在他的作品《伊凡‧伊里奇之死》中有過這樣一段生動的描述伊里奇看病的心理過程：

「對伊凡‧伊里奇來說，只有一個問題是重要的：他的病有沒有危險？但醫生對這個不合時宜的問題置之不理。從醫生的觀點來說，這問題沒有意思，不值得討論；存在的問題只是估計一下可能性：是游走腎，還是慢性盲腸炎。這裡不存在伊凡‧伊里奇的生死問題，只存在游走腎和盲腸炎之間的爭執。……

對醫生或其他人都無所謂，可是對他卻非同小可。這結論對伊凡‧伊里奇是個沉重的打擊，使他十分憐憫自己，同時十分憎恨那遇到如此嚴重問題卻無動於衷的醫生。……

一路上他反覆分析醫生的話，竭力把難懂的醫學用語翻譯成普通的話，想從中找出問題的答案：「我的病嚴重？十分嚴重？或者還不要緊？」他覺得醫生所有的話，都表示病情嚴重。

這也同時提醒了我們，對於不具備相同醫療知識的病人，所採取的

溝通語言就必須是對方可以理解的語言，而非在醫學上常用的醫學專用術語。因爲，溝通的目的不在表述，而是在透過表述讓對方理解。

3. 病人是與我們在不同脈絡下成長的「他者」

每個病人背後都有一個完整的社會脈絡。我們都是在不同的社會脈絡、家庭、工作、教育等生活情境下逐漸形塑出來的個別人。「他者」注定與「自我」有別。這意味了我們因著生長背景的不同，而具有不同的思維模式、價值觀、個性等。

這種差異性，導致我們在面對抉擇時，也會產生不同。我們對生命、對價值的詮釋差異，會影響我們對於什麼才是具有意義的醫療抉擇產生不同的理解。對一個醫師來說，或許某種積極治療可以延長病人一年的生命是非常值得進行的醫療行爲。但對於病人來說，他可能對於生命長度與生活品質有不同的計量方法。

能夠認知到彼此的差異性存在，將有助於醫師去理解病人的醫療抉擇爲什麼有時候會完全背反醫師的專業判斷。當我們在與病人溝通之前能夠意識到彼此之間的這些差異，相信醫病溝通將會順暢許多。因此，醫病關係建立的第一步便是從認識對方的角色開始。

(二) 醫師角色

醫師這個專業，常常與「奉獻」這樣的概念連繫在一起，而社會上這種對醫師奉獻精神的普遍期待，我們很少在其他行業或專業中有看到這樣強烈的暗示，足堪可與之比擬的大概就是教師這個專業了。

我們對醫師的高道德期待處處可見，例如：如果一個醫師不願意奉獻他額外的精力或者服務給弱勢者，社會輿論便經常會對其行爲有強烈的負面評價，認爲他的表現不配被稱爲一個好醫師，甚至冠以違反醫德的大帽子。但對於那些唯利是圖的商人，社會對其非慈善行爲的容忍度似乎高出

許多。

　　首先要問：這種情況是從何而來？爲何會有這樣的差別待遇？

　　其次要問：這種差別待遇是否合理？

　　現代臨床醫學之父奧斯勒（William Osler）醫師說道：

　　「大不同於其他行業的是，醫療是純粹造福的。醫療所懷的悲心有如約夫（Jovian）與上帝，只要放手去做，有如普羅米修斯（Prometheus）送給人類的禮物。在我看來，自從這位偉大的泰坦人（Titan）在天上盜取火種以來，人類又得到三項最爲可貴的大禮。翻遍人類豐功偉績的檔案，你再也找不到足堪與之比擬的成就了。麻醉法、衛生法，及其相關的措施，加上消毒法，短短半個世紀內，對人類認爲永遠無解的疼痛問題做出了重大的貢獻。自這方面，幾乎是我們的專利，是受人們信託的，沒有其他人可以跟我們競爭。」

　　在這裡，奧斯勒或許簡單的回應了我們所提出的這兩個問題。

　　爲什麼社會對醫師會具有較高的期待？這主要跟醫學掌控了其他人所無法掌控的專業相關。醫學不像其他的專業，可以透過自習或者其他管道獲得。我們或許可以透過閱讀來增加我們的醫學常識，但是要成爲一個「醫師」卻是需要到專有的場域中學習，並經過特殊的認證方能獲得。而這道門，並非向所有人開放。因此，醫師獲得了在醫學知識上的獨占性。也因此，在醫療上他所應肩負的責任，相對地就會比其他專業來的高。

　　其次，如同奧斯勒所說，醫療的特性是純粹造福的。其他的行業卻不盡然，大多都帶有一些利益性格，但醫學卻非如此（醫學不等同於醫院）。醫學的存在純粹是爲了要終止人類的痛苦。也正是由於醫師能夠帶來給社會無法替代的貢獻，也因此醫師就與其他專業區隔開來。我們對醫

師的期待，自然也就更高；一方面我們因著醫師的特殊專業以及貢獻，而更加敬重他，一方面也因為醫師的專業不易被替代，也因此我們對醫師有更高的期盼與依賴。

「打從一開始，你們就應該清楚自己的目標與目的──了解疾病及其治療，以及了解你們自己。

一方面，專業的教育將可以把你們訓練成為一個專業人員，另一方面，則是一種內在的教育，使你們成為一個真正的好人，方方正正，沒有瑕疵。一種是外在的，大部分得力於師長的書傳口授；另一種則是內在的，是反求諸己所達成的一種心理救贖。

沒有後者，照樣可以擁有前者；你們任何人都有可能成為一個有能力的醫師，但卻可能永遠不知道，自己其實只是一個傻子。」（William Osler, 2006）

不可諱言，現今的醫師所面臨的環境與考驗，比之前更加嚴峻。這不單單是來自於醫療科技的一日千里，使得在醫學專業的學習上更加辛苦；更大的考驗來自於醫病關係的改變與崩壞，使得醫師在此醫療行為中所必須擔負的責任變大，但獲得的相對尊重卻變少。另一個困境，還來自於價值體系的崩解。

這個社會的多元發展，使得價值的變遷較過去來得更加迅速。常常新的價值系統尚未建立，但舊的價值體系卻已崩壞，因而呈現出一種全面性的價值喪失。

舉例來說：過去醫病關係乃是一種從屬關係，由於病人並未具備相關的醫學知識背景，因此大多依從醫師的建議來進行醫療決策。在這個過程中，病人成為一種絕對的依賴者，因此對於醫師大多都能夠抱持一種尊

重的態度。但是，這幾十年來，病人的權利日趨受到重視，藉由許多的法案、規章都被一一保障下來。但是，在這樣一種訴諸病人權利的過程當中，病人對醫師的尊重被權利的賦予所代替，而這種新的醫病關係還未能健全的建立起來，醫病間的互信與尊重卻已瞬間崩盤。

取而代之的，不是因為醫療的共同決定而來的相互尊重，相反的，卻是一種相互對立與防備。病人對醫師的尊重消失了，醫師對自己所投注的意義與價值也因此跟著喪失。

醫療行為，隨著社會政策、醫療政策的變動，也大大挑戰了醫師對自身角色的認同。在負擔加重、醫病關係崩壞，許多醫師在面對自己的付出得不到預期的回報時，不免開始徬徨自身的抉擇。這樣的投注「值不值得」開始挑戰醫師的行醫之路。

也因此，對當代醫師的角色而言，如何重新進行自我認同乃是至為重要的一個步驟。

如何清楚地明瞭醫師這一專業的特色以及存在意義和價值，將是每一個即將進入醫療專業的醫學生必須先問自己的一個問題。

就像邏輯學中的 A 命題一般，所有醫師都是聰明的，不必然代表所有聰明的都是醫師。腦袋聰明，是成為一個醫師的必要條件，但卻非充分條件。成為一個醫師，更重要的是他還必須具備某些特殊的人格特質，如果不具備這些人格特質，他的行醫之路將會走得更加困難。

因此，在進入這個場域之前，或許我們都應該先經過一個自我認同的過程，仔細的分析自己究竟適不適合？喜不喜歡？願不願意接受這個場域的一切考驗？

醫師更需要問自己，對於自己與病人之間的關係，應該要如何建立？如何面對彼此角色上的差異？西班牙史學家萊因（Pedro Lain Entralgo）認為，一種醫病關係若要達致理想化，就應該追溯到古希臘時期的「友誼」

觀念，在這醫病關係中的每一方，都應該要把對方當作朋友，如此關係才能夠往好的方向運行。

三、醫病雙方如何理解？

(一) 理解在溝通中的重要性

　　狄爾泰（Dilthey）認為自然科學和人文科學的差別，基本上不是依照認識的特殊方式來做區分，而是依照內容的不同來定。人文科學可能和自然科學一樣，涉及同一個個體、對象，但卻是用另外一種方式來對待這個對象：

　　　「我們『說明』自然，我們『理解』內在生命。」

　　用最簡單的話來講，自然科學與人文科學的最大差異就是：我們對於自然科學現象的解釋，並不會對這個現象、對象實體產生任何改變，例如：我們對於太陽從東方落起，西方落下這樣的科學認知，並不會真的影響太陽之後究竟會怎樣運行。但是，我們對於人文科學的解釋，卻能對研究對象產生影響與改變。例如：對於如何在人與人之間進行合理性的分配問題，會影響我們人際關係的實際建構。或者，對於某人行為的解讀，會實際地影響到我們與他之間交往關係的建立。

　　醫病關係也是一樣，我們對於彼此的理解，會影響我們彼此關係的建立。當病人進入診間，醫病雙方彼此之間其實已經開始了一種相互理解的過程。他們可能透過表情、穿著、語言、行為等來揣測對方究竟是什麼樣的人，以及該跟他如何進行溝通。一旦我們對對方的觀察與詮釋不是建基在客觀性上，甚至帶有偏見或負面的理解方式，則這個醫病關係注定是緊繃的。

如何理解對方？這決定了我們接下來想要如何跟他建立的關係。故抱持正確態度的理解是醫病溝通的基礎。

(二) 進行理解的前提

在進行理解的過程之前，必須在腦中牢記幾件事實：

1. 不要忽略人與人之間的差異性存在

人與人都是不同的他者，各自有著他們成長的背景，因此，不要把自己覺得理所當然的事情，也對他人視爲理所當然。即使是同一種疾病，在不同的病人身上，也會有不同的反應與考量。不要忽略了個體差異性對他們抉擇的影響。有關於價值性的議題，任何一個人都沒有辦法證明自己的抉擇要比對方更加合理。

對他人抱持差異性的尊重，才有可能進行真正的同理以及理解。

2. 我們的理解，從來不曾存在毫無預設的詮釋

海德格（Martin Heidegger）認爲，從來沒有存在著一種毫無任何預設的詮釋。

「詮釋從來不是無預設的把握事先給定的事物。」

也就是說，當我們在對某物進行詮釋時，我們已經是在某一特定的時間狀態、理解狀態中了，而非純然空白的開放給詮釋對象。

也就是說，當一個對象或一件事物在我們眼前時，儘管我們自認抱持著絕對客觀的判斷，但事實上，仍不免受到過去經驗或者自身價值觀的形塑所影響，而對事物或者某種行爲有種預先的理解以及詮釋傾向。

(三) 如何進行理解

　　理解的困難點在於：我們是站在什麼樣的角度與思維模式去解讀對方？是堅守在自己的視界中，還是努力走向他者？

　　「在人類行為中，最重要的東西，乃在於真正把『你』作為『你』來經驗，也就是說，不要忽視他的要求，並聽取他對我們所說的東西。」

　　對於你要理解的對象保持開放性，也讓對方維持他的開放性，不預設立場、不強加判斷，純粹以一種開放的心態去傾聽對方的言語（包括身體語言、口說語言、書面語言），並在過程中了解彼此差異性的存在，並且尊重這種差異性的存在。只有當彼此雙方都站在一種相互開放的情況下，一種真正的理解與詮釋才有可能被良好的運行。

　　高達美（Gadamer）在其《真理與方法》（*Truth and Method*）中提到所謂的視域（Horizont）：

　　「視域就是看視的區域，這個區域囊括和包容了從某個立足點出發所能看見的一切。把這運用於思維著的意識，我們可以講到視域的狹窄、視域的可能擴展，以及新視域的開闢等等。……『具有視域』就意味著，不局限於近在眼前的東西，而能夠超出這種東西向外去觀看。」

　　「視域不是僵死的界限，而是某種隨同變化而繼續向前移動的東西。」

　　而他所說的「視域融合」（fusion of horizons）：並非是指完全拋棄掉自己所身處的視域，而是指去將自身的視域擴大，然後與對象的視域融成一體。

　　要完全拋棄掉我們自身的視域是不大可能的，作為醫師、作為病人，我們都有自身的視域，但是，若我們希望在醫師與病人之間，可以進行良

好的溝通，那麼，就必須將自身的視域擴大，盡可能地與對方的視域產生
融合。當彼此間的視域處於共同的視域中時，雙方才有可能存在一種良好
的相互理解。只有當彼此是建基在這種相同視域下的共同理解時，之間的
溝通才有可能較無阻礙的進行下去，醫病關係才有可能比較健全地被建構
起來。

那麼，這種視域融合又該如何達成呢？如何將自身的視域同對方的視
域靠近，進而達到融合呢？

亞當史密斯（Adam Smith）在其《道德情感論》（*The Moral Sentiment*）
一書中說：

「我們無法完全複製他人的感受，只能通過『想像』。」
「我們常是以自己的情感，來作為判斷他人情感的標準和尺度。」

我們內心的感受，常常無法直接將之複製在他人的腦海中，總得憑藉
某種「工具」、「媒介」來將所感所思表達出來，例如：語言、文字、表
情等。而在這種轉化、表述的過程中，礙於工具以及媒介的有限性，常常
無法完整、清楚、如實地表達出我們的感受。也因此，一種錯誤的、不完
整的理解便常常發生在彼此溝通的過程中。

因此，Smith 認為要增進理解，就必須依賴共感、同情（sympathy），
透過這種力量，才能較好地接近對方的感受。而這種 sympathy，可以透
過兩個方面來說：

1. 就當事者而言

當當事者想要表達出他的感受時，必須把自己的激情降低到旁觀者可
以接受的程度，如此才有可能獲得旁觀者的理解與安慰，若我們使用過度
尖銳苛刻的言辭，或者過於激烈的情緒反應，這些都反而會阻礙旁觀者對

我們的理解，應該盡量避免。

2. 就旁觀者而言

他應該努力把自己置於對方的處境去同情理解，這必須依賴於道德想像力的訓練。也就是說，既然無法完全復刻對方腦中、心中的所思所想，我們確實是兩個完全不同的個體，因此，當我們試圖要理解對方的想法以及感受時，就必須努力讓自己接近對方的狀態，盡可能地站在對方的角度以及立場去理解，而非堅守在自己的陣營，如此，一種良好的理解才有可能產生。不同的立場，對於同一件事情便會有不同的解讀，因此，摒除差異性在理解過程中所可能產生的干擾，乃是溝通的重要步驟。

是以，我們可以歸結出理解的幾個重要要素：

(1) 保持開放性

Gadamer 說：

「一場對話並不試圖去說服其他人，而是一個人依照話題本身，去檢測他的論斷。」

時刻提醒自己是否是站在一種開放的角度進行傾聽與理解？是否擺脫自身的某些成見或者是將自身既定的價值觀強加在對方身上？

一種開放性的心態，不僅依賴於自覺，同時還依賴於時間。也就是給對方充足的時間去展示他自己，使自己能有機會對其進行理解，並且不急於在未充分理解的情況下就遽下判斷。

唯有當我們都給予對方充足的時間表述自己，並且讓自己維持在開放客觀的態度上，此時才有可能進行良好的理解。

(2) 尊重差異性

在醫療上常見的狀態就是病人對於醫療的抉擇常常與醫師的專業判斷

不同。也就是自主原則與行善原則的衝突。醫師常常很難理解病人為什麼會做出違反醫療最大效益的抉擇，病人則常常覺得醫師的建議流於獨斷。

　　為什麼會有這樣的歧異出現？最根本的原因就在於彼此差異性的存在。醫師與病人乃是完全兩個不同的個體，要彼此能夠跨越這種差異就已經很困難，如果我們更加無視於這種差異性存在的現實，那麼就很容易落入無法理解對方言行的困境中。

　　不同的成長背景、學經背景、生活、文化、宗教、價值觀等，都會使我們在面對同一個議題時，有截然不同的反應。我們處在不同的立場時，也會有不同的因應方式。這些差異性，都是我們理解對方的重要脈絡。很多時候我們覺得很不合理的反應，如果我們能夠走進對方的角色，仔細意識到這種與自身的差異，或者就較能夠理解對方的這些表現方式。

(3) 發展道德想像力

　　不可諱言的，當我們彼此處在不同的生長脈絡中，要理解他者是何其困難？我們不可能具備對方的生活經驗，使自己可以對對方進行良好的同理。要去理解對方的痛苦，不能依憑自身也去尋找共同的經驗。因此，只能依憑道德想像力的練習。

　　道德想像力，乃是處在差異性中的彼此去接近對方的方式。當我們具備某種共同經驗時，確實能夠比較容易理解對方。比如我們曾經遭受過失戀的痛苦，就比較能夠感受到他人在面臨失戀時的一些誇張言行。而在醫療上，如果我們曾經得過某種疾病，則就比較容易理解病人此時的痛苦感受。

　　但我們不能期待每個醫療人員都必須具備所有的疾病經驗，以使他們能夠良好的同理病人的痛苦。因此，需要道德想像力的練習，試著把自己置身於對方的情境中，也就是一種「互為主體性」（inter-subjectivity）的練習。從自身走向他者，試著站在對方的視域，以對方的主體性作為思維的方式。

四、結語

　　醫病關係的緊繃，嚴重地影響了醫療場域的建構。醫師與病人，是醫病關係中的兩個核心角色，但他們常常不是處於一種良好的相互理解上，因此，隨之而來的彼此詮釋與溝通就常常流於不良狀態。

　　要重新建構醫病關係，就必須仰賴於這兩個角色的良好溝通。而良好溝通則具有幾個重要前提，一是理解彼此的差異性，另一則是使彼此的視域能夠盡可能地融合，這些都有賴於一種開放與尊重的態度，才有可能產生。

　　唯有當我們能不僅意識到彼此的差異性，並且願意尊重這種差異性，彼此才有可能跨越這種角色的鴻溝，而建立起一道溝通的橋梁。

📖 參考文獻

William Osler 著，鄧伯宸譯（2006）。生活之道。臺北：立緒出版社，
459-60。

第十三章 醫病關係：一種信任問題的考驗

葉永文

一、前言

　　根據一份由「群我倫理促進會」委託遠見民調中心在 2011 年 2 月所做的「臺灣信任調查」，結果顯示出除了家人朋友外，醫生是最被臺灣民眾信任的一個社會角色，高居信任度排序的第二名，不但遠超過總統、警察、記者、法官等等，更將同事鄰居和學者專家擠到其後，特別的是，這份調查中也以政府、社會和人際做為三項信任指標的分析，發現民眾對人際信任度最高，對社會制度信任度僅略高於平均值，而對政治及其政策的信任度則低於平均值（聯合報，2011.5.31）。由此觀之，民眾對醫生存有高度的信任，這不只是因為人們認為醫生掌握了生命健康的知識能力，更是因為人們認為與醫生之間的互動應該是私密和親近的，跟家人朋友的關係一樣，都是屬於人際信任的一種表現，尤其是當一個進入生病狀態的人對生命充滿無助的時候，此般信任關係更會被強化。

　　然而，依 2011 年 11 月份發行之《今周刊》的報導，卻指出陽明大學一本研究論文針對醫療糾紛的數據統計，發現臺灣醫師的犯罪率係「世界第一」，平均每 38.8 天就有一位醫師被定罪，該研究調查從 2000 年 1 月到 2008 年 6 月臺灣被告醫師的判決結果，指出有超過四分之一被判定有罪，相較於美國百年來只有一件醫療刑事案件的判定，臺灣醫師的犯罪率超高，這種情況已逐漸改變醫病關係的狀態，亦即醫師已越來越採取防衛性醫療的方式，學習如何在救人之前先自保與自救，甚至將自保與自救作

為醫治病人的優先原則（燕珍宜，2011）。這個報導顯示當前醫病關係的一個困境，也就是說，病人對醫師的治療結果並不一定信任，而醫師也對病人保持懷疑，於是整個醫病溝通中便容易呈現出這樣的景象：醫師診治說明越來越多的保留，病人對醫師的信任也越來越薄弱。

遠見民調結果和《今周刊》的報導似乎對醫生（師）存有不同的評價，高信任度與高犯罪率構成一幅奇怪的圖像，彷彿是天使頭上長了一對撒旦的角。倘若這兩則新聞不被連結起來，單獨來看皆可理解，因為人們從小到大一定因病求醫過很多次，認為醫生一定會盡力地讓求醫者恢復健康，大概很少人會因懷疑醫生是否真誠救人而拒絕求醫的，所以人們普遍相信醫生；另外也同時看到，近年來醫療糾紛相當普遍，抬棺抗議及醫生被毆的新聞屢見不鮮，因此病人或病人家屬控告醫生不當醫療或醫療疏失的案件一定很多，顯示對醫生的信任度大為滑落。將兩則新聞連結起來會產生一個疑問，即我們應該是相信醫生的，因為人們有病大都會求醫，但是為什麼對醫生卻越來越失去信心呢？或許有些法律學者認為這是因為臺灣的醫療官司多以刑事訴訟處理，才會造成醫生的犯罪率超高，然而這並不足以解釋這麼多病人或病人家屬會去告醫生的原因。

事實上，解讀這兩則新聞會發現它們是立基於不同的層次，遠見民調結果係呈現出一般民眾對醫生的印象，受訪者是根據過去的綜合經驗來回答，而《今周刊》報導的是求醫者或家屬對醫療結果的反應，屬於當下獨特的經驗事實。以時間軸來看，一個是由歸納過去形成現在的態度，過去醫生關心我們的健康就如父親般的叮嚀囑咐、如母親般的親切呵護、如朋友般的友善建言，所以現在給予極高的信任評價，另一個則是以現在推衍出未來的可能看法，如醫療糾紛事件持續出現，抗爭過程也透過新聞散佈，而逐漸成為未來社會大眾對醫生的一個新印象。因此，現在的醫病關係同時存有這兩種看法，亦即民眾還是存在著過去對醫生的想像，但卻同

時對它開始產生懷疑。

王溢嘉在其《實習醫師手記》一書中，便指出現在醫病之間的關係是充滿「隨時準備翻臉的信賴」，他說：

病人對醫師的信賴，往往並非全心全意的，而是一種無奈的、暫時的、姑且試試的、隨時準備翻臉的信賴。但這種脆弱而又緊張的關係，似乎是無可避免的，因爲任何素昧平生的兩人，要在匆促之間建立起利害關係，都有其潛在的危機（王溢嘉，1998）。

也就是說，現在人們還是抱持著信任感去看醫生，但是這種信任感已經不穩定了，而且隨時會因不當的醫療處置而破碎，據此我們便可以連結上述同一年代的兩則新聞關係並加以理解。

但是我們真的可以同時既相信又懷疑醫生嗎？這看起來非常地矛盾，儘管當下的醫病關係似乎如此。然而這種矛盾可能是一項錯覺，因爲相信與懷疑不太可能同時存在，既然相信就不會懷疑，既然懷疑就不可能相信，當然也不會有一半相信一半懷疑這種導致精神分裂的狀態，至少心智正常的人不會如此。如果是這樣，那麼我們現在到底相信什麼呢？除了過去對醫生的記憶外，現在支持我們到醫院去的信賴關係是什麼？針對這些問題，也許必須回過頭來檢視「信任」這個意義，以及過去到現在我們的信任對象有無差異。

二、信任的意義

大部分的時間，人們都是在一種理所當然的習慣下過生活，很少質疑周遭的人會不會對自己不利，也不會走在路上擔心大樓倒塌砸傷自己，事實上，我們不可能生活在充滿懷疑的世界中，試想如果早上一睜開眼便

緊張到底哪一隻腳先下床比較安全，或三餐所吃的食物有沒有可能導致中毒，甚至晚上要睡覺時還擔心閉眼再也醒不過來的恐慌，這樣我們根本無法繼續生活。所以社會生活需要信任，不管是參與對其他人、團體或是社會的活動，相信都將在可預期的情境進行，倘若有意外也應當是在容許的範圍內，因此生活中的信任感似乎是人性的一種自然特徵，亦是社會存在的必然本質。是故，信任與懷疑界線分明，人們的社會生活大多處於信任的狀態，然而不信任亦有可能，只要個人開始對某人或某事物對象產生質疑時，信任便逐漸瓦解，但未免於讓個人或社會陷入持續混亂的情況，新的信任也將不斷地被建構產生。

但是為什麼要信任呢？最大的原因是人們不可能對周遭的處境完全認識和掌握，一個人的知識有限，接受訊息也有限，因此在面對複雜多變的社會生活時，只能以信任來相應。可以這樣說，確證自明的人事物與信任是無關的，我們並不需要相信人一定會死這件事，因為生老病死本來就是人生必經的歷程，然而卻不知道自己會怎麼死或何時死，所以為了避免這般煩惱，我們必須相信他人、相信醫生、相信社會制度，否則每天一定惶恐不安。因此就某種程度來看，信任意味著盲目與無知係充斥於我們的日常生活，已確認的並不需要信任，但是我們不可能確認所有生活中的人事物，甚至，我們的社會實是充斥著不確定性，就算人們不是完全的盲目無知，卻也可能只是部分的、表象的或是片面的了解，像是我們可能不清楚別人與我互動的真正意圖是什麼，也不會注意教育背後的意識形態與新聞背後的操作動機，因此針對這些無法確認獲悉的人事物，只能信任。

Georg Simmel（1978）在其《貨幣哲學》一書中所述，信任是表現出了一種對人事物的觀念，並且確信這觀念與人事物的存在或表現相一致，即使我們可能無法解釋它們為何會這麼一致。也就是說，信任並非可藉由人們的認知意義來說明，或許可能也無法說明，就像信仰上帝一樣，我們

可能很難解釋上帝的神蹟在哪裡，但我們就是相信祂，也因為我們先相信了祂，所以才能在現實生活中感受到祂的存在。因此，對於日常生活中與我們有關的人事物來講，我們相信這些人事物，也認為這些人事物的存在或表現會與我們對其具有的觀念一致，如同我們去看醫生時也相信醫生會以他的醫術來診治我們，就 Simmel 的說法，我們對醫生的信任就成了一種信念（belief），並且將深信不疑。

即使如此，然而信任是有程度差別的，所以信任度調查會呈現出人們對不同人事物存有差異性看法，像是我們會比較相信親朋好友而不是政黨領袖，人際信任也比社會信任度高。事實上，信任程度高低與信任的再生產有高度的相關。根據個人過去的經驗，綠燈亮時穿越馬路從來沒有發生交通事故，我們就會對紅綠燈的交通號誌形成信任，而且到現在我們出外也一定會依照燈號來過馬路，所以便會一次一次地再生產出對紅綠燈交通號誌的信任，但是如果突然遇到闖紅燈的車子，讓我們受傷或遭受驚嚇，對紅綠燈交通號誌的信任度就可能降低，同樣地，人們對人事物的信任也是處於這種持續再生產的關係中，倘若再生產過程發生了錯誤、失誤、背叛的情形，則信任度會改變。也許過多的失誤和背叛經驗會讓我們開始懷疑並且不再信任，如果真的到了這般地步，我們也不會再讓自己經歷這樣的人事物了，而懷疑或不信亦不會再發生。

我們必須先有信任才能進行社會生活，因為懷疑會讓我們的生活過不下去，很難想像一個人可以在處處懷疑或不信任任何人事物的情況下還能過正常生活。但也因為信任常是建立在無法確證和不確定的基礎上，它的脆弱性也很容易顯現出來，像是我們在高速公路上遇到塞車時，隨著車陣緩慢行駛似乎是理所當然的情形，但是這種排隊的信任卻很脆弱，因為只要我們看到一輛又一輛的車子插進路肩快速行駛離開時，車陣排隊慢駛的信任就瓦解了，而如果這種狀況持續產生，則相信沒有警察在前面取締

的觀念便成形，此般新的信任也將使我們選擇離開排隊的車陣進入路肩。因此，信任產生是屬於過去經驗的建構過程，但也容易被當前的經驗所改變，從而對未來進行不同的選擇，所以信任與信念或信仰似乎又不太一樣，信念或信仰多被指爲是一種堅定不移的觀念，但信任則會隨著時空差異的調整或轉變。

由於信任的脆弱特性，使得懷疑和不信任成爲可能，也使得每個人在社會生活中之信任狀況或多或少會呈現不同，於是在信任需求籠罩的世界裡，個人信任的程度和多寡勢必影響其社會行動的範圍，試想一下，假如我們生活在處處質疑或不信任的狀態下，行動一定會受到局限，可能什麼地方都不敢去，而如果我們能擴大信任面向，則行動範圍將可延展，就算到陌生的國度旅行也不會害怕。所以信任可說是一種資本（capital），藉以展現個人社會生活的能力，Pierre Bourdieu（1993）就曾將資本的概念區分爲四類，即「經濟資本、文化資本、社會資本、象徵資本」，並強調這些資本會互爲流通與轉換，而信任應屬於社會資本中之社會關係網絡的類屬，代表個人生活過程與其他人事物的緊密程度。所以信任度越高，個人的社會網絡將越寬廣，而其社會行動的範圍也會越大，諸如一個醫生如果非常受到病人的信任，他的聲望評價一定很高，上門求診者也一定很多，其醫界活動的參與和社會影響力必然大大提升，是故，信任是人們的一種生活能力資本，無怪乎 Francis Fukuyama（1995）會將社會資本定義爲社會或群體中之人們彼此的信任普及狀況，不論是小至家庭關係或大至國家規模皆然。

綜合觀之，人們的社會生活需要信任才能存續，因爲不確定性所帶來的無知必須由信任塡補之，然而信任的脆弱特質容易造成懷疑或不信任，所以它必須被持續地再生產出來，這般再生產過程會因人們的個別狀況而有差異，以致形成每個人不同的行動資本。簡單地講，在社會關係中我們

不可能不信任，只是每個人的信任程度不同罷了，因此我們相信每日生活中相接觸的人事物，也期待這些人事物能夠持續地讓我們相信，所以信任可說是一種對人事物的信心與依賴。信心與依賴常是一體的兩面，譬如我們常說對他人要有信心亦即是可以放心地依賴他人之意，同樣地，我們會依賴於他人也是因為對他有信心，信心越強依賴就越深，Anthony Giddens（1991）的定義是最能闡明這般意義，他說信任（trust）就是「對一個人或一個系統之可依賴性所持有的信心」，這裡包括了依賴於他人誠實的信心以及依賴於專業正確的信心。

　　仔細斟酌 Giddens 對信任的界定，係可看出他將信任分為兩種層次，一種是個人對他人的信賴關係，屬於個人化的信任層次，另一種則是個人對一般專業知識的信賴關係，屬於專家系統信任的層次，這兩種層次的信任，我們或許可稱前者為「人際信任」（interpersonal trust）而後者為「體系信任」（system trust）。以醫病關係為例，「人際信任」指的是醫生對病人的信任和病人對醫生的信任。「體系信任」指的是病人對醫療制度和結構的信任，包括專業知識、醫療環境、醫院組織和科技儀器等等，而當人們進入醫院時，不但會與個別的醫生產生信任連結，也會對整體醫療結構產生信任連結。儘管如此，人際信任與體系信任的內涵並不一樣，雖然在社會生活中人們都會經歷到這兩種信任模式，但是這兩種信任模式所產生的效應卻可能存在著差異，所以必須進一步地檢視這兩種信任模式。

三、人際信任和體系信任

　　社會生活必須存在信任，不管是對他人或周遭事物都一樣，既要相信別人不會無緣無故地害我，也要相信制度（如交通制度、醫療制度）建構的環境事物會保障我們的安全，這樣我們才能夠生活得下去，所以人際

信任和體系信任是同時對人們發生影響的，只是影響的內容有差別。一般論之，人際信任多是建立在情感與熟悉的基礎上，人與人的相處越是緊密就越能夠去信任和被信任。特別是在傳統社會裡，由於社區人口有限，人們之間面對面的初級關係形成一種穩定連帶，像是在鄉下人口簡單的村莊中，每個人都認識你而你也認識每一個人，認識的人也彼此熟識，所以信任成了人際互動的必然關係。然而，這般關係在人口稠密的都市中將不容易達到，每個人只會認識與其相關的人，多數對他來說都是陌生人，以致非面對面的次級關係成了現代社會的普遍現象，所以為能夠繼續生活，人們必須相信體系的保障，相信別人會遵從制度規範所產出的種種事物，就像我們吃藥時很少會懷疑製藥過程有沒有合乎標準以及有無通過檢驗等。

從傳統到現代，人際信任和體系信任都對人們的社會生活產生影響，但從其影響的內容來看，似乎傳統社會中的人際信任影響比體系信任影響更多，而現代社會中則是體系信任影響比人際信任影響更大。乍看起來這只是兩種信任影響人們程度的差異而已，但這樣的改變對人們當前的社會生活關係是否存在著特殊意義，為能瞭解此特殊意義，以下將先就人際信任和體系信任分別進行討論，然後再針對兩種信任的影響變化和可能產生的效應做一說明。

(一) 人際信任

顧名思義，人際信任所指涉的對象是人與人的關係，這種關係是需要建構的，而溝通便是關係建構的必要過程。事實上，信任最直接的來源是人際間的交往狀況，某個人與我的交往愈深彼此的信任感愈高，因為經由不斷地溝通，相互的理解就能夠更穩定，就算溝通過程出現了偶爾的失誤或爭議，也會因為理解對方並非故意而諒解。所以人際信任是被建構的，是基於一種人格性的理解，而無需是對每一件互動事項的真實瞭解，這係

因爲確證自明的真實是不需要被信任，信任意味著「我相信他」或至少是「我相信他不會害我」，以致於兩者的關係可以在訊息不明的情況裡維持下去。是故，人際信任的溝通是係屬於心靈與情感層面的溝通，特別是在初級關係裡，與家人、親友、鄰居、社區成員的互動皆立基於此般溝通，「我群」的感覺也油然而生，並逐漸地朝往對一般人的信任擴散。

　　人際關係的親疏遠近與信任感覺息息相關，通常和我們關係愈密切的人愈會相信他，能夠時常面對面溝通的多寡成了關係建構的重要指標，而在溝通互動的過程中，他人的品性與道德行爲得以被我們認知，我們據此選擇相信程度或不相信，於是人際互動的個別性便被呈現出來，也就是說，相信程度愈高者，溝通雙方的個別性愈能被突顯，就如同我以特定的個人而非一般人的樣態呈現在家人朋友面前一樣，其他人也會因與我存有不同的熟識程度而被賦予的個別性亦有差異。因此，熟悉是人際信任的存在要素，它會促發溝通雙方的情感並形成友誼，這是一種直接性的情緒體驗，透過持續的互動過程來達到彼此理解效果，所以愈熟悉的人對他就愈信任，即使很多事情我們沒有參與或無法知曉，但是我們還是願意依賴並支持他。

　　是以，信任構造了人際互動的信心，人們既無需注意也不會去檢證之，只有等到一而再的背叛出現後，信心才會瓦解並讓彼此的溝通互動停止，信任也開始轉移到其他人身上去了。然而，即使現實生活中存有懷疑與不信任的情況，但這種情況卻不是社會互動的構成主體，因爲一旦產生了懷疑與不信任時，互動便可能中止或暫時地中止，因此在人們每日生活過程裡，信任是社會互動的基本前提，也是人類生存安全感的重要來源。

　　人類的生存需要依賴信任，Giddens 認爲這係人類存有「本體性安全感」（ontological security）的需求所致，也就是說，我們對他人必須保持一種恆常的心理意識，相信人際之間具有良善關係的存在，並且經由情感

交流的持續再生產過程來形構出生活的慣性，使得當我們與他人互動時會擁有安全感，所以信任與本體性安全感密切相關，Giddens（1979）又進一步指出，本體性安全感多半根源於人類童年時期的經歷，透過對父母親友的信任體驗，社會化爲個人人格的一部分，並逐漸地學會相信別人和讓別人信任，直到成年時期亦深受影響。由此觀之，過去的經驗會影響現在的認知，足見個人兒時因人際信任關係所形塑的安全感對日後社會生活具有相當的重要性，甚至 Erik H. Erikson（1968）即曾在其心理社會發展論（psychosocial developmental theory）中，將「信任或不信任」做爲個人成長危機的第一個分期指標，亦即惟有通過信任的心理發展才能順利進入人生的下一個階段。

因此人際信任是一種社會學習的過程，我們一生都生活在人群中，必然要與他人溝通和互動，而信任不但使溝通和互動成爲可能，也是使溝通和互動能夠持續下去的保證。

(二) 體系信任[1]

除了人際信任外，體系信任亦是人們社會生活的重要構成，不管是我們待在家裡、走出戶外、四處旅行，都會面對一個非關他人的信任問題，像是屋子結構安不安全、出門會不會發生事故、在外地遊玩有沒有危險，而且我們大都不具有建築知識也缺乏完整的外界訊息，但是我們卻不在意，每天依然習慣地居住、出門、旅行，這是因爲我們相信社會有規範體系的運作，可以保障日常生活的安全，試想若對這些體系存有質疑，我們

---

[1] E. H. Erikson 針對人類發展的八個分期依序爲：(1)信任或不信任、(2)自主或羞愧、懷疑、(3)自動自發或退縮內疚、(4)勤奮進取或自貶自卑、(5)自我統合或角色混淆、(6)親和團結或孤立隔離、(7)精力充沛或頹廢遲滯、(8)完美無憾或悲觀絕望。

不但無法在家也不敢出門，屆時很難想像結果會怎麼樣？

　　體系信任是必要的，任何一個人都不可能對全部社會領域瞭若指掌，所以必須相信各行專業，像是當我們在進行交易的時候，即使不懂商業法規和貨幣制度也沒關係，因爲信任早已產生；當我們吃東西的時候，亦無需知道這些東西的品質與製作流程是否符合規範，因爲國家食品安全體系會監控它們。所以體系信任不是針對他人的信賴，而是針對制度專業的信心，其所信任的不是具體的個人而是抽象的事物，或者如 Giddens（1993）所稱是對「抽象體系」（abstract systems）的信任，這種信任已成爲現代社會的特徵，並且無孔不入地滲入了包括食品、藥物、住宅、交通等等之日常生活的所有方面。所以體系信任意味著人們相信專業所建構出來的普遍性原則，即使個人沒有參與該專業的建構，也會相信它們是正確的並且應該會有預期性的運作過程。

　　在次級關係中，信任依恃於體系的專業規範高於個人的熟悉親密，人們去商店消費或是到公司上班，儘管還是與店員或同事互動，然這般互動其實是基於制度規則的運作，私人情誼被降到最低甚至是不被允許，因此次級關係的互動係爲個人與體系的互動，是非專業與專業的互動。隨著生活專業分殊化的發展，人們與專業體系的互動越來越多，但因正確訊息獲取能力越來越少，以致信任需求必須要被擴增，特別是在現代高度複雜的社會中，科技使用已是人們日常生活的常態，可是這些科技除了讓生活變得更方便之外，其附帶可能造成的效應是我們不了解的，無怪乎 Ulrich Beck（1992）會直稱我們已經進入了「風險社會」（risk society）的時代，生活科技處處充滿著風險並且超出創造者的控制，更遑論是我們一般人。因此，爲能面對這種充滿風險和不確定的複雜狀態，人們便更需要去信任，甚至就如同 Niklas Luhmann（1979）所指出，人們現在必須發展出更多的信任機制，來簡化未來可能出現的眾多複雜性。

　　簡化複雜性其實就是要把眾多紛雜的訊息單純化，而體系信任機制即具有此般功能，像對經濟體系的信任可以消減交易過程的不確定性，對交通體系的信任亦可降低在馬路上行走的不安全感。即使如此，訊息亦可能導致懷疑或不信任的產生，倘若此訊息又是來自體系外部的噪音或是內部的異音，信任就會出現危機，因此 Onora O`Neill（2002）認為今日的信任危機之一是因資訊太多而真假難辨，使得合理的信任日趨困難，所以要發展出一套判斷資訊正確的方法才有可能解決。其實所謂一套判斷資訊正確的方法不過是體系用以自我保存的知識規範，而以專業權威為名來正當化自己，並且將可能危及體系信任的訊息控制住，或者視為例外而忽略之，所以判斷資訊正確的方法亦是一種簡化複雜性的手段，使人們對體系信任更加地牢固。

　　總之，體系信任是屬於人們對周遭環境事物的信賴，而周遭環境事物係由一堆科技專業知識所構成，一般人很難熟悉這些專業知識，所以只能相信也必須相信。因此體系信任與人際信任構成人類社會的兩種信任層次，進而使我們的日常生活成為可能。

(三) 從人際信任為主轉為體系信任為主

　　傳統社會係以初級關係為主體，熟悉和友誼成了社會生活的重要特徵，而現代社會則偏向了次級關係，制度和非個人性成了人們參與社會的基本準則，因此從傳統社會邁向現代社會的過程，可發現人們的初級關係逐漸減少而次級關係越來越多，現代的親密友誼多只存在私人領域而公共領域則由理性專業所占滿。對此，信任關係亦伴隨著社會的變遷而改變，雖然人際信任和體系信任必然都存在於每一個社會，但可看出體系信任已取代人際信任而成為現代社會的主要信任取向，亦即人們越來越相信專業的體系而非熟悉的個人。

　　一般常認為現代社會世態炎涼人情淡漠，過去那種高度的人際信任感已經大幅減弱了，事實上，在面對快速流動與分化的社會生活時，基於情感交流的信任關係已不再容易建立，但是人們依然需要信任，只是現在的信任已逐漸轉移到非關情感的制度系統層面，所以我們在職場上或商場上對他人的信任，不過是體系信任的投射，因為我們相信他人會遵照體系規範來和我們互動，體系信任才是主要的信任模式。關於這般信任模式的轉化概況，Luhmann（1979）即曾指出：「當人際信任轉為體系信任時，雖然這種信任較容易學習但卻也更難控制它了。」也就是說，我們不再需要像人際信任般地從過去兒時經驗中來學習信任，體系信任是自動習得的，也必須自然的相信，因為我們很難或者不可能迴避它，特別是在高度複雜和分化的社會裡我們更需要它，然而，也因為它的高度複雜和專業特質，人們也很難去質疑或不信任。

　　人際信任擁有道德框架做為個人相信的基礎，體系信任則具有非倫理性的特徵，雖然兩者共同存在於人們的社會生活，但並非能夠同等地產生效應，傳統社會的人際信任比體系信任對我們更具有影響效力，所以當兩種信任發生矛盾時，我們比較願意相信道德的他人，然而現代社會的體系信任比人際信任具有較高的影響效力，以致當兩種信任相衝突時，我們多會選擇相信專業的體系。由此觀之，去道德和非倫理性逐漸成為今日人們生活信任的主要模式，使得信任不再是經由我們主動與他人的溝通理解來建構出，反而是被動地接受專業體系加諸在我們身上的信任要求，結果人與人的互動不過是反映著制度規範的互動，在社會的正式關係中，每個人都只是體系的代理人而已，以致讓人際信任成了體系信任的一種變型。

　　然而不管是人際信任或者體系信任，信任的主體一定是人，差別的是信任他人或信任事物罷了，因為只有人才能去相信。於是在體系信任的籠罩之下，現代社會開始產生了一些信任問題，這些問題發生在人與人的互

動過程中，也就是說，在社會正式的關係裡，我們與其說是相信他人，不如說是相信制度規範和知識技術，而他人不過是這些制度規範和知識技術的操作者，一旦操作失敗，我們便會責怪操作者，或是停止與他的信任關係，但我們還是相信體系，除非體系造成普遍的社會傷害，否則個人很少會懷疑體系的。所以在現實社會生活中，還是會相信他人，只是這種相信是相當脆弱的，因為信任不是基於情感和友誼的扭帶，即使有也不深刻，以致彼此的互動一有失誤則懷疑和不信任便會發生。像是去餐廳吃飯後回家身體不適，會怪業者對食物處理不善，而很少認為食物的製造與運送過程有問題，結果我們還是會吃該食物，只是換一家餐廳去吃。

職是之故，現代社會中諸多的人際互動問題，實是體系信任擴增和人際信任縮減的結果，特別是科技理性的發展使人越來越相信體系，而流動分殊的生活使人們之間無法熟悉，這情況容易形成專業體系對人際互動的壓迫，進而增多了人們彼此的懷疑和不信任。Jurgen Habermas（1984）即曾提出「系統」（system）與「生活世界」（lifeworld）兩個概念來說明現代社會中之日常溝通被專業體系壓迫的過程，而稱這是系統對生活世界的殖民，他並認為要解決此殖民問題，除了一方面必須降低與監督系統的發展外，另一方面是要提升生活世界的影響力，最後使兩者達到一種平衡的模態。

就此觀點來看，或許提升人際信任是解決今日人們間之互動問題的一個可能性，亦即如何在現代社會的正式關係中強化熟悉與親密的情感連帶，以及重建互動者對彼此道德品質的認知，讓人際信任可以和體系信任並駕發展，這將是一個值得思考的方向。

四、體系信任下的醫病關係

醫療體系信任主要包含著對醫院制度、醫學知識和醫療科技的信賴，

當人們生病而尋求醫治時，便已經涉入了醫療體系信任的脈絡中，否則他就不會選擇治療，而在整個看病的過程中，病人不只是面對著醫生，更是面對著醫生背後的整個醫療體系，這是一種抽象體系，儘管病人並不一定能夠直接意識到，但是它對個人的影響卻相當大，甚至左右著醫病關係的發展方向。

　　資本主義所展現的是一種以資本導向的理性社會型態，強調效率和利益的計算，而現代醫院也越來越擁有這般理性特質，許多醫院聘請醫療管理背景或企業經營長才進入管理階層，試圖藉由精算過程來提高經營利潤。在這樣的情景下，醫院中的所有醫療人員必須服膺制度和效率的規範，任何怠慢與疏忽都會打亂整體步調的節奏，這相當符合現代職場的要求與人們熟悉的生活模式，特別是已經習以為常的制度化和標準化作業模式及其規範下的互動過程，因為制度化讓人們容易一進醫院就感受到可預期的和安全的氣氛，標準化看病流程使人們形塑出一種有秩序的真實（reality）感覺，醫療人員在面對病人時亦必須遵從一套規範守則，因此醫院制度營造出理性紀律的環境，將病人的擔心轉化為安心，信任即由此而生，反過來說，假如進醫院看到的是一團混亂和沒有制度的醫病過程，相信病人會存在極度的不確定感。

　　倘若知識是人類綜合過去經驗的文化遺產，以形成一套具系統性觀看世界的方法，則醫學知識便是綜合過去經驗所形成對生命的看法，並且只在特定的人類群體中傳遞而成為一種專門職業。專業（profession）意味著一套封閉知識體系的建構，個人只有經過特定的訓練程序，方能取得專業知識的奧祕，所以專業知識與一般知識相對立且排它性高，人們普遍難以接近，尤其就醫學專業知識來說，更是如此。醫學知識不但是攸關人體奧祕的獨特專業，也跟人們的生老病死密切扣連，它形塑了健康的圖像時亦訴說著病痛的故事，它與所有人都有關但卻不是大家皆可知曉，唯有

接受醫學專門教育及醫學專業協會的認可，醫學訓練才算完成。所以人們信任醫學知識是基於對專業的依賴，只有專業才能解除一般人所擔憂的無知，同時也因為我們相信醫學知識具有對抗疾病的能力，以致當人們在面對一無所知的疾病時就不會無所適從。

科技發展帶動社會進步，使得現代生活無一不和科技相關，諸如一大早被鬧鐘吵醒，坐車到公司上班，整天對著電腦螢幕，下班到 KTV 歡唱，最後回家開著冷氣舒服入眠，整天的活動皆被捲入科技影響中，事實上，日常生活充滿科技，若突然缺乏某些科技就會使人感到不便，因為我們已經習慣科技的存在並且相當地依賴。在現代醫療院所中，醫療科技已經是必備的一環，醫院需要先進儀器來做為宣傳利器，醫生需要依靠儀器檢驗來輔助診斷，而病人更需要科技儀器來獲得治療上的安心，人們越來越不能接受土法煉鋼式的看病過程，要選擇去哪一家醫院看病，醫療科技的完善度是重要的影響因素，因為我們大都相信科技並認為只有經由科技的檢驗才算是看過病了，倘若只是經由醫生徒手望聞問切來做出結果，可能會懷疑其醫治成效。所以對醫療科技的信任反映著人們使用日常生活科技的習慣，習以為常既會造成依賴也會形成信心，導致醫療科技成為求醫過程的重要訴求。

綜上觀之，醫療體系信任是立基於人們對醫院制度、醫學知識以及醫療科技的信心和依賴，所以當我們到醫院看病時，即使不認識醫生也不會恐懼，因為我們認為整個醫療體系的功能、目標是消除身體病痛，是為能恢復病人健康而存在的。然而，現代醫療體系的發展卻也逐漸影響傳統人際信任中的醫病關係，譬如在醫院制度的功利理性追逐下，醫院針對疾病種類收治與門診數量要求即開始設定準則，管理凌駕於照護而成了醫療人員重要工作職責，Patricia Illingworth（2005）認為這是現代醫學在信任層次上必然會產生的道德代價，病患的人性將受到忽略。也就是說，醫院在

朝向企業經營的同時也會把醫生與病人互動導往功利方向，於是醫生在業績考量下必然花在病人身上的時間越來越少，寒暄問候的話語也不多，而病人對醫生的信任感亦越來越低，這顯現出現代醫病關係的一種衝突矛盾景觀，儘管 Holly Fernandez Lynch（2008）期望能夠建立一套制度來解決此般衝突景象，但似乎問題癥結點就在於醫療制度本身。

另外在著重醫學知識的專業面向上，Michel Foucault（1979）曾說過：「知識產生權力，權力生產知識。」知識與權力相互伴隨，所以醫學知識必定形成一種專業權力，此權力會使一般人在它面前變得渺小，而現代醫學知識高度發展，將更加深醫病關係在醫療體系中的不平等分布狀態。Bryan S. Turner（1987）明確指出醫生擁有權力是因為醫療知識被專業所壟斷，以致病人與醫生互動時只能淪為弱勢的一方，於是在醫病關係中，病人雖相信醫學知識但卻也感受到醫生權力，然而這種權力越來越缺乏個人人格與道德的信賴基礎，使醫病之間的連帶相形顯得脆弱。最後在醫療科技的擴大使用方面，由於現代生活日趨依賴科技，人們也不得不信任科技，更甚者，有論者強調人們對科技的信任逐漸超出其他方面，使得非關科技的行為能力已越來越低（Dierkes、Grote, 2000），譬如當現代警察辦案高度依賴於街道監視科技時，傳統的敏銳察案能力就可能大幅滑落了。現代的醫病關係也呈現著這般景象，病人信任醫療科技，醫生也依靠醫療科技，結果病人與醫生的關係大都必須透過科技相連結，病痛成為雙方唯一的交匯點，所以在醫生的眼中，病「人」（human）只是一個病「體」（body），一個由醫療科技處置的「對象物」（object）而已。

因此在現代社會中，人們信任醫療體系多過信賴醫生，醫院制度、醫學知識和醫療科技是讓病人求醫的主要動力，過去那般對醫生固定且持續的熟悉和友誼時代已逐漸逝去，今日醫生被認為只是醫療體系的代理人或操作者。然而，在今日醫院制度、醫學知識和醫療科技高度籠罩的境況

下，醫生似乎也無奈地被推向代理人或操作者的位置，以致使得醫病關係產生了很多問題。

　　一般來說，醫病關係指的是醫生與病人之間的關係，其互動基礎係建基於人際信任的層次上，醫生關心病人的病情、生活以及其與家人和社區的相處狀況，而病人認同醫生的人格道德並與之形成親密友誼關係。但是現代醫病關係的這般互動基礎已經逐漸弱化，醫生與病人不再熟悉而且僅只針對病情來溝通，雖然人們依然會到醫院看病，其所信任的比重卻已由醫生個人轉移到醫療體系上，所以病人認為這個醫生不好就會換其他醫生看病，而不會直接拒絕就醫。這般情景並非意味著病人不再相信醫生，毋寧是將對醫療體系的信任投射到對主治醫生的信心，醫生是醫療體系的操作者，人們相信醫院制度、醫學知識和醫療科技能夠讓醫生治好病人，如果治不好則是這個醫生的能力不足。

　　是故，現代的醫病互動實是一種淺碟式的醫病關係模式，人際情感淡薄是該關係最清楚的說明，也因為這種關係相當脆弱，所以當病人求醫過程感覺到不合意時，醫病關係就開始產生緊張或甚至破裂，結果醫生就成了病人指責的對象，或成為醫療體系的代罪羔羊。事實上，醫病關係的問題大都是發生在病人沒有被適當治療或治癒的情況裡，歸納醫療糾紛的控訴部分，有指控醫生沒有依照醫院制度及醫療程序來進行適當的診治而造成傷害的；有指控醫生醫學知識專業能力不足及診治失誤而造成傷害的；亦有指控醫生對醫療科技使用不當或者是儀器操作失敗而造成傷害的。大概很少人會認為醫療失敗是因為不良的醫院制度、醫學知識和醫療科技所造成，反而多數人會怪罪於醫生或其他醫療人員的照護不周，可見醫病關係的淺碟狀況已慢慢成為今日醫療過程的現實景觀。

　　當然這並不意味著今日所有的醫病關係皆是如此，但從越來越多的醫療糾紛來看，它確實已經形成一種普遍現象，亦即醫生與病人的人際信任

部分是相當弱化了，並且越來越被體系信任所取代，同時也可能因為醫療體系的持續發展，壓縮了人際信任所需要相互溝通的時間和空間，使得醫病關係逐漸空洞化與形式化了。或許還是可以聽聞一些醫生與病人建立深厚信任關係的訊息，但是這些聽聞卻都被當作是津津樂道的典範性報導，而非屬於理所當然的醫病互動過程，所以是特殊個案而不是普遍狀態，足見現代體系信任下的醫病關係尚存有諸多的困難。

五、結語：臺灣醫病信任問題的初步檢視

從信任意義的理論考察中，可以回頭來討論遠見民調結果和《今周刊》的報導，遠見民調結果顯示一般人對醫生的高信任度，是基於他們過去的求醫經驗所做的回答，這係屬於人際信任的層次，而《今周刊》報導醫生因醫療糾紛產生高犯罪率的處境，是基於求醫者或家屬現在經歷的反應，他們並非不相信醫療體系，而是控訴醫生醫療操作不當，所以是屬於體系信任的層次。如果再連接到王溢嘉描述現代醫病之間所處於「隨時準備翻臉的信賴」問題上，則可知這種信賴是建立在對體系信任而不是人際信任的基礎上，醫生被認為只是醫療體系的代理人或操作者，醫療操作不當則質疑醫生能力而不是拒絕求醫。

賴其萬（2006）清楚地點出「醫病關係的基礎應該建立在病人對醫師的信任」，這是人際信任的關鍵訴求，在傳統的社會裡似乎是理所當然，因為醫生的德性和親近一直是人們的記憶痕跡，吳新榮（1981）全集中一篇〈一個村醫的記錄〉文裡就有這樣的描述：

任何好心腸的醫生，在酣夢中被叫起來出診，的確不是愉快的事。然所謂「勤緊」二字是醫生的美德之最，而且法律上也定「應請」是醫生的義務之初，所以大概的醫生都不得不服從這並不愉快的事。有一個深夜，

我的大門被人叩得快壞了，我不得不起來，擦著眼伸個懶腰，而後同來迎者到了病家。

而關於宋瑞樓的傳記中也提到他父親的行醫事跡：

　　那年頭，鄉下醫療人力非常缺乏，醫師「往診」總要到很遠的地方。宋燕貽早上在家看門診，通常下午便拎著診察包出診去，最遠甚至達於南庄、竹北等地，新竹一帶客家人幾乎人人皆知這位「宋先生」（廖雪芳，2002）。

　　由此觀之，傳統社會的醫生深得人們的信任，通常醫生與病人是熟識的，往往也會認識病人全家，因爲全家大都會給他看診，所以醫生不但熟知病人的病史，也熟知全家的健康狀況。

　　然而在現代社會裡，醫生與病人普遍不熟悉，病人一進醫院後便先是一連串冷冰冰的醫療儀器檢察，面對醫生看診時又常常只有三五分鐘，若再扣掉醫生專注電腦前的病歷記錄，則醫病間的直接互動更少。一位有醫管背景的醫從業者，看待醫院的醫病關係時就有這樣的體認，他說：

　　病患常抱怨醫師不近人情，問診時冷冰冰的態度令人心寒，完全無視眼前患者的存在，只注意寫他的病歷，三兩分鐘就打發走人；不然就是架子很大，病人想與醫師做進一步討論，或告知另一位專家的看法時，他就會反問病人：「你是醫師，還是我是醫師？」（王峙松，1995）

　　這其實是現代醫病關係的普遍現象，人際信任在這裡蕩然無存，但是人們生病還是會到醫院去看病，因爲對醫療體系的信任還是存在，所以

「逛醫生」（doctor shopping）便成了今日常見的醫療景觀。

　　初步看來，臺灣醫病關係也從人際信任為主轉為體系信任為主的狀況，在過去以鄉鎮村落互動為主體的傳統社會中，醫病關係似乎不會成為必須檢視的問題，因為人們相信醫生，即使是病人沒有被醫好甚或死亡了，病人或病人家屬也會認為醫生已經盡力，所以很少聽到醫生被告的訊息；然而在今日以都市互動為主體的現代社會裡，醫病關係經常在學術討論或新聞報導中成為議題，甚至醫界也逐漸重視它，這實是過去那種醫病間的信任狀況產生了變化，導致人們對醫生的醫療過程一直保持存疑。

　　而在這個過程中，醫病關係的問題越來越多，雖然生病了還是要去看醫生，但是人們對醫生的信任關係卻相當脆弱，事實上，人們逐漸地把醫生視為醫療知識與技術的操作者，信任的是醫療體系而非醫生個人，以致當醫療出現失誤或糾紛時，病人便容易把醫生當成攻擊對象。為了重建良好的醫病關係，已有許多醫療改革者大聲呼籲「以病人為中心」的治療取向，如黃達夫（1999）便強調「科技不能取代醫師」，而且醫生必須「先獲得病人的信任，之後再照顧他身上的病」（丘美珍、李桂芬，2010），這就是認為人際信任必須再度被發展，而不是體系信任可以獨撐大局。

　　總之，為能找回醫病之間的人際信任，醫生不能只以醫療專業的代理者面對病人，還要以一個關懷和傾聽者來面對病人，並且要與病人建立友誼關係。Elliot G. Mishler（1995）曾以「醫學的聲音」（voice of medicine）和「生活世界的聲音」（voice of lifeworld）來指出現代醫療的問題，亦即醫療專業論述取代病人聲音所產生的壓迫，如果要改變這樣的壓迫情況，病人的聲音必須被醫生聽見。所以惟有用心聆聽病人的聲音，打破三五分鐘的看病習慣，醫生與病人的信任關係或許就可以突破醫療體系信任的空洞與冷漠感。

參考文獻

王峙松（1995）。透過醫院思考人生。臺北：一葦。

王溢嘉（1998）。實習醫師手記。臺北：野鵝出版社。

丘美珍、李桂芬（2010）。承諾，用心守護病人：黃達夫與和信醫院的故事。臺北：天下遠見出版股份有限公司。

吳新榮（1981）。吳新榮全集。臺北：遠景。

〈信任度調查：法官排名後段班〉。聯合報 100 年 5 月 31 日 A9 版。

黃達夫（1999）。用心聆聽。臺北：天下遠見出版股份有限公司。

廖雪芳（2002）。醫者之路：臺灣肝炎鼻祖宋瑞樓傳。臺北：天下雜誌股份有限公司。

燕珍宜（2011/11）。醫療糾紛不斷 臺灣醫師「犯罪率」世界第一。*今周刊*，776。

賴其萬（2006）。話語、雙手與藥：醫者的人性關懷。臺北：張老師文化。

Beck, Ulrich (1992). *Risk Society: Towards a New Modernity*. London: Sage Publications.

Bourdieu, Pierre (1993). *Sociology in Question*. London: Sage.

Dierkes, Meinolf and Grote, Claudia von (2000). *Between Understanding and Trust: the Public, Science and Technology*. New York: Routledge.

Erikson, Erik H. (1968). *Identity, Youth, and Crisis*. New York: W. W. Norton.

Foucault, Michel (1979). *Discipline and Punish: The Birth of the Prison*. New York: Vintage Books.

Fukuyama, Francis (1995). *Trust: the Social Virtues and the Creation of Prosperity*. New York: Free Press.

Giddens, Anthony (1979). *Central Problems in Social Theory*. London: Macmillan.

Giddens, Anthony (1991). *The Consequences of Modernity.* Cambridge: Polity Press.

Giddens, Anthony (1993). *Modernity and Self-identity: Self and Society in the Late Modern Age*. Stanford: Stanford University Press.

Habermas, Jurgen (1984). *The Theory of Communication Action*. Boston: Beacon Press.

Illingworth, Patricia (2005). *Trusting Medicine: the Moral Costs of Managed Care.* New York: Routledge.

Luhmann, Niklas (1979). *Trust.* Chichester: Jahn Wiley & Sons.

Lynch, Holly Fernandez (2008). *Conflict of Conscience in Health Care: an Institutional Compromise.* Cambridge: MIT Press.

Mishler, Elliot G. (1995). "Models of Narrative Analysis: A Typology." *Journal of Narrative and Life History*, 5(2), 87-123。

O'Neill, Onora (2002). *A Question of Trust*. Cambridge: Cambridge University Press.

Simmel, Georg (1978). *The Philosophy of Money*. London: Routledge and Kegan Paul.

Turner, Bryan S. (1987). *Medical Power and Social Knowledge*. London Sage Publications.

第十四章　臺灣醫療史中醫學人文典範的記事
——「教會醫療人物」的特質

張德麟

一、前言

　　杜聰明（1996）曾將臺灣醫學史分成五期：原始醫學（～1544）、瘴氣醫學（1544～1865）、教會醫學（1865～1895）、日治醫學（1895～1945）、中華民國醫學（1945～）。教會醫學被列為第三期，時間從1865 到 1895。這種分法有解釋上的方便，因為從時間上看大概就是如此。但是如果我們從「教會醫療人物」的特質觀之，教會醫療人物的特殊性又不只停留在一個靜態的時間內。也就是說，當一個基督徒醫生願意「以基督耶穌之心為心」（腓立比書，2：5）去對待病患時，他所呈現的「生命特質」是從 1865 年一直流傳到今天的。以下的文字要說明這種特質。行文時，皆以「教會醫療人物」一動態的概念描述，以別於杜先生只呈現靜態意義的「教會醫學」。

二、對病患有超乎常人的愛

　　教會醫療人物對病患那種出自內心的關愛，常常被拿來當醫療典範的教材。這裡先以我們一般人所熟知的「切膚之愛」來說明。

　　蘭大衛醫生（Dr. David Landsborough）出自長老教會牧師的家庭，先讀文學碩士後再讀醫學，準備當醫療宣教師。1895 年冬天他來到彰

化，11 月 29 日開始他在彰化的醫療事工。他對病患的愛心，深深折服彰化人。因此在彰化流行一句諺語：「南門媽祖宮，西門蘭醫生」[1]（魏嘉陽，1984）。他最被傳頌的醫療典範是「切膚之愛」。

1928 年，一位 13 歲的年輕人周金耀因爲傷口潰爛來彰基就診，蘭醫師看他腿部有尺餘皮膚無法長皮，並可能併發骨髓炎。蘭醫生跟醫生娘最後決定，拿醫生娘身上的四塊皮膚移植在這位年輕人身上，這個故事就是臺灣醫界的經典故事「切膚之愛」。

2002 年中研院派劉翠溶、劉士永加上彰基的陳美玲一起到英國訪問當時還健在的小蘭醫師蘭大弼，以期了解彰化早期的西醫及其醫療情形。中間提到「切膚之愛」，小蘭醫師認爲他父親其實從不想被當成注目的目標。在最近彰基基金會所做的一項調查中，發現蘭大衛醫生曾將這個病例拖延了一陣子。他審愼地跟愛丁堡的朋友們討論如何處理這樣一個病例。周金耀是那年夏天住院的。這一年夏天，蘭大衛醫師夫婦還去山東煙臺探視在那裡唸書的子女。回到彰化後再花一個月的時間思考如何診治周金耀。我們在此把這一段過去寫下來，要說明的是，蘭大衛醫師在周金耀身上所做的皮膚移植手術是「深思熟慮」的醫療行爲。換個說法，我們也可說這是全理智、全情感的醫療行爲，它不是一個衝動情緒下的產物。

上述中研院 2002 年的訪問文字，後來結集成書——《蘭大弼醫生口述歷史》。這本書也提到蘭大弼醫師親眼看過母親身上的傷口。蘭大弼說：

---

[1] 魏嘉陽書中寫爲「南門有媽祖，西門有蘭醫生」。李欣芬的碩士論文《基督教與臺灣醫療衛生的現代化——以彰化基督教醫院爲中心之探討》（1896-1936）（民國 78 年 6 月）亦從此說。筆者從小所聽與此不同。從臺灣俗諺常有押韻之作觀之，筆者將它改成小時所聽的記憶。

「家母也不曾多説，她只給我看一次……。疤痕有多大？我想，有四條，每條大約是寬一吋長三吋左右。如果你喜歡的話，可以説有三、四條絲帶，每條一吋或兩公分寬。我只能大概的説，但我不能給你正確的答案。我確實記得皮膚的邊緣。它相當厚。你看，我是在 12 月回家的，所以它可能是幾個月前發生的。所以有一段長時間讓它恢復。因爲它是割去表皮，基本的細胞都還在，可以長出新皮膚。」（劉翠溶、劉永士、陳美玲，2002）

　　這是臺灣醫療史上每每被提的「切膚之愛」的大概情形。它是一個醫生心疼病患的故事。

　　再看另一例，井上伊之助在原住民中對病患的關心。

　　井上伊之助的父親井上彌之助日治時期來臺採樟腦時被原住民殺害。這個消息傳回日本時，井上伊之助在東京參加教會靈修會。驟聽父親被殺，井上伊之助哭著進入附近一座森林中。擦乾眼淚後，井上伊之助決定要報仇，而報仇的方式是「去愛殺害父親的原住民」。

　　井上伊之助讀聖經學院，他不是醫生。1911 年來臺只能當保健員。爲了實踐他的夢想，他努力自修，1930 年考上乙種醫師。這一年，臺灣原住民爆發「霧社事件」。莫那‧魯道的族人被殺到剩 500 人。日本人後來又唆使跟莫那‧魯道有宿仇的原住民再攻擊這剩下的 500 人，最後只剩 298 人。這 298 人是一群老弱婦孺，他們被移到較低海拔的川中島。搬到川中島後，這 298 人面臨傳染病流行。穿梭在他們中間，伸出援手的正是井上伊之助。搬到川中島的第二天，花岡二郎的妻子產下一子，血流不止。伸出援手的也是井上伊之助[2]。

---

[2] 井一伊之助的事蹟，在井上伊之助的書《上帝在編織》中，好幾篇序文都有著

到二十世紀八〇年代，花岡二郎的妻子（漢名高彩雲），來到埔里找文史工作者鄧相揚，請他幫忙找出井上的墳墓，高彩雲只是想知道，當年這位被陳儀政府強制遣返的醫生，最後葬在哪裡。鄧相揚最後在東京都隔壁的埼玉縣找到井上伊之助的墳墓。墓碑用漢字寫了一個大字「愛」，然後用日文註上「上帝在編織」，這件尋找井上的過程，讓井上的孩子井上佑二動容，他原本對父親在臺灣為原住民病患的奉獻不諒解。但看到臺灣原住民為了找他父親的墳墓，派人千里迢迢跑到日本，對父親的不諒解才全然放下。

這個在臺灣高山一山又一山為原住民診治的故事，在臺灣史上發酵。臺南人黃履鰲醫師的女兒黃聰美是醫師，女婿日人伊藤邦幸也是醫生。他倆仿效井上伊之助的善行，到尼泊爾無醫村行醫，一山又一山診治。到孩子需要就學時，他們回到日本等孩子成長。等到孩子可以自立時，黃聰美準備再回尼泊爾。在事先鍛鍊體力的爬山過程中，黃聰美失足而死。這件事讓一些臺灣人在美國成立「聰美紀念基金會」，辦《臺文通訊》（從25 期起接辦）。這個故事從 1911 年起寫到今天，故事還在繼續（井上伊之助，1997）。

這種對病患的全然委身，在臺灣，還會想到瑪喜樂女士（Joyce Meredith McMillan）1958 年的某一個晚上，臺灣的謝緯醫師在美國柏克萊第一長老教會的祈禱會報告臺灣中西海岸及埔里的肺結核醫療事工。當時有一位在安養院工作的護士瑪喜樂，聽完極為感動，於是來臺灣看看她能

墨，見高俊明〈序〉、鄭仰恩〈恬恬的見證者——井上伊之助先生〉，內村鑑三〈序〉。以上見井上伊之助著，石井玲子譯，《上帝在編織》（臺南：人光出版社，1997）頁 1、3、23。井上伊之助對黃聰美的影響，可參看鄧慧恩《日治時期臺灣知識份子對於「世界主義」的實踐：以基督教受容為中心》（臺南：成功大學臺文系博士論文，2010 年），頁 104。

幫什麼忙。

　　1960 年代的臺灣還相當貧困，尤其沿海地區衛生環境極差，又缺乏醫療設施。1961 年，臺中中會一些本地籍醫師由謝緯醫師登高一呼，組織臺中中會巡迴醫療團，在中部沿海地區從事醫療傳道。參與的人有謝緯、林庚申、黃明輝、蔡陽昆、楊作舟、陳耀煊等。這個醫療團原本是移動的，後來謝緯醫師覺得如果有一定點作例行性問診及追蹤的場所會更理想。而且如果有固定的地方，還可放置醫療器材。當時二林地區有許多小兒麻痺病患，急需設置醫院開刀、復建。在這樣的背景下，1964 年 11 月 3 日正式開辦二林基督教醫院，這是本地基督徒設置的第一所基督教醫院。這所醫院由二林、竹塘、大城、芳苑四所教會捐 900 坪土地，加上醫師團、西德婦女祈禱團的捐助終於建造完成。開設那一天有 222 位小兒麻痺病患前來登記。瑪喜樂來臺原先於埔里基督教醫院服務，在二林基督教醫院設立時，她在這些還在地上爬行的孩子身上，看到她來臺的真正目的。

　　瑪喜樂從那一天開始到她過世，把時間、金錢全奉獻給這些小兒麻痺病患。剛開始，瑪喜樂奔波於鄉間、沿海，尋找行動不便的小兒麻痺孩童，以臺語和孩子的父母溝通，希望他們能將行動不便的孩子送到醫院，幫助他／她們站起來。

　　有一名住在中藥房隔壁的孩子，每一次看到瑪喜樂出現，都拒絕把孩子交給她，因為隔壁的中醫師認為孩子根本沒有自行走路的機會。到最後，孩子的父母被瑪喜樂的熱誠感動，讓她帶孩子去醫院開刀。出發前，隔壁的中醫師說：「這孩子要是能走路，我的頭讓你當椅子坐。」這小孩子開刀、復健後，瑪喜樂陪他「走」回家。遠遠地，瑪喜樂看到那個中醫師張大嘴巴，講不出話。瑪喜樂趕快告訴他：「不要緊、不要緊，我不敢坐你的頭。」

　　1970 年，二林基督教醫院內的小兒麻痺事工被其他病患排斥，當時還有病患擔心小兒麻痺會傳染。瑪喜樂於是集合一些醫生在二林鎮中西里，申請立案成立「財團法人彰化縣私立基督教喜樂保育院」專心照顧小兒麻痺病患。到 1988 年，喜樂保育院，又建啓智大樓。1991 年開始收容智能障礙及失智患者。2000 年 5 月 16 日，李登輝總統授瑪喜樂「紫色大綬景星勳章」。2001 年 9 月 29 日臺灣基督教長老教會贈她「榮譽宣教師」。2007 年 11 月 26 日瑪喜樂在二林過世，時年九十三歲，埋骨於她奉獻的臺灣。臺灣基督教長老教會以隆重的「總會葬」，紀念這位堅強陪伴窮困孩子，二林人暱稱「阿嬤」的基督徒（陳信惠，2001）。

　　這種對病患超乎常人的愛，是臺灣醫療史中的瑰寶。我們今天回頭看看這些人，想想這些事都還覺得不可思議。

三、對弱勢者的委身

　　臺灣教會醫療史最值得提出來教導後來醫護人員的就是，醫護人員對弱勢者的關愛、委身。戴仁壽（Dr.George Gushue-Taylor）對痲瘋患者的奉獻，井上伊之助對原住民的關懷。蘭大弼醫生念念不忘「不可讓貧困病人不敢來醫院」（郭文隆，2009）。王金河對烏腳病患的同情。白寶珠（Marjorie Ingeleiv Bly）對澎湖痲瘋病患的照護（盧俊義，2009），天主教靈醫會（2002）的醫生對弱勢人群的獻身。這些故事是臺灣醫療史上最動人的一頁。

　　戴仁壽醫師是加拿大一個濱海的衛理公會牧師的孩子。他父親原本期待他當牧師，但他小時候遇見格利菲（Rev.Wilfred Grenfell）醫療宣教師後，他立志要像格利菲一樣醫治窮苦無助的人。戴仁壽大學時到英國倫敦大學讀醫科，他幾乎全靠獎學金和工讀金度日。畢業後，從 1907 年到 1910 年拿到家醫科、婦產科、內科、外科專科醫師證書。1910 年他還成

爲皇家內外科院士。1911 年 9 月 15 日和彌拉小姐（Miss Margery Miller）結婚。夫婦接受英國長老教會的差派到臺南新樓醫院擔任醫師、護士。八年任滿後，戴醫師回英倫進修，戴夫人身上婦科的毛病也在這時候接受手術。1923 年，他們接受加拿大長老教會的差派，來臺擔任馬偕醫院院長。

在新樓，他已知臺灣有痲瘋病患。他也深知臺灣痲瘋病患一定比他看過者多。所以到馬偕任職時，他就帶來當時的特效藥「大楓子油」。後來並在馬偕醫院成立「特別皮膚科門診」治療當時一般人不敢觸碰的痲瘋病。

直到有一天，一位住士林的老病患向他提出要求，想住在醫院內。戴仁壽不解地問他：「你有兒子、房子，爲什麼要住診所？」這位老病患說，「我兒子在院子的邊邊，蓋了一間草寮給我住，但年久失修已經破爛不堪，每逢下雨就漏水。沒辦法睡覺，也沒有人敢替我修理……。」這段對話讓戴仁壽深深同情這些連家庭都放棄的病患。他決定設立痲瘋病專屬的院區來幫助這些被遺棄的人。他原先規劃在迴龍附近設立。這個院所後來被日本人搶去以後，他再找的地方就是八里的「樂山園」。「樂山園」建設完成。戴仁壽認爲要解決痲瘋病患的所有問題，需要有一批接受過現代醫療科學教育，又願意奉獻一生服事痲瘋患者的人員。所以他辭去擔任 14 年的馬偕醫院院長一職，去擔任「樂山園」園長。戴仁壽最後選擇與被遺棄的人同住。這個決定，至今仍深深打動每一位讀這段歷史的人（李欣芬，2003；董英義，2011）。

與弱勢者站在一起，在教會醫療人物中絕不只這一件，接著再看在臺灣烏腳病大流行時的王金河醫師。

王金河醫師 1916 年出生於北門。中學時讀長榮中學，然後赴日讀東京醫專。王金河醫專畢業回臺，原本在今部立臺南醫院服務，但由於故鄉

北門唯一的醫生過世，鄉親一直希望他回去。再者，當時二戰還在炸臺灣的大都會，他認為「局勢不好，臺南市常常在空襲，就回鄉避一避好了。」。王金河就回北門開診所。時間在 1944 年。這次回北門，沒想到影響他的一生，使他的生命成為傳奇。

我們稱王金河為「烏腳病之父」是妥當的，畢竟在那樣的環境中，從頭到尾陪伴病患的是他。不過，我們不能忘記這個經典的醫療典範中還有兩個人：孫理蓮、謝緯。

孫理蓮（Lillian Dickson）宣教師，孫雅各宣教師的妻子。他倆是長老教會的宣教師。1954 年，她自行投入宣教工作，從臺灣社會最需要的地方開始，寫信向美、加基督徒募款。1954 年她成立「芥菜種會」，開辦許多慈善機構，包括兒童之家、愛心育幼院、樂生療養院、巡迴醫療團、埔里基督教醫院、原住民診所、肺病療養院、原住民產院、烏腳病免費診所、原住民義工學校、保姆學校、護理學校等，她也募款捐助很多原住民教會建立教堂（鄭仰恩，2004）。對烏腳病患來說，他們所有的醫療費用，以及事後的復健費用，都是孫理蓮宣教師募款支付的。

要提治療烏腳病的第二個人是謝緯醫師。剛開始，北門的烏腳病患是送到彰化基督教醫院、屏東基督教醫院開刀診治。到後來，孫理蓮乾脆在北門設「免費診所」。聘兩位醫師，王金河擔任「門診部」醫生，謝緯擔任「手術部」醫生。依據王金河的回憶，謝緯來免費診所手術的時間都在禮拜四。王金河說：

「謝緯來，每次都將所有的刀開完才離開。謝緯從南投出發到北門，距離大概是 150 公里。那時沒有高速公路，單趟就需兩個半小時。」每次去北門，「謝緯還會帶他當藥劑師的弟弟謝綸以及醫務助手、護士。四個人共搭一輛計程車到北門，而且手術設備、消毒用品都自備。」王金河回

憶說：「他們通常會在下午一點左右到達。一來他就先巡視住院及門診病患，然後喝一杯茶，就進開刀房。一站就是五、六小時。病人多的時候，還要用到二張手術臺。曾經忙到半夜十二點多。結束之後，才把身體洗乾淨，再吃晚餐，然後回南投。回到那邊都已經要半夜三點多了。雖然不是每次都這樣，但是他們真的是很辛苦。」

　　筆者曾親耳聽王金河說：「請把『烏腳病之父』這頭銜給謝緯。」我從這句話聽出王金河真的從心裡推崇謝緯，但我也從這句話看到王金河不居功的另一面。

　　要談治療烏腳病的第三個人是王金河。北門免費診所從 1961 年 5 月 23 日開辦。王金河用了很特殊的方式安排他自己的診所和免費診所。他在他的診所外掛兩個招牌。上午看自己的病人，下午看免費診所的病人。王金河會叫貧苦的病患下午來，他說：「我也主動告訴貧苦的病患，請他們直接到烏腳病診所那邊去看，因為那邊一切都是免費的。」

　　王金河回憶「免費診所」（烏腳病診所）的運作大概：

　　「開始經營免費診所之後，我萬萬沒想到那時候我們就越做越投入，越奉獻越是甘甜有趣，到最後連我內人也一起下來做，凡是有參與的人都是越做興致越高，像一些我的親朋好友，只要是有投入的，都是越做越高興，因為有意義、有見證。那時候有一些貧戶過世，差不多有二十個人是我幫忙料理喪事的，他們無力負擔任何費用，我自己拿錢來幫助他們，這是我可以負擔的範圍。那時候連棺木店的老闆都會把價錢算便宜一點給我，有時候我自己也下去釘，這些事情我覺得做起來比任何事情要有意義。但是我要強調的是，這些絕不是一個人的力量就可以做的到，那時候連教會的牧師、其他的病友、一些朋友都一起來幫忙，大家都搶著來做，

有時候三、四十位一起在幫忙，那種感覺很好。」（梁妃儀，2003）

對烏腳病患的治療、照護，就在前述孫理蓮、謝緯、王金河的同心合力下，寫下臺灣一段照顧弱勢者的故事。

四、慷慨分享他們的所有

臺灣的西醫從醫療宣教師馬雅各開始，他們身邊都有一些助手，這些助手後來出來開業，也不少人進入日治時期拿到限地醫執照。日治之後，教會子弟讀醫的比例也比一般人來得高。這些教會醫師因為從醫，社會地位大大提高，經濟所得也快速增加。這些教會醫生中留下不少慷慨捐獻金錢給他人、教會、社會的故事。略述一二如下：

228 事件消失的臺灣菁英之一的林茂生博士。他 1916 年就拿到東京帝大文學士，是臺人首位拿到東京帝大學位者。林茂生的留日旅程，獲益於教會長輩的奉獻，奉獻者中間有醫生。

林茂生自幼聰慧，臺南神學院院長巴克禮牧師（Rev.Thomas Barclay）想栽培他成為明日臺灣教會、社會的棟樑時，巴克禮找到四位奉獻者幫林茂生支付在日本的生活費（賴永祥，2000）。巴克禮找了兩位地主：李仲義（萬丹地主）、劉瑞山（臺南地主），以及兩位醫生：顏振聲、高再得。請他們四位負擔林茂生在日本的生活費。顏振聲、高再得都是蘭大衛醫生的弟子。日治時期也當了限地醫。顏振聲的子孫後來成了臺灣的大醫生家族。顏春輝這位臺灣首任衛生署署長，就是顏振聲的四子。高再得則是高俊明牧師的父親。這種為教會、社會舉才而奉獻的故事不多。但如果有，我們發現臺灣醫療史中的教會醫生常常榜上有名。

另一例子，可以舉嘉義的陳老英醫師。陳老英醫師隨新樓醫院安彼得醫生（Dr.Peter Anderson）習醫，日治時期得限地醫執照在嘉義行醫。當

他事業有成時，他成爲一位慷慨捐獻的人。比方說，1904 年 11 月、1906 年 2 月，嘉義發生大地震，災情慘重。陳老英投入救災工作，賑濟災民。因此被推爲「保正」並獲頒紳章。今臺中一中的成立，一般人常舉林獻堂、甘得中。事實上仔細尋找當時的奉獻者大名，可以看到陳老英。日治時期，臺南長老教中學校（今長榮中學）想立案成爲官方認可的正式中學，而不僅是教士會所期待的「神學校預備學校」。日人要求需有一筆龐大的教育基金。在林茂生登高一呼時，中南部的教會人物捐鉅額款項者有：劉瑞山、李仲義、陳老英、李道生、彭清約、吳秋微等。這中間，陳老英、李道生、彭清約、吳秋微都是醫生。陳老英是嘉義教會（今嘉義東門）的長老，他對嘉義教會、鹿麻產教會的奉獻至今仍令人懷念。上述的奉獻之外，陳老英還栽培盧萬德這位青年完成臺北醫專（今臺大醫學院醫學系）的學業。盧萬德後來也不辜負陳老英的栽培，拿到臺北帝大第一位醫學博士的學位。

　　順便在此一提，陳老英的家族也是全臺最大的醫生家族之一。他的後代是醫生者列之於後：陳紅桃、陳嘉得、陳嘉音、陳宗惠、鄭德和、鄭彰義、鄭彰茂、鄭彰雄、闕文榮、林朝乾、林慶中、林慶國、陳全美、莊石斌、莊壽銘、張榮泰、何啓生、何錄滄。如果把陳老英弟弟陳助這邊再算進來。這個名單還要加上李連頂、李俊仁、陳碧鳳、張榮宗、張宗豪、張宗達、張理美、黃麒麟。要附記一筆的是，上述的鄭德和娶陳老英的長女陳全有。陳全有是前行政院長張俊雄的外祖母，所以陳老英是張俊雄的外曾祖父（曾韋禎，2008）。

　　另一個醫生慷慨奉獻之例，可以舉彭清約醫師。彭清約醫生之父彭士藏長老原本是宣教師的廚師，後來讀神學院，被派到西螺、馬公、屏東等地當傳道。到彭清約長老這一代較爲人熟知者，除了彭清約之外還有彭清靠。彭清約、彭清靠兩人都是醫生。

　　彭清約 1912 年畢業於總督府醫學校。出來行醫甚得病患推崇，不只醫術精湛，而且對勞苦大眾充滿同情。在教會，他擔任長老。不只跟同工設立荅雅寮教會，後來在斗南教會的設立也著力甚深。他最後擔任高雄新興教會的長老，慷慨捐獻，對教會的貢獻甚深。除上述長榮中學設立時的奉獻外。他在新興教會擔任長老的任內至少奉獻下列三筆土地：(1)高雄市安生教會基地及學生宿舍預定地兩筆，(2)臺中利巴嫩山莊基地一筆，(3)高雄市凹仔底教會用地一筆。臺北濟南教會彭明聰長老是他兒子。彭明聰曾擔任臺大醫學院院長，是中研院院士（曾國福，1998）。彭清約長老有弟弟彭清靠，也是醫生、長老。228 事件時，代表市民上壽山見彭孟緝，頗受「招待」。彭清靠的子女中較爲人所熟知者是彭明敏教授。在此附記一筆，彭士藏家族也是臺灣社會另一大醫生家族。

　　這種醫護人員對教會、社會對人的慷慨捐助，在臺灣教會史上史不絕書。謝緯家人代他奉獻青年營地給長老教會總會（謝大立，2001）。周瑞對旗後、關子嶺、三民等教會教堂的大筆捐款（臺灣教會公報，2008）。陳能家族對臺北松山教會的付出[3]（臺灣教會公報，2000）。蔡阿信這位臺灣第一位女醫師成立「至誠文教基金會」照顧臺灣的寡婦（朱真一，2004）。陳五福設立「慕光盲人習藝所」訓練盲人一技之長（盧功勳，1999）。林恩魁奉獻「臺語漢字聖經」（林恩魁，2008）。這等等的醫生故事幾乎每一位都要單獨立傳。

---

[3]　陳能是馬偕的學生，畢業於牛津學堂。後來擔任醫生並從商致富。陳能的戶籍名是陳能記。陳能經商亦以陳能記爲店號。臺灣基督長老教會松山教會連同陳家之舊房屋是陳能記買下的。第二代的店號爲「復記」，1930 年松山教會改建二層，禮拜堂由復記產業合資公司奉獻。又記，陳拱北教授是陳能的孫子。

五、對臺灣這塊土地有情

教會醫療人物中可學習的地方還有一點，他們不管是外國宣教師或是本地醫師，他們對臺灣這塊土地的情感都表現得非常濃烈。

戴仁壽醫師對臺灣痲瘋病投入的心血已如上述。戴醫師的典範還有許多面向可以探討。這一段我們就略述他對本土醫學教育的投入，以及他的臺灣認同。

戴醫師為提升醫療水準，訓練本土醫療人員。他編寫了一本《內外科看護學》。這本書共四部分，第一部分是〈解剖學與生理學〉，第二部分是〈普通看護學〉，第三部分是〈外科看護學〉，第四部分是〈內科看護學〉。書籍刊印完成在 1917 年。這本書是臺灣本土醫護教科書的第一部。烈以利姑娘（Miss Isabella Jane Elliot）在馬偕醫院內成立一所護士學校，時間在 1912 年。當此書一出，烈以利姑娘馬上以此書為教科書（烈以利姑娘在馬偕醫院內成立的護士學校，後來成為戰後的馬偕護理專科學校）。烈以利姑娘後來轉到彰化基督教醫院亦以此書為教科書。

一般人要學當代最先進的醫學、護理學，以戴仁壽當時的處境來說是先學德、日語。換句話說你要成為德國文化、日本文化底下的人，你才能學當時的先進知識。但戴仁壽醫師卻反過來，他以本地人，以接受者為中心，用接受者的語言編寫。他用臺語寫，用教會羅馬字寫。這種思維本身就是「臺灣認同」。這本書 1917 年出版，共 634 頁。中間的插圖有 503 張，其中 17 張是彩色的。這樣做的用意是期待讀者的「見識對目瞷入」（見《內外科看護學》的〈頭序〉）。這本書的書後附醫學常用名詞的英文、華語、臺語對照表（原書以「語彙」一欄列出）。是臺灣最早的「醫學臺語」。

第二次世界大戰一過 1940 年，日人對英、加、美在臺宣教師疑慮愈深。在臺獻上他們青春的滿雄才夫婦、孫雅各夫婦、戴仁壽夫婦……一一

被趕離臺灣。戴仁壽回加拿大亦服務當地的貧苦大眾。戰後 1953 年 9 月 2 日戴仁壽宣教師娘在加拿大過世。戴仁壽請住在他們隔壁的滿雄才宣教師為她主持安息禮拜。在墓園時。滿雄才特別用臺語禱告，那是他們用青春獻上的地方的語言。滿雄才這樣做，是要觸動人類「一生懸念」的那條神經吧（董英義、陳秀麗，2010）。

即使到今天，你我到八里「樂山園」，就可以看到戴醫師夫婦合葬之地。這種以臺灣為他／她最後的家鄉的外籍宣教師。他／她們都有最動人心弦的奉獻故事。這些人還有馬偕、盧嘉敏、瑪喜樂、白寶珠、天主教靈醫會的醫生……等等，這些人如要一一詳述，恐怕這篇文章是無法承載的。

只有這些外籍宣教師才對這塊土地有這麼深的情感嗎？當門諾醫院薄柔瀾院長怨嘆，門諾難找願意為偏鄉奉獻的臺灣人醫生，說：「到美國比較近，到花蓮比較遠」時，黃勝雄從美返臺，回應薄醫師的邀請。當上述「樂山園」因戴仁壽回國而缺領導者時，臺南劉家出身，也是臺灣史上第一位在美國讀醫學院的劉清風醫師馬上北上擔任院長。這些人（包含成立二林基督教醫院的醫師）表現出一種「不要只靠外國人，這些事我們臺灣人自己可以承擔」的精神。

這些認同臺灣，熱愛那些極度弱勢的人，他們的名字在臺灣醫療史上是神聖的。

六、在臺灣，開醫療風氣之先

最後要提到「教會醫療人物」的特質是，他們也常成為「臺灣第一」。就以北中南的第一個醫療宣教師為例。南部馬雅各醫師 1865 年來臺，那一年 6 月 16 日在看西街開始他的醫療傳道。但在臺南僅 24 日（或曰 23 日）就被逼得遷往旗後。這次被逼遷移的理由，很多資料顯示，那

是漢醫煽動下的結果。馬雅各在臺南短短的二十幾天，他做了什麼事，使
漢醫聯手驅逐他？當時任職打狗海關的必麒麟（W. A. Pickering）的《冒
險福爾摩沙》（*Pioneering in Formosa*）（1999）曾透露答案：

　「馬雅各切除白內障和膀胱結石手術，成功的治癒了不少病患……引
起當地醫生的反感，因而散布謠言，說外國人是在殺害漢人，取出腦漿和
眼睛來製造鴉片。」

　　從當時目擊者的第一手資料，我們可知馬雅各在臺南，處理了以前
漢醫無法處理的事：外科手術。馬雅各的外科神技震撼臺灣，我們還可
以再用一例說明。1921 年，臺南的《三六九小報》。有一署名「畸雲」
者，在「史遺」一欄，談他幼時耳聞長輩傳下來的故事，他有一文「名醫
神技」談馬雅各醫師。文章稱，有某商人，其妻臨盆時難產，找傳統的穩
婆束手無策，於是找上馬雅各醫師。馬雅各醫師診視，說：「胎兒不在子
宮，偏伏肚腹左邊，非刳腹出之無能爲也。」於是爲產婦作剖腹產，得一
男生，母子均安。一段時間後商人的老婆再懷孕再剖腹開刀，再得次男。
同樣，後來也剖腹得三男。手術後，母子均安。

　　馬雅各在臺期間是 1865 年 5 月到 1871 年 10 月。第二段時間是 1883
年 12 月到 1884 年 10 月 20 日。畸雲之父趙鍾麒生於 1863 年，過世於
1936 年。上述剖腹產子的時間上兩段時間都有可能。不過從馬雅各被趕
到旗後，以及畸雲把剖腹生產看爲「神技」（賴永祥，1992）都足以說明
外科手術在十九世界中後葉的南臺灣，本地人感到不可思議。因爲在這之
前，他們從未看過。

　　再說中臺灣。中部第一位西醫是盧嘉敏醫師（Russel Gavin），第一
個西醫醫療場所是大社醫館（位置即今之大社基督長老教會）。盧嘉敏醫

師在此也創下一項第一，他是全臺第一位用臺語，用白話字寫醫務報告的人。1891 年 1 月在教會公報刊出的〈大社的醫館〉，盧嘉敏將他 1890 年 3 月至 11 月共 8 個月，在大社行醫，看 13847 人的點點滴滴記錄下來，刊載在教會公報上。從這篇文章可以看出，在日本人尚未進入臺灣前，瘧疾仍然是中臺灣相當棘手的問題。這之外，需要外科手術的病患也很多，共 366 人。都市的有錢人和鄉下人的看病習慣並不相同。至於北臺灣。我們知道宣教師馬偕並不是醫師，但是講醫療史，他從不缺席，不只因他「拔牙」傳道，也因他設立北臺灣第一所醫館—偕醫館。其實，他對西醫醫學的貢獻還有一點可說。就是馬偕 1882 設立「理學堂大書院」（牛津學堂）。這所學校本質上是神學院（臺灣神學院的前身）。但馬偕在神學院的課程中加入很多與醫學有關的課程，「神學〈聖經〉是不用說了，還有天文、地理、地質、植物、動物、礦物、生理、衛生、化學、物理、解剖、醫學等等……中午休息時就到偕醫館去幫忙，並做種種的實習……。」（賴永祥，2003）馬偕會在神學院的課程中，放入解剖、醫學等等跟醫學相關的課程，跟十九世紀的神學思想有關。當時主流的神學思考是：當你解剖看到這麼精密的器官時，你就可知上帝的創造何其偉大。不管如何，馬偕在十九世紀的北臺灣，已經開始跟學生講授跟醫學相關的課程，這當然又是一項開風氣之先的創舉。除此之外，朱真一教授 2016 年 3 月 23 日在真理大學主講〈馬偕是第一位麻醉師暨馬偕拔牙典故〉。朱教授考證，馬偕曾幫 Rennie 醫師，擔任麻醉師的工作。時間在 1888 年 10 月 3 日（臺灣教會公報，2016）。據此，朱教授稱馬偕是臺灣第一位麻醉師。

　　醫療宣教師常因他們最早推動也實際執行西醫的診治，拿下很多的第一，有些則因醫療宣教師來自國外，教會全權交付他們管理醫院，來自當時醫學相對進步的國家，自然有很多新想法，因此也拿下很多「臺灣

第一」。羅慧夫（M.Samuel Noordhoff）在馬偕醫院當院長時任內，創立的「燒燙傷中心」、「自殺防治中心」、「生命線」、引進防止小兒麻痺的沙克疫苗、創立第一個唇顎裂治療中心、設立臺灣第一個加護病房（ICU），都是開風氣之先者（梁玉芳，2000）。其他，如華仁愛宣教師（Miss Jeane Walvoord）之於「靈性護理」（董英義，2016），本地護理的先行者鍾信心之於「精神科護理」（蔡幸娥，2004），這些，都是基督教醫療人員勇於瞻望向前的表現。

七、結語

總之，本文所要嘗試的是，如果，我們把杜聰明那種靜態式地將「教會醫學」，界定在一段固定時間內之思考打破。用動態的觀點呈現，我們可以看到非常不一樣的「教會醫學史」。而這樣的處理方法不只挑戰既有的醫療史的劃分，也會因此看到一個寬廣而仁慈的人道世界。而這樣的人道世界不只是臺灣醫療史中極為寶貴的一頁，也讓我們從中看到：當一個人堅持為別人獻上自己時，他可以將「人」為別人捨身的具體樣式，充分地呈現出來。

📖 參考文獻

天主教靈醫會編（2002）。天主教靈醫會——蘭陽傳奇 50 年。羅東：靈醫會五十週年專刊編輯委員會。

必麒麟（W.A.Pickering）著（1999）。歷險福爾摩沙（Pioneering in Formosa）（陳逸君譯述，劉還月導讀）。臺北：原民文化事業有限公司，86-87。

朱真一（2004）。臺灣早期留學歐美的醫界人士。臺北：望春風，頁 24 以下。

李欣芬（2003）。臺灣癩病醫療之父——戴仁壽。*新使者，74*。臺北：新使者雜誌社，28。

杜聰明（1996）。中西醫學史略。臺北：中華大典編印會，486-505。

《和合本聖經》。〈腓立比書〉2：5。

林恩魁口述，曹永祥著（2008）。林恩魁傳。臺北：草根出版社，頁 225 以下。

《限地醫生——周瑞醫師傳記》。臺南：臺灣教會公報社，頁 51 以下。

梁玉芳（2000）。羅慧夫臺灣行醫四十年。臺北：天下遠見出版股份有限公司）第五章。

梁妃儀（2003）。王金河先生訪問記錄。*臺灣史料研究，21*。臺北：吳三連基金會，頁 234 以下。

郭文隆（2009）。英籍臺灣人——蘭大弼醫生和彰基。臺南：臺灣教會公報社，55。

陳信惠（2001）。臺灣的阿嬤—瑪喜樂。*新使者雜誌，65*。臺北：新使者雜誌社，頁 27 以下。

曾韋禎（2008）。憐憫好施‧信仰傳家——嘉義教會的開拓者陳老英。*新*

使者雜誌，107，臺北：新使者雜誌社，頁 39 以下。

曾國福（1998）。一盞不熄滅的明燈——彭清約長老。*新使者雜誌，47*。
　　臺北：新使者雜誌社，頁 24 以下。

董英義（2001）。因爲愛——戴仁壽與臺灣癲病救濟協會。*新使者，*
　　122。臺北：新使者雜誌社，46。

董英義、陳秀麗（2010）。臺灣癲病患者的守護天使——戴仁壽醫師傳。
　　臺南：臺灣教會公報社，184。

董英義（2016）。華仁愛宣教師對臺灣的貢獻（上）。臺北：新使者雜誌
　　社，頁 62 以下。以及董英義（2016），華仁愛宣教師對臺灣的貢獻
　　（下）。臺北：新使者雜誌社，頁 47 以下。

臺灣教會公報，3344（2016 年 3 月 8 日至 4 月 3 日），頁 8 之報導。

劉翠溶、劉士永、陳美玲（2002）。蘭大弼醫生口述歷史。臺北：中研院
　　臺灣史研究所籌備處，59。

蔡幸娥（2004）。護理的信心——走過臺灣歷史的足跡。臺北：華騰，
　　221。

鄭仰恩〈孫理蓮〉（2004）。許雪姬總策畫。臺灣歷史辭典。臺北：行政
　　院文建會，634。

盧功勳（1999）。仁心仁術的草地醫生——陳五福長老。*新使者雜誌，*
　　50。臺北：新使者雜誌社，頁 27 以下。

盧俊義（2009）。白姑娘安息了。牧會筆記十九冊。臺北：信福出版社，
　　頁 273 以下。

賴永祥（1992）。馬雅各名醫神技。*臺灣教會公報，2021*。

賴永祥（2000）。陳能戶口資料一瞥。臺南：臺灣教會公報社，10。

賴永祥（2000）。教會史話第五輯。臺南：人光出版社，頁 111 以下。

賴永祥（2003）。嚴彰柯玖是二屆生。臺灣教會公報，*2692*。

謝大立（2001）。謝緯和他的時代。臺南：人光出版社，104-106。

魏嘉陽（1984）。切膚之愛。臺北：滾石出版社，81。

第十五章　面對生命的態度
——一位醫師的臨床醫學人文觀

陳景祥

一、前言

　　1990 年代臺灣的醫學院開始討論人文教育的重要（臺灣醫界聯盟基金會，1993），很巧地戴正德教授也在九〇年代中期從加拿大回臺灣推廣醫學倫理的思考。他強調醫學倫理是一個邊際整合科學，醫學生不只需要基礎及臨床醫學的鑽研與熏陶，也需要醫學人文的素養（戴正德，2000）。漸漸地醫學人文在醫學院變爲顯學，醫學生也開始舉辦人文醫學營探索醫學人文，2003 年的 SARS 風暴，讓醫學院更重視醫學人文教育，甚至將之列爲醫學教育改革中的重點改革項目之一（黃崑巖，2003），並認爲以前在專業課程的壓力下，學生很自然地把醫學人文課程當成營養學分，不是常常蹺課，就是不把這門課程當一回事。所以爲了讓醫學生重視這樣的課程，於是臺灣醫學院評鑑委員會（TMAC）建議將大一、大二的專業課程淨空，希望藉此可以讓學生好好學習醫學人文課程。但醫學生對於這個變革並不以爲然，認爲前兩年的時間都在浪費時間，並且壓縮到大三與大四專業課程的時間。到底醫學人文素養算不算醫學的專業？它真的很重要嗎？

　　目前醫學人文教育課程包羅萬象，只要是人文的科目加上醫學都可以成爲醫學人文課程，例如：醫學與音樂、醫學與文學或是醫學與藝術。但這樣的課程設計很容易讓人以爲有醫學人文素養的醫師一定要會彈琴、寫詩或是畫畫，但實際上真的是如此嗎？到底醫學人文的定義是什麼呢？

二、醫學人文的定義

在 1993 年紐約大學醫學院對於醫學人文做了以下的定義：「醫學人文是邊際整合科學，它廣泛地包含人文、社會科學、藝術，以及這些學科在醫學教育與臨床工作上的應用。人文與藝術可以提供對人類在生病所受病痛的敏感度，並且可以洞察每個病人的個性，並且明瞭本身對於病人的責任，此外還可提供在臨床工作上的歷史觀。鑑賞文學與藝術可以培養觀察自己分析與自省的能力，還可以培養同理心。社會科學可以幫助我們深入了解生物科學和醫學如何在文化和社會環境中產生，以及文化怎麼樣影響個人生病的經驗與面對醫療。」（New York University, 2016）

看了這些繞口的定義，對於醫學人文的了解可能還是一知半解，透過以下的例子，應該可以讓大家對於醫學人文的內涵較為了解。

某一天你開車去大賣場買東西，開到半路，車突然熄火，怎麼也發不動，只好請道路救援車把車拖回維修廠。

車廠的技術人員看到你，就問道：「你車子怎麼啦？」

「我的車子開到一半就熄火了。」你很無辜的回答他。

「你最近有去加油嗎？」

「有，我昨天才加滿的。」

「嗯，好！我來檢查一下……」

技術人員將車拖進維修廠，經過一番詳細檢查後，說道：

「你的車子發不動可能是因為火星塞的關係，換掉就好了。」

經過你同意修車後，技術人員正式開始幫它換上新的火星塞。

另外一個場景是有天你發高燒，沒多久開始咳嗽有痰，本來以為是一般感冒，沒想到隔天開始覺得有點喘，去急診求診，經過了醫師問診，身體評估，胸部 X 光發現雙側下肺葉浸潤，心電圖也異常，急診醫師懷疑

你得了急性心肌炎。

急診的醫師向你解釋：

「你可能是罹患急性心肌炎，要先到心臟科加護病房觀察，如果喘變嚴重，可能就要用葉克膜治療，甚至於要進行心臟移植治療。」

看起來修理摩托車與看病的過程表面上看起來好像是差不多，但隱約又有些不同。同樣都有問診、檢查與治療，差別就在對象，一個是面對沒有生命的機器，另一個則是面對有感情、有知覺的人。

簡單來說，醫學人文素養是一種面對生命的態度。如果將這樣的態度應用在臨床工作上，不但可以提高醫生對病人受苦的敏感度，進而對病患能夠有同理心，在適當的時機撫慰病人的心，並賦予我們自我反省的能力來精進自己的醫業。

既然是一種態度，可以在課堂上教嗎？相信這是很多人心中的疑問，也許就像瞎子摸象一樣，我們可以透過文學、電影、戲劇、音樂、藝術、歷史、宗教、社會科學、倫理學、哲學等各種人文科學，來了解人性多元面相，從而培養我們自己面對生命的態度，但這絕非意指需要會畫畫、寫詩、彈琴等才藝，才能夠當一個好醫師。

隨著人體基因序列解碼，未來也許會出現一種機器，只要一滴血就可以診斷疾病，甚至可以預測這個人的壽命有多長，在幾歲會得什麼病，最後可能因什麼疾病死亡。

讓我們預先想像一下那樣的情景：當我們生病的時候，來到了醫院的診間，診間裡面沒有醫師，出現在你眼前的是一位虛擬的醫師——iDoctor。它會說話，聲音跟真人一樣，可以讓我們選擇男聲或是女聲，但是講話如真人一般，我們對 iDoctor 開始訴說著自己如何不舒服，它也如同「真醫師」一般會有一些回應與問診，最後它請我們把手放到一個地方，接著就有機器手臂幫你完成抽血，過了幾秒鐘，iDoctor 開始跟我們

解釋病情，並且開始跟我們訴說接下來的治療計畫⋯⋯。

若我們所得的疾病剛好是不治之症，例如癌症或是先天基因上缺陷所造成的疾病，由於它「感受」不到我們對於未知那種等待、焦慮的心情，所以一旦檢驗出什麼結果，他也就毫無修飾地「直言不諱」。試問在那個當下，我們會有什麼樣的反應？

前彰基院長蘭大弼醫師說：「再精良的機器都無法流露仁慈，放射線透視人體卻無法傳達同情。」（賴其萬，1999）。現今的醫療分科非常細，若是沒有醫學人文素養就無法看到整個「人」，換句話說，如果醫師沒有具備人文素養，那麼醫師所作的事情與修車的技師是毫無二致的。所以醫學人文素養絕對是我們醫療專業的一部分，它的重要性與醫學專業知識、技能不分軒輊。

三、醫學人文與醫療糾紛

近年來，醫療糾紛非常多，其發生的原因很多，總括來說只要病人或病人家屬對於治療上的期待與治療結果有落差，就可能發生醫療糾紛。這些層出不窮的糾紛加上媒體的渲染，塑造了醫師與病人對立的氛圍，這樣的現象也影響了我們的醫學教育。臨床老師在上課閒聊時，總會談到一些諸如此類的例子，緊接著告誡醫學生以後當醫師要小心醫療糾紛。但是，除了小心之外，有沒有我們可以努力的地方？

曾經在臨床上碰到這樣的例子。

案例一

曾女士是位七十三歲退休的公務員，育有三女一男，她罹患糖尿病已經二十幾年了，近五年來因糖尿病腎病變導致腎臟衰竭，而開始接受血液透析的治療。這次來住院是因為住院前三天開始有解血便的狀況，來到門

診求診，經過主治醫師評估後，當天就辦理住院，準備做進一步的檢查。

　　住院第一天晚上就發生了血氧濃度、血壓降低的狀況，懷疑是因失血過多所引起的休克，所以曾女士被插管後，送到加護病房做進一步的觀察與治療。原本要安排大腸鏡檢查，但是因為她的凝血功能有問題，所以主治醫師跟家屬解釋後，決定採取保守的支持性治療，也就是只輸血，而不做內視鏡檢查。經過了幾天的輸血，好不容易血便的狀況改善了，為了要讓她能夠脫離呼吸器，所以把蘭姨從內科加護病房轉到呼吸照護病房。

　　家屬原本期待到了呼吸照護病房可以順利拔管，接著就可以平安地轉到普通病房。但事與願違，她一直發燒，經過一系列檢查，懷疑發燒的原因可能是膿胸的關係，因此照會胸腔外科，希望請外科醫師能夠幫她放置胸管引流，但是因為病人凝血功能異常，所以胸管一直都無法放置。

　　曾女士的凝血功能可以透過輸新鮮血漿矯正回來，但是沒多久又會變成異常，這種現象懷疑與膿胸有關，因此後來決定先用輸血的方式將她凝血功能儘量調整回來，然後在放置胸管，解決膿胸的問題。

　　有天晚上，她的凝血功能好不容易回到接近正常值，胸腔外科醫師當天晚上就來幫她放置胸管，但不幸的，放完胸管後，那包膿雖然有引流出來，不過放置胸管的傷口卻一直血流不止。

　　所以從那天晚上開始，我們能做的只有不斷的輸血，希望她出血的狀況可以漸漸獲得控制……。

　　出了這樣的狀況，她的家屬非常不諒解，一直質疑為什麼凝血功能異常，卻還要插胸管？甚至揚言要告胸腔外科醫師。

　　從專業的角度來看，醫師對於應該注意的事情都注意了，也跟家屬解釋所有可能發生的風險，但是發生併發症對於家屬來說還是無法接受，這就是期待與事實有落差，其中的關鍵就在於家屬並不真正了解病人疾病的嚴重程度，以及治療過程本身充滿了不確定性，而要消除這個鴻溝就必須

靠不斷地溝通與傾聽，讓家屬明瞭並進而能諒解。這個過程所需的專業就是醫學人文素養！

四、病人是醫學人文最好的老師

「病人是我們最好的老師」，這是一句在醫院代代相傳的話，病人所能教我們的，除了醫療專業知識與技能外，我認爲醫學人文素養也是。

案例二：傾聽的收穫

醫學系四年級寒假我參加「與病人爲友」活動，活動內容是到花蓮某個養護中心當五天的志工。在那裡，我遇到了高大哥，短短的五天中，他用他的生命故事教會我要如何在未來當一位好醫師。

約莫在四十年前，高大哥在新竹工作，後來因一場工安意外導致頸椎受傷，因而四肢完全癱瘓，陷入重度昏迷。在新竹當地的醫院治療，急救的過程中，那裡的醫師曾勸他媽媽放棄治療，但是他母親仍不放棄任何希望，將他轉到臺北某大醫院的急診室。待床好幾天後，才知道要送紅包才有機會住院接受進一步治療。經過了一番折騰，高大哥總算有床可以住院，經過了適當的治療後，他的命總算保住了，但是接下來的日子，才是災難的開始。

他病情穩定後，接下來得準備面對出院後長期照顧的問題，因家裡經濟狀況不好，無法讓他去住安養中心，經過全家討論後，決定讓他回到花蓮老家，由高媽媽親自照顧。自從高大哥病倒後，家裡的生計除了靠他媽媽耕作之外，就是靠妹妹在外地工作，每個月寄錢回家補貼家用。這樣的日子過了幾年後，他依然只能躺在床上，無法自理，眼看自己拖累了媽媽與妹妹，一股愧疚的感覺促使他有輕生的念頭，而他母親慢慢地邁入老年，體力一年不如一年，已經快要無法照顧高大哥，所以她也有輕生的想

法，於是他們母子倆計畫喝農藥自殺，但是因為農藥行老闆機警，沒有賣農藥給他母親，所以自殺計畫失敗。就在他人生最絕望的時候，花蓮某個養護中心的工作人員輾轉得知高大哥家的狀況後，每天到他家裡給予兩個小時的義務幫忙，讓高媽媽得以喘息，再加上基督教會的弟兄姊妹給他們的鼓勵與安慰，使得高媽媽的精神狀況逐漸恢復健康，也因為如此，高大哥全家都受洗，成為虔誠基督徒，信仰成為高大哥面對生命顛簸的重要精神支柱。

　　五天的陪伴，高大哥與我一起完成了一篇他自己的生命故事，標題是「人間有愛，我活在滿滿的愛中」。表面上看起來是我去這個養護中心當志工，餵他吃飯，幫他翻書，好像是我在幫他，但是實際上，高大哥是我的老師，他讓我知道貪婪的醫師向病人收取紅包，對貧苦的病人所帶來的痛苦與災難。另外，我也學會如何用心傾聽，明瞭同理心與同情心之間的差別有多大。

案例三：握手的感動

　　我當實習醫師的時候，記得某天下午，護士小姐通知我要到戒護病房接新病人，戒護病房是監獄的病房，只是設在我們醫院，那是個我們平常不能隨便進去的區域，而這個病房似乎也與黑暗、恐怖、犯罪畫上了等號。

　　進入這病房之前，必須先通過層層的關卡。約莫六坪大的房間，住著三名病人，沒有帷幕，牆上的監視器轉來轉去，監視著房間裡的每一個人，隱私權在此間方室是不存在的。我的病人躺在靠廁所那面牆的一張病床上，或許是因為管路的關係，流水聲不斷，要在這裡靜養，大概是天方夜譚吧！

　　第一次進「監獄」的我，為了掩飾心中的緊張與不安，還特意戴上了

口罩。簡單的自我介紹後，正準備詢問病史的時候，他突然跟我說：「醫師，我這裡傷口都濕了，你可以先幫我換藥嗎？」陪我進來的主責護士馬上跟我說，一個小時前，她已經幫他換過了。看他痛苦的表情，實在於心不忍，我終究還是去推換藥車進來幫他換藥。

我輕輕地將他已然潮濕的衣服拉起，小心翼翼地把黏在他右胸的透氣膠帶撕下來，紗布一掀開，黃白色的膿就像泉水一般，馬上從傷口瞬間汩汩湧出，用了好幾支沖洗棉枝吸取膿水，還是無法完全吸乾淨，於是我決定用手去慢慢擠壓傷口附近的皮膚，讓裡面的膿能夠全部流出來。

我告訴這個病人我的決定，並告訴他可能會很痛，但希望他能夠忍耐。他嘴巴雖說好，但是整個過程哀嚎聲響遍整個監獄病房，後來甚至哀求我不要再擠了，但是我還是狠心地不予理會……

大概處理了三十分鐘，流出來的膿變少了，我才用乾淨的紗布與棉墊去包紮他的傷口。換藥結束後，接著才開始詢問病史。

這位病人四十五歲，父母雙亡，有一位哥哥，但彼此間的關係並不好，因為販賣毒品被判十五年徒刑，住院前一個月因為上腹痛，被當成胃痛治療，後來才被一位腸胃科醫師發現是膿胸，轉診來我們醫院，要接受開刀治療。

病史詢問完後，因為要參加病例討論會，我就匆匆離開病房。快要下班前，我接到一通電話，是之前一起陪我到戒護病房的護士打來的，她說：「陳醫師，那位病人的傷口又濕了，可以麻煩你來幫他換嗎？」心中雖然掙扎，但我還是去推換藥車，幫這位病人換藥。

當我換完藥，收拾完東西，正準備要離開的時候，這位病人就問我：「醫師，明天是你幫我開刀嗎？」

我笑笑回答他：「不是。」

他說：「為什麼不是你？我可不可以指定你幫我開刀？」

「如果我幫你開刀，你就要很擔心。請你放心，你的主治醫師開刀技術很好！」

「你明天也會進刀房嗎？」最後他問道。

我握著他的手說：「你放心，明天我也會在那裡。」

隔天早上，我把病房的事情處理完後，趕緊進開刀房，希望能夠趕在他麻醉前讓他看到我。

一進入開刀房，映入眼簾的是，這位病人一個人靜靜地躺在那裡，其他工作人員都在忙著為這臺刀做準備，沒有人注意到他兩腳一直發抖，於是我趁麻醉科醫師進來前，過去他身邊輕聲地問他：「很緊張吧！」

他沒有回答，只是點點頭。

不知道下一刻會發生什麼事應該是最折磨人的吧！為了緩和他的情緒，我簡單地跟他講解待會他要接受手術的所有過程，希望能夠緩和他緊張的情緒，才剛講完，麻醉科醫師就來了。

他的表情並沒有因為麻醉醫師進來而變輕鬆，反而更僵硬了，好像一個死刑犯看到劊子手一樣。我握起他的手，安慰他，不要緊張，我都會在這裡陪著他。當他看到麻醉醫師將麻醉針劑注入他體內，他將我的手握的好緊好緊，我可以感覺到他在害怕，而我是這世界上唯一可以讓他倚靠的支柱。

在那一刻，我眼眶的淚水無法控制地不斷落下，那種心靈悸動是兩個不同的生命，透過這樣簡單的動作，彼此交流著生命的力量，我給他一種安定的力量，而他給我一份生命的感動。原來這麼不起眼的一個小動作竟然有如此不可思議的力量。有了這樣的經驗，爾後在臨床工作上，除了運用我的專業知識與臨床技能來照顧病人外，我也會用我的雙手給予病人精神上的支持。

案例四：手的支持力量

我當第一年住院醫師時，在心臟科病房遇到魏阿姨，她是位五十幾歲旅居美國的臺灣人，從中年開始她的心跳偶爾會跳得很快，且合併有心悸的現象，平時可以藉著服用藥物來緩解症狀，但最近十年來心悸的頻率愈來愈頻繁，甚至吃藥也都很難控制；來醫院看診的前幾個月，開始覺得走路會喘，後來甚至連坐著都會感到微喘，於是趁著幫兒子準備婚禮的期間回來臺灣看病。

我值班那天，她剛好做完心臟電氣生理檢查與電氣燒灼術。本來回到病房都好好的，但是麻藥退了之後，讓本來已經恢復正常的心跳又變回心搏過速，讓她很不舒服。

照顧她的護士小姐跟我說完她的狀況後，我火速趕到床邊，簡單的問完病史與完成身體評估後，隨之而來的，卻是腦筋一片空白，因為對於這種術後照顧，我可以說是完全沒有經驗，只能趕緊打電話給總醫師求救。但總醫師正在忙，只說忙完就過來，要我注意病人的血壓，先幫她做一系列的心電圖，並且用心電圖監視器來監測她的狀況。

當時魏阿姨的表情十分痛苦，她一直說問我：不是已經做完電燒了嗎？怎麼還會跳這麼快？是不是電燒失敗了？當時的我對於心臟電氣生理是完全陌生，實在不知道該如何回答她，只好再打電話給總醫師，請總醫師待會過來跟她解釋。

大約過了半小時，總醫師忙完其他事情趕過來病房，魏阿姨心搏過速的狀況已經稍有緩解，總醫師跟她說：你剛做完電燒，心臟的狀況還沒有穩定，所以目前這樣的症狀是正常的，不用太緊張，大概要等三個月後，你的心跳就會慢慢恢復正常。

聽完總醫師的解釋，魏阿姨才稍稍寬心一些，但是臉上還是流露出不安的表情。大概又過了兩個多小時，她的不舒服症狀又再度來襲。這次的心電圖跟之前不太一樣，疑似心室搏動過速，血壓變得很不穩定，我再

度跟總醫師報告他的狀況，當下我們就決定要送她去心臟血管加護病房觀察。

把病人送下去加護病房的途中，我握著她的手，一路安慰她：不用擔心，一切都在我們的掌握之中。

這件事情隨著我離開心臟科病房就漸漸淡忘了，大約兩個禮拜後，我接到心臟科病房的電話，還沒接起來前，我心裡想，我不是已經離開了嗎？怎麼還會有電話？

「陳醫師嗎？我們這裡是○○病房，有個病人要跟你說話。」

隨後電話裡傳出一個我很熟悉的聲音，但是我一下子並沒有馬上意會過來，跟我講話的是誰。

她說：「陳醫師不好意思打擾你，之前你曾經在心臟科病房照顧過我，我兒子最近訂婚了，我拿一盒喜餅來給你，放在護理站，你有空的時候，記得過來拿喔！」

經過她這樣一說，我想起來是那天值班時，我遇到的那個魏阿姨，我跟她簡單寒暄了一下，然後又繼續我忙碌的生活。下班時，我去心臟科病房拿喜餅，喜餅上有張很漂亮卡片，我迫不急待地打開它。

上面寫著：

陳景祥醫師：

在○○病房那段刻骨銘心的痛苦與焦慮，真讓您多擔待與費心，您的真情相待我全感受到了，由衷感謝您！有機會到舊金山度假時，不要忘了我喔！

　　謝謝還是謝謝

　　　祝您順利　心想事成

　　　　　　　　　　　　　　　　　　　　　　　　魏○○

回想當天的狀況，其實我真的沒有做什麼，只是一個小小的動作，竟然能發揮這麼大的安慰效果，我想這個就是醫學人文的力量吧！

案例五：無悔無愧的心 —— 學長的身教

在學校上醫學倫理的時候，戴教授有時會用一些假設性的情境來問同學，藉此來討論醫學倫理的議題，例如：「如果一個愛滋病患身體受傷來醫院，醫師是否可以拒絕幫他縫合？如果是你，你會怎麼做？」同學們乍聽這個問題時，都彼此面面相覷，過了一會，才有幾位同學表示會願意，而討論的時候，大部分同學都表示擔心自己會不小心發生針扎，而有被傳染的危險，所以才會拒絕。當時這個問題討論並不熱絡，因為都是假設性的問題，並沒有什麼感覺，直到阿善學長發生針扎事件，這個假設性的問題，頓時變成一個活生生的例子。

某日深夜，一位愛滋病患因為左手撕裂傷，來到醫院的急診室求診，急診室的醫師幫他看完診後，就由值班的實習醫師阿善學長來幫他縫合。學長回憶道：縫合前，我就知道這個病人有愛滋病，當時實在很想拒絕這項任務，但是想起了醫師誓詞「我將要憑我的良心和尊嚴從事醫業」，所以硬著頭皮接下這個任務。

進行縫合時，他的心理壓力很大，剛開始很想隨便縫一縫就好，但是又覺得這樣病人傷口在癒合後會很醜，所以阿善學長還是按照自己的原則為病人縫合，他為了保護自己，還特意穿戴了兩層手套，一針一針慢慢地為病人縫合。就在最後一針，已經快要打結的時候，或許瞌睡蟲來襲，一閃神將縫合針插到自己的手指。

阿善學長說：「手指被縫針扎到的當下，腦筋完全一片空白，過了幾秒鐘才回神，趕忙把血擠一擠，換一副手套，繼續完成縫合工作。」縫完之後，換他去掛急診，開始接受預防性的雞尾酒療法。

　　阿善學長說：接受治療的前幾天，因爲藥物的副作用，讓他身體整天都很不舒服，早上起來的前十分鐘，自己都會很懊惱，爲什麼當初不要隨便縫一縫就好，不過腦筋清醒後，又會覺得自己是做對的事情，所以就會比較釋懷。

　　某一天下午，阿善學長因爲藥物的副作用——腹脹、無法排便，住院接受進一步的治療，那天剛好是實習醫學生（clerkship）生涯的最後一天，我們一行四個人到病房去探望學長。

　　一進到病房，就看到阿善學長正在接受針灸治療，全身到處插了很多針，學長看起來非常的疲憊，但他一看到我們來，還是打起精神跟我們分享如何當一個好實習醫師，他說：「要好好珍惜當實習醫師這一年的生活，雖然很苦，但是跟同學一起同甘共苦的感覺，非常好，……」「高級心臟救命術要好好地學，這樣才可以安心地運送病人……」「當實習醫師的態度很重要，不管在小科還是大科，都要以戰戰兢兢的態度來面對，如果你在某一科開始混，那你以後就是一定會混到底了！」

　　「雖然你們看到我現在這個樣子，但並不是每人都會像我一樣，所以你們不要害怕，……，回想起這些日子來，我始終如一，從來沒有放棄過任何一個病人，而發生了這件事情，我不後悔，因爲我問心無愧……」

　　學長的一席話，爲那堂醫學倫理課做了最佳的註解。

案例六：拒絕治療的背後

　　社經地位與教育程度常會影響病人面對疾病的態度，如果我們只著眼在治療疾病而忽略了病人的背景，就可能會遇到病人拒絕接受我們可以提供給他的治療，甚至去尋找另類醫療。

　　記得我在當住院醫師的時候，有天在腎臟科值班，就曾經碰到這樣的一個病人。

阿義伯大約五十幾歲，之前是位裝潢工人，六年前因為眼睛失明無法工作，家裡的經濟來源轉而得依靠他女兒。那時候他才找眼科醫師看病，赫然發現他有糖尿病視網膜病變，眼科醫師請他一定要去看新陳代謝科醫師好好控制血糖，但是阿義伯並沒有去，反而一直拖到住院前一年才開始去看醫師控制血糖。

住院前一個多月，他覺得身體一天天衰弱，很容易覺得疲倦，且飯後常會有噁心感，當肚子越餓吃完東西，會越想吐。那時他想說：應該沒有那麼嚴重吧！也許是太累才會這樣。他的女兒再怎麼勸他，他就是不想就醫。

大概過了兩個星期後，他逐漸沒有食慾，手腳也痠軟無力，大部分時間都躺在床上呻吟。噁心嘔吐的狀況慢慢加劇，這時候沒有進食也會想吐。他的家人見狀，好說歹說，好不容易才勸動他去診所看醫師。在診所抽血檢驗後，才知道肌酸酐已經高達 9.5mg/dL，已經到達洗腎的標準了。

診所的醫師趕忙寫轉診單請他來到大醫院來看病。從急診上來病房剛好是我值班，在他還沒上來之前，總醫師就交待等阿義伯上來後，要跟他溝通洗腎的問題，如果他同意，晚上就要急洗一次。

他剛開始聽到要洗腎，一直搖頭說不要，因為他不想要拖累他的家人。後來總醫師跟他說：也許我們暫時洗腎幾次，讓腎臟休息，或許腎臟功能有機會可以恢復，也說不一定。他這才勉強同意。

血液透析三天後，噁心嘔吐的症狀都緩解了，尿量也變多了，整體狀況慢慢地恢復，所以這病人認為他已經完全好了，可以出院了，他不想要再繼續洗腎了。後來他太太透露說他們夫妻目前都沒有工作，平常是和女兒住在一起，他女兒的經濟狀況沒有很好，如果必須要洗腎的話，他擔心會拖垮他女兒的家。

　　了解了癥結點後，我邀請社工來了解他的經濟狀況，是否符合急難救助的規定，並且跟他解釋洗腎有全民健保給付，不用擔心錢的問題。不過他的態度始終不配合，堅持一定要出院。後來主治醫師拗不過他的請求，還是讓他出院了，並且跟他說：沒關係，我先讓你回家，但如果回去之後，有什麼不舒服的話，你還是可以回來，不用覺得不好意思。

　　出院前，他的女兒來找我，質疑說：「爲什麼你們一直要爸爸在肚子開刀，裝一個洗腎的管子？我父親很怕開刀，所以他才不想要洗腎。」我這才恍然大悟，原來住在他隔壁的病人最近接受了腹膜透析管置入術，準備要腹膜透析。阿義伯以爲他洗腎就是要裝這樣的管子，其實我們查房時，壓根沒和他提到腹膜透析這件事。

　　主治醫師後來跟我說：「我們不能夠勉強病人去做他不願意做的事情，那是他的身體，他有權拒絕接受我們的治療，我們所能做的就只有等待，並且永遠爲他敞開大門，用耐心與關心來取得他的信任與了解。」

案例七：尊重病人的選擇

　　「面對死亡」永遠是臨床醫師要去學習的課題，照顧臨終的病人常常可以獲得這方面的啓發。

　　阿福叔年輕的時候就在建築工地工作，是個版模工人，所以他在二十幾歲時就學會抽菸、嚼檳榔與喝酒，快樂的日子過了二十幾年，就在他四十七歲那年的某一天，他注意到口腔有一個小小的潰瘍，本來不想理它，以爲很快就會好了，但是拖了半年都沒有好，而且他的聲音越來越沙啞，內心暗暗覺得不妙，於是他鼓起勇氣去大醫院就醫，接過一系列檢查後，確診爲口腔癌合併咽喉癌。後來接受手術，並接受化療與放療。治療後，本來以爲惡夢已經結束，無奈三年後，又發現食道癌，接受開刀切除與食道重建，但很不幸這次切除的邊緣還有殘存癌細胞。最後的希望是接

受放射治療與化學治療後，能夠控制病情。經過一個多月的治療，縱隔腔的殘餘腫瘤還是繼續變大，甚至侵犯到氣管，產生氣管食道瘻管。

因為疾病的進展，積極治療已不能再繼續了，只好勉為其難接受緩和醫療照顧，但是他的求生意志還是非常堅定。有天他因為吃東西嗆到，引發嚴重的吸入性肺炎，導致敗血性休克，來到醫院急診，沒多久就被送入加護病房照顧，三天之後，出加護病房，由一般內科繼續照顧他。

因為他的食道癌還在進展中，那次的吸入性肺炎其實也是間接因為癌症的惡化所引起的。所以在照顧他三天之後，主治醫師開始跟他談不施行心肺復甦術意願書（DNR）。他很明確地表示他不想要插管，但是當主治醫師拿 DNR 文件給他時，他又表示時間還沒到，他不想這麼早簽。

問題出在哪？我們與病人的關係沒有建立好嗎？還是我們遺漏了什麼？當時我很天真，自以為是地認為應該是他對自己的病情並不了解，所以要找時間再跟他再解釋病情，他應該就會理解並且簽下 DNR。

但那只是我一廂情願的想法。當我再一次詳細地對他解釋病情時，他的眼光始終看著前方的電視，完全不理會我的說法，最後很不耐煩的說：我都知道你說的這些，但是時間就是還沒到！

最後我跟他說：你現在無法進食，吃了又會嗆到，你的食道做過重建，無法做胃造口，放鼻胃管你又不要，若你的營養狀態無法跟正常人一樣，你目前的感染就是無法獲得很好的控制，如果這樣繼續下去，有一天你身體的感染會控制不住，到時你就會很喘，可能會需要插管，你要好好想一想這個問題。若現在不簽，到時候萬一來不及怎麼辦？

說完後，我就退出他的病房。跟我一起去的學弟在護理站就問我：學長，他口頭說不想插管，但是又不想簽 DNR，會不會他的真正想法是他想活？怕簽了這份文件，我們就會放棄他，如果他想活的話，那我們是不是應該要盡一切可能去幫他？而不是強迫他去簽這份文件？

　　當時我聽了學弟的分析，我覺得很有道理，不過我自己也跟他分享了自己的看法：我覺得他目前可能無法接受他生命將要結束的事實，所以我剛剛跟他解釋的目的是想要讓他了解自己的狀況，強迫他去面對。對於一個癌末的病人無限制地給予醫療上的積極照顧（包括插管、呼吸器、心臟電擊、心臟按摩、洗腎、全靜脈營養與抗生素治療）換來一段沒有尊嚴的生命，這是有很大的討論空間，另外健保資源有限，若癌末臨終病人都給予非常積極的醫療照顧，那麼勢必會擠壓到其他病人的醫療照顧。

　　聽了我的說法，學弟很不同意我的看法，他說：我們應該要尊重每一個生命的決定，如果今天他決定不想要接受積極治療，當然我們應該尊重，但是當他想活時，我們就應該給予積極醫療照顧。

　　我們之間為這個病人的 DNR 討論了許久，最後我們決定將這個病例在醫學倫理討論會中提出，經過了四十分鐘的討論，參與討論的賴教授總結說：我們醫師不是上帝，不能夠決定一個人的生死，但是我們可以跟病人討論當生命到了盡頭時，處理的方式有哪些，好處與壞處各是什麼，讓病人自己決定。病人不簽 DNR，常常是怕簽了這份文件之後，醫師會放棄任何的治療。所以在解釋 DNR 時，也要跟病人說這份文件是可以反悔的，健保資源分配的問題不應該由我們醫師把關，這樣會有道德危機。

　　經過這樣的討論，再仔細回想與病人的談話過程，我必須承認自己跟病人溝通的方式還有進步的空間。我想我自己並沒有給病人時間去澄清為什麼自己認為時間還沒到？用那樣的方式，只是讓病人覺得我在強迫他去簽一份「賣身契」，如果可以重新來過，我會先與這位病人建立好關係，然後再跟他談 DNR，並且讓他有機會說出為什麼自己覺得時間還沒到的理由。另外我也體認到我們醫師不是醫療資源分配者，不能夠認為癌末病人就一定不能夠選擇積極的醫療照顧，一切的決定權都應該是在病人本身，我們能做的是提供足夠的資訊讓病人做出一個不會後悔的決定。

案例八：醫生還是醫死？

　　阿忠是位監獄受刑人，罹患 C 型肝炎，在我認識他時，他的肝臟就已經硬化了，之前很多醫師都跟他說，他的狀況只會越來越差，不會變好，生性樂觀的他，覺得無所謂，因爲他已經沒有指望可以回到社會過正常的生活，只要死前不會太痛苦，他都可以接受。在我接手照顧他後，他又因食道靜脈曲張出血與肝腦病變三度進出醫院，即便如此，他都安然度過危險期，平安出院。

　　在他死前一個星期，他還可以在籃球場打球，絲毫沒有任何異狀。死前三天，他因爲發燒肚子痛看急診，懷疑是腹膜炎，因而再度住院，原本以爲只要用普通抗生素即可控制，但就在死亡前一天，血壓偏低，被轉診到大醫院。

　　這次住院剛好遇到我值班，看完他的狀況後，我使用最後線的抗生素與升壓劑幫他，希望他能度過敗血性休克的危險期，並且跟他解釋他目前的狀況，問他：「如果萬一情況繼續惡化，你想要插管與心臟按摩嗎？」他搖搖頭，用虛弱的聲音跟我說：「我沒有家人，沒有任何的牽掛，所以我的時間如果到了，讓我不要那麼痛苦就好了！」隨後他自己簽署了放棄急救的意願書。

　　隔日我再去查房的時候，他已經陷入昏迷，尿量也慢慢減少，開始張口呼吸，我知道離他死亡的時間已經近了，看他瘦弱的身軀，在那奄奄一息的樣子，實在可憐，於是我在他的耳邊，跟他說：「阿忠，你前面已經很努力了，該是你好好休息的時候，我會按照你的意思讓你最後不要那麼痛苦！」兩個小時後，他就安然地往生。

　　跟阿忠的關係，與其說是醫病關係，不如說是朋友關係，甚至比朋友要好，在他人生最後，他完全信任我，讓我幫他處理最後這一段，讓他至少可以得到善終。當我關掉升壓劑幫浦的那一刻，我的心情是複雜的，理

論上，能夠做這件事情的人，是他的家人，但是他舉目無親，而我竟然成為他在這個世界上最親的人。他的狀況，假如用最積極的方式治療，也許還有存活的機會，但是卻需要經歷一段不舒服的歷程，萬一失敗了，最後這段時間，可能會成為他這輩子最痛苦的時光，積極治療與緩和醫療到底哪一個才是最適合他呢？雖然他最後選擇後者，但是若他接受積極治療，如果成功呢？

　　這個疑惑，一直在我內心深處，無法得到解答。後來，與戴教授閒聊時，提起這件事情，戴教授說：「這位病人臨終前，舉目無親且在病痛中缺乏親人或社會支持，你剛好填補了這個缺憾。在整個照顧的過程，你願意以心相繫，以真情相待去減輕病人身體的病痛，使他能安然走完生命的道路，這是需要勇氣與愛心的。」聽完戴教授的解析後，心中的那塊石頭，總算放下！

　　在現代醫學蓬勃發展，分科越來越細的時代，醫學人文素養應該是醫師專業的一部分，那是一種面對生命的態度，一種感動的能力，雖然很難在課堂上教，但是透過一系列醫學人文課程介紹，可以為醫學生打開一扇窗，其目的不是要每個醫師都要會畫畫，或彈琴，而是要讓醫師培養同理心、憐憫心與感受力，進而透過與病人接觸的過程，體會到醫學人文素養的精髓，使得疾病得醫治，恐懼得撫平，讓病人可以重拾對人生的希望，或是微笑接受死亡。

📖 參考文獻

黃崑巖等（2003）。SARS 的生聚教訓。教育部。

臺灣醫學教育研討會專集，1993 年 2 月臺灣醫界聯盟基金會，149-176。

賴其萬（1999）。蘭醫師，謝謝您，*慈濟月刊，388*。

戴正德（2000）。醫學人文與醫學教育。*中山醫學雜誌* 11：1，1-6。

Humanities, Social Sciences & The Arts in Relation to Medicine & Medical Training. 民國 105 年 12 月 1 日，取自：NYU 網頁：http://medhum. med.nyu.edu/about。

第十六章 醫學人文典範對醫學生的期許——專訪吳德朗、黃富源

一、前言

　　臺灣歷史上有很多令人敬仰的醫學典範。特別是教會醫療時期那些西方宣教師，不顧臺灣惡劣環境，置自身於危險，來到臺灣犧牲自我，放棄西方物質文明世界的享樂，甘願經歷苦難，只是因爲他們關懷臺灣人的心靈及身體的健康。他們留下了很多寶貴愛惜病人的榜樣。一百五十年過去了。臺灣人也已經成長，開始爲自己負起責任。一些早期現代臺灣人的先知先賢已經仙逝，在健保實施之後，要找到典範已不是易事，雖然還有很多默默奉獻的醫者，不過我們的認識不深。中山醫學大學二年級的學生，在選讀戴正德教授的「醫師與社會」的課程中，選出幾位現在具有代表性的醫者，不只是醫師，也有護理、醫技人員……等去請教並訪談，探討醫學人文以及對如何成爲一爲好的醫療者加以就教，從醫學人文的實踐到醫者應有的形象，來給後進者做指引參考。在他們的訪問對象中有黃達夫、趙可式、吳德朗、黃富源、賴其萬、林瑪莉、蔡哲雄、陳定信、陳永興……等醫師。有的醫師因聯絡上有落差，沒辦法訪問，但大部分都留下了紀錄以供後學參考。本章收錄二位先進的簡訪，用他們的經驗分享醫學人文的應用。

二、醫學人文的重要性——與吳德朗醫師訪談

　　吳德朗醫師自臺大醫學院畢業，經歷為長庚大學醫學院的創院院長、現任行政院衛福部醫審會醫療技術小組招集人、長庚醫療體系最高顧問。他說，醫學人文是做為一個醫生，生涯中極其重要的一部分，吳醫師對人文的了解是：「事實上人文沒有甚麼定義，人文可以是很廣泛的，人與人的關係也是人文，音樂、藝術、文學、歷史這些都是人文。那事實上，人文不是只有當醫生重要，你做一個人就是很重要，那尤其是，當醫師的對象是人，you are dealing with human-beings，所以更加重要。」做為一位醫師，能使病人感受醫師的關懷與用心，那就是醫學人文修養的表現。再則，舉例來說，如果你對於音樂、文學、藝術有興趣的話，你跟病人的溝通可能就容易很多，以後會遇到某個病人對文學、音樂有興趣，你要跟他建立這種關係就比較容易，而且馬上就可以建立很好的醫病關係。總之，醫學人文是醫師關懷病人，體恤病人的表現。更證明人文是醫學中不可或缺的一部分。

　　培養一位醫生是非常辛苦的，吳醫師讓我們了解一位醫生除了臨床以外，在教學上也可以獨當一面，帶領下面的學弟學妹，引領他們步入醫學的殿堂。他說我的老師們教導我們，而我教學生，這是一脈相傳，我們有義務把自己所學到的東西傳給下一代，在醫學上，都是傾囊相授。

　　對於未來的醫學生，吳德朗醫師認為醫生是一個漫長的生涯，這個行業很有趣，但有時候還是會很累。除了當醫生以外還要有其他的興趣，比如說文學小說、音樂、品酒、煮飯……等。吳醫師也提到他的興趣做菜，一個人有沒有這個天分成為一個研究者或是創造者，就看你有沒有能不按食譜做菜的能力，也就是創造力。除了當醫師以外，至少要培養一個以外的興趣，不然白袍生涯會非常的漫長。不過醫學人文一定不能脫離醫師本

身的修養及待人處事的態度。自我反省與進步的能力是醫學人文的必然。

(一) 對醫病關係的看法

　　對於現在外界所說醫病關係不好，吳醫師的看法認為這個要看個人。他並不覺得醫病關係有什麼變化，吳醫師在臺灣行醫已經三十幾年了，很多都是三十幾年的老病人，也有些是從祖父看到孫子。所以基本上醫病關係並非普遍降低，而是在於個別醫生和病人的相處模式。

　　身為一位醫學生，我們詢問吳醫師有關與病人溝通的層面，如何能有效地與病人溝通，而吳醫師的回答為首先你要對人有興趣，如果你對人沒有興趣的話就不要當醫生，你進到醫學院大概就走研究的路，不要走臨床。病人就是人，所以一定要對人有興趣，當醫生最基本就要對人有興趣。所以我為什麼會對人文那麼重視，戴正德教授也知道我對人非常重視，所以他才會推薦你們來訪問我，因為醫生的對象是人，我們處理的都是病人不是疾病，病人才是最重要的。

(二) 對健保制度的看法

　　健保方面，吳醫師也提出了他的建議。他認為，在臺灣，為何轉診制度無法落實？因為轉診制度就要限制就醫。比如說，彰化的人不能來臺北來看，除非有彰化的醫師引介，必須先在彰化由開業醫師看診，才可以再轉診到比如說彰化基督教醫院或我這邊。那為什麼美國可以轉診，事實上，他們的制度本來就是這樣，因為他們從以前就都是開業診所的病人，開業醫認為如果你需要看胃腸科才去，然後去做胃鏡，做完胃鏡後才又再轉回原來的那個開業醫，他們並不會留住病人。而在臺灣，因為看病不需要花太多錢，選擇相對就多了，如果需要花錢，選擇就少，如果我可以看吳德朗，我幹嘛要看吳德公呢？大家一定都會選擇最好的，也因此在臺灣

轉診制度是比較難落實的。我們也問到了健保常常出現的人球問題，吳醫師的看法是，把不想醫的病人踢到其他醫院去是不應該的，這是醫學倫理非常基本的問題。長庚醫院是從來不轉診的，除非病人自己要求，或者是要轉到安寧病房的病人，不然這裡就是最後轉診的地方，但如果在地區醫院，如果不能做的話就真的要轉診了，不然可能因此害死病人。

(三) 臨床研究如何做得好？背景知識如何建立？

吳醫師先談起他高中時對數學的愛好。在臺中一中時期，高一便拿到全校數學競賽的冠軍，成績還超過競賽第二名五十多分。當時數學即是吳醫師的強項，因此影響日後他的選科。心電圖學，在醫學領域裡被認為是非常複雜的，波型與波型間可能存在各種的數學計算式，因此，研究者在判讀上需要比其他領域花費梗多的精力。天賦以外，吳醫師更勤於閱讀，那時候 1960 到 1970 年代的電生理學研究，他幾乎都閱覽過，辦公室裡一箱一箱當時的期刊論文，即為最佳證明。

吳醫師告訴我們，想要在科學領域裡成功，首要條件，你的基礎一定要先打好，幾乎那十五年裡面所有的心律不整文獻他都讀過，有了這些基礎，當別人跟你談論這個領域的問題時，才有辦法聽懂對方在講什麼。第二個條件，就是要有名師指導，像他就很幸運地遇到他的老師 Kenneth Rowson，當然也是因為吳醫師先前的努力，Kenneth Rowson 每次到伊利諾大學來上心電圖學的時候，他會把圖貼在黑板上，然後點臺下的人起來問問題，直到被問的醫師不會為止再換下一個人回答。一次一次的上課後，老師就非常印象深刻，因為每次問題只要問到吳德朗時，所有的答案都被吳醫師解答了，而在吳醫師後面還沒回答的人就都逃過一劫。後來在伊里諾大學的時候，Kenneth Rowson 就選他當研究醫師，因此他有更多機會投入電生理學的研究，發表了多篇論文，成為世界頂尖的心臟學者。

(四) 求學與人生

　　吳醫師談起出國跟回國的整個心路歷程。他 1966 年從臺大醫學院畢業，那個時候必須要當兵一年，他在臺中的清泉崗當空軍一年。一年後就出國到芝加哥去，進到 Cook County Hospital 當內科實習醫師。芝加哥的 Cook County Hospital 就類似於臺北市醫院聯合醫院，為芝加哥的公立醫院。那時候的芝加哥有五家醫學院，像是芝加哥大學還有伊利諾大學都是芝加哥的醫學院。Cook County Hospital 是那邊很重要的實習醫院。它與很多醫學院有合作，醫院把病房分給芝加哥的五家醫學院，讓醫學院畢業的學生可以在那邊實習，可知 Cook County Hospital 在芝加哥那邊是一間很大的教學醫院。

　　吳醫師回憶道：當時去那邊選擇當內科 straight medicine intern，那個時候美國的 intern 去有兩種，一種是 rotated intern，三個月就可以更換科別去實習；另一種就是 straight intern，整年都是在同一個科裡實習。像我就是去那邊做內科的 straight intern，因為我將來選擇要當內科醫師。之所以會選擇 straight medicine 的 intern 是因為我在臺灣已經做了一年 intern，外科啦婦產科那些科我都去過了。做了一年 straight intern 後，我又在那邊當了一年的內科住院醫師。在那兩年的時間我表現非常好，非常傑出，在當 intern 的時候已經診斷出那個時候文獻上很少有的疾病，而且一個月內就診斷出兩種非常罕見的疾病，之後在治療上也都相當成功。當年有一種叫高滲透壓性非酮性昏迷的病，病人血糖高到一千多，人來的時候是昏迷不醒的。那個時候那種病才剛剛被認知，在文獻上大概報導還不到 10 個喔！結果我就把它診斷出來，可以說一炮而紅，那個時候大家就曉得醫院裡有一個臺灣來的醫生叫吳德朗，我在當 intern 時就非常有名。

　　第二年要升住院醫師的時候，伊利諾大學就主動來找我，所以我第二年的住院醫師訓練就到伊利諾大學去。那個時候外國人要進到大學醫院

是很困難的。後來我結束了住院醫師訓練以後,就在伊里諾醫院直接升為 fellow。

1972 年當 fellow 時我發現心臟傳導有一個很重要的叫做房室節(AV node),心房傳導到心室需要經過房室節,我發現房室結有兩條通道。發生異常時,心跳可以從 170、180 到很快很快,後來我就研究出發生這種房室結頻脈的機轉。所以 1973 年就很順利的升為伊利諾大學的教學醫院的主治醫師。

雖然看起來很順利,但之後有發生一件事。因為我在內科也很有名,所以內科主任在 1975 年想升我為副教授(associate professor),聽到這件事那邊的院長就有意見了,他批下來說吳德朗很年輕,他有什麼傑出的表現嗎?不然怎麼才 35 歲就要升為副教授。在美國副教授 35 歲,尤其是醫學,是很少見的,通常要 40 歲以上。他說他有幾個問題要問我:第一,他有拿過國家的研究計畫嗎?第二,我有被外州的大學醫學院請去當講師的經驗嗎?有幾次?第三,在國家級的會議吳德朗當過主席幾次。那時我非常的失望,內科主任說這是種族歧視,怎麼可以對這麼優秀人的問這些問題?這些問題是要聘請主任,像是心臟科或內科主任才會問這些問題。要升一個副教授不該問這種問題。我就告訴他說「You are right!」後來他寫了一封很不客氣的信給院長抗議說,你這是 racial discrimination,美國到現在還很怕別人掛他這種族歧視的牌子,所以後來就馬上就准許了,於是我 35 歲就在伊里諾大學升為副教授。

(五) 回國

1977 年我跟我太太回來臺灣探望父母親及岳父岳母。那時候長庚醫院剛剛開幕不久,長庚醫院是 1976 年 12 月 1 日開幕的。我回來時長庚醫院大約開幕半年,那時候張錦文負責籌備長庚醫院。王永慶出錢出力,而

張錦文就負責招兵買馬來成立這家醫院。張錦文知道我回到臺灣來見父母親，於是就邀請我到剛開幕不久的長庚醫院來演講，演講很早 7 點多就開始了，之後他用車子載我到林口正在建造中的長庚醫院來參觀。那時候這片地區是種茶的，一片荒涼，只有一棟大樓在這裡。那時候車子甚至可以直接開進現在的走廊。他跟我講了之後，我嚇一跳，出國幾年臺灣就有那麼大的醫院。在參觀長庚醫院的途中，我接到王永慶董事長的電話，邀請我到他府上作客吃飯，那天我跟我太太到王永慶董事長的府上作客，酒過三巡，他問我什麼時候要回來，他要給我一個工作，我嚇了一跳，因為那時候 1977 年，我也才 36 歲，在美國算是心臟科方面的明日之星，小有名氣，但還在還起飛當中，如果搬回來臺灣等於我前輩子的努力都放棄了，在臺灣要重新開始。

但後來我想，我是臺灣出去的，我在臺灣長大，我是認同這片土地的。雖然住在美國，但我總是想有一天可以回家的時候，我要回家。所以那時候王董事長問我這個問題的時候，我就跟他說要好好考慮。

回到美國後，王董事長也沒讓我考慮多久，一下子就派張錦文到我美國的家來住，遊說我回臺，承諾會給我需要的工作環境，也會提供研究經費。我後來就跟洪瑞松，也就是後來做了副院長的洪副院長，他是我太太的堂兄，還有李汝浩，他是麻醉科醫師，三個人在第二年，也就是 1978 年，回到臺灣的長庚醫院。

我回長庚醫院後不久，王永慶董事長就任命我當副院長，院長是張錦文，我負責醫教的工作，負責實習和住院醫師的招募、訓練、教育等，整個醫教都是由我負責。

(六) 投入醫學教育工作

你可以知道，那時候臺灣本來沒有住院醫師的訓練制度。那時候臺灣

像樣的醫院只有臺大、榮總、三總，馬偕只是一兩百床的小醫院，根本沒有現在這種規模。所以如果患了重病需要開大刀、詳細的診治一定只有去臺大跟榮總，其他地方幾乎都沒有辦法。像彰化基督醫院幾乎只開胃跟盲腸，其他的都沒辦法。

我回來之後就建立起這個制度。因為那時候可以提供醫學訓練的醫院只有三間，榮總跟三總又都只收自己國防醫學院的學生。所以除了臺大醫學院的畢業生以外，臺灣其他醫學院的畢業生，大概畢業以後只能到署立醫院或學校的醫院做幾年，之後幾乎都是開業去了，好在那個時候可以出國，所以後來大概百分之八、九十的醫學院畢業生都到美國去，大概連續二、三十年都是這個樣子，人才外流非常嚴重。

我回來之後，把以前臺大的那種金字塔型升等制度改掉。那時候臺大住院醫師的名額一年一年往上遞減，造成後來很多人住院醫師根本沒辦法待完，就只好出國。老實說，那個年代醫學院的畢業生要走大醫院很不容易。我就是在那樣的狀況下出國的，因為在臺灣看不到前途才出國。

當我回來後就在長庚醫院建立新的系統，也就是內科的住院醫師要當三年，研究醫師至少要當兩年；外科的話則有外科的系統，畢業以後到當上主治醫師至少要六年，這個制度就是我當年在長庚醫院建立起來的。

(七) 結語

當醫師一定要有歷練，外在的進修與訓練，內在的修養及長進，這都是醫學人文所強調的。吳醫師希望年輕的後進不但要在基礎醫學札實地基，在臨床上用心學習，多方研究，也應將醫德倫理的重要性放在心裡。當一位醫師應有憐憫的情懷，珍惜病人，用愛心對待。醫學的目的不止是身體的健康，也要促進心靈的健全。

(訪問者：周士軒、張軒輔、黃瑜熙、紀冠丞、鄭敦仁、許旭寧)

三、如何成為一位好醫師——與黃富源醫師訪談

　　黃富源醫師自臺大醫學院畢業，現任臺大醫學院／馬偕醫學院兼任教授，小兒科主治醫師，曾任馬偕紀念醫院副院長、行政院衛生署副署長。

　　黃醫師認為醫師是一位不只醫身體疾病的醫師，也應關懷環境對人的影響。因之醫事人員的責任是多面向的。這個歷練就是醫學人文努力的目標之一。

(一) 醫師對社會的責任

　　醫師最基本的職責就是把病人治好。然而卻有許多因素造成有部分醫師只做到症狀的治療，而這些因素我們接下來將一一介紹。當一位醫師做好治療病人的角色後，若有餘力，更應該要醫治整個人、家庭還可以到改善整個社區。

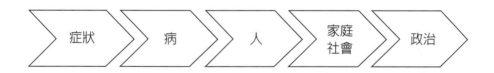

　　南迴醫院發起人徐超斌醫師就是照顧社區最好的例子。為偏鄉醫療服務的同時，更為改善社區做出貢獻。還有一個例子是自由時報刊出來的，花蓮的一位兒科醫師，他不只照顧了病人，還照顧整個社區。因此，我希望你們將來，能夠以救病人的初衷，來救這個社會。

　　除此之外，還有一條全新的道路：從政。現今的社會上，有三位非常有名的醫師：賴清德、柯文哲和涂醒哲。這些醫師從政，掌握了權力，才能改善許多問題。畢竟現今許多加諸在醫療上的問題，如：醫病關係、健保、醫院評鑑等，都是需要掌握權力才有辦法解決。

(二) 如何成為一位好醫師？

誠實和不受誘惑的心是成為醫師的必要條件。

誠實是成為一位醫師必要的條件，要誠實地申報健保、誠實地告知病人、誠實地將無法處理的病人交給有能力的醫師等等，如果缺乏誠實，不只是單純的健保詐欺問題、就連醫病關係也將被不誠實給徹底摧毀。

不受誘惑則是避免我們被外物所干擾，金錢就是最常干擾我們醫師的惡魔。抽成制扭曲了臺灣的醫療環境。臺灣的醫師受雇於財團並採用抽成制，而這受雇的形式缺乏保障的基本月薪，因為財團需要醫師多看診才能有更高的商業收入，而醫師為了增加收入就必須提高每次門診的看病人數，來彌補低廉的診療費。

然而看這麼多的病人，會使醫師無法完成正確的診斷、做完整的診察，更容易造成只治療症狀的問題，因此黃醫師認為，唯有將醫師月薪保障在一定的高度才能達到高薪養廉的功效。當然最重要的還是，希望各位醫師能夠別把金錢看得太重，金錢夠用就好，希望的是年紀大以後回頭看過往的行醫生涯，能夠問心無愧、不愧對上帝。

(三) 為什麼選小兒科呢？

在黃醫師的年代，熱門的科別主要為外科、婦產科、小兒科及內科。黃醫師選擇小兒科除了出自於興趣，也考慮到某些限制。

因為，他自認體力上略顯不足，在外科方面無法長期待在手術房為病人服務，更無法適應外科日夜顛倒的非規律作息生活。不過他仍鼓勵能力足夠的有志青年多選外科，為病人奉獻；至於在婦產科方面，也是因為體力欠缺的關係放棄了這條路。

小兒科呢？黃醫師自謙說他的手不夠靈巧，但他很喜歡讀書、喜歡思考，所以他願意往這個領域鑽研，行醫五十多年來，他不後悔所做的選擇。

(四) 在馬偕小兒科的日子

馬偕小兒科，在國內占有數一數二的地位！這不禁讓我們好奇馬偕小兒科是如何建立起來的？

黃醫師告訴我們，他在臺大醫院的時候生了一場病，發現唯有上帝的愛是真的，因此他願意受洗，歸入耶穌基督的門下，做一個耶穌的僕人，於是上帝將他領到馬偕醫院來。如果他不是基督徒，他可能不會在馬偕待這麼久。

當年，他到馬偕醫院時，馬偕小兒科的規模並不大，只有五位主治醫生。那時候，開業環境相當好，因此許多同輩們所想的是如何開業、如何去外面賺錢，這與黃醫師的理念不大同。而黃醫師也特別提到他太太對他的支持，他太太一直堅守她的信心、她的信仰，希望黃醫師能在社會上做一個好醫師，並不期待黃醫師能夠賺錢給她，也不期待要過著穿金戴玉的生活。

進入馬偕後的第二年，院長即任命黃醫師為兒科主任，在院長的大力支持下，黃醫師很努力地在這裡看病、在這裡訓練醫生，慢慢地培育一群喜歡在這裡工作的醫生們。喜歡研究的、喜歡教學的、喜歡做正統醫學的這一群人。如今，馬偕小兒科已經跟過去的小兒科不一樣了，因為馬偕醫院的小兒科陣容已經非常的龐大，主治醫師將近五六十人，這一群人願意留下來，願意在這裡共同奮鬥，比較不會想去賺錢，而這群人在這裡有他們的樂趣。

當然在這培訓的過程，有些人離開了，可是這些沒有離開的、持守在這家醫院的醫師，他們在意的並不是收入！因為一個地方能夠讓人留下來的，應該是和它「整個環境」有關。包括：是不是適合待下去？同事間是不是可以和諧的相處、互相幫忙？同事們是不是會相互尊重。

雖然馬偕小兒科醫師的收入在馬偕醫院是少的，但是馬偕小兒科的

氣氛在醫院裡面是算最好的，沒有勾心鬥角，也沒有在後面說壞話的。因此，黃醫師能夠很高興的告訴我們：「這是我帶領小兒科，當主任 14 年所製造出來的氣氛。我很感恩！」

因為信仰、妻子的支持、院長的支持、喜歡在馬偕工作的醫師……，才能讓馬偕小兒科擁有令人稱羨的環境與令人讚賞的地位。

(五) 醫師就應該要燃燒自己，照亮別人？！

醫師的體力有限，當一位醫師一個上午看一百多位病人時，不是犧牲病人就是犧牲自己。倘若忍受了飢餓、痛苦甚至已達體力上的極限，就是犧牲自己。

然而，醫生真有必要做這樣的犧牲嗎？黃醫師覺得不必然，醫師可以透過限號看診的方式將每位病人診斷的品質提高，同時也可確保醫師有足夠的體力為接下來的病人看診。人不是機器，體力透支便會倒下（burn out），若倒下則無法照顧更多的病人。謝緯醫師即是燃燒自己、照亮別人的醫生，如果不是為了救治緊急病人，他不會在體力匱乏之虞仍拚了命從事醫業，而在車禍意外中喪命。雖然後人仍將他畢生奉行醫業的精神視為典範，但對謝緯醫師的家人來說，還是無法接受他「燃燒」自己的精神吧！黃醫師並不否認像謝緯醫師這樣願意犧牲自己的醫師，他也說過有這種特質的醫師的確值得大家尊敬，然而，這樣的醫生究竟能夠持續犧牲自己多久呢？世上又有多少人願意這麼做呢？

黃醫師坦承以前大家對醫師的崇拜是出自於病人敬重醫師，醫師地位高，而這樣的地位是一般人不敢任意侵犯的，這是時代所造就出來的醫療環境；五十年過去了，由於健保的緣故，病人意識逐漸抬頭，民主進步但法治跟不上時代變化，人民的地位漸與醫師平起平坐甚至凌駕於醫師之上，在這樣的衝突利害關係之下，醫病關係惡化。醫病關係唯有建立在互

信互助的基礎上，醫師才願意盡力救治病患，病人也才願意配合醫師的建議，這是臺灣人民亟需努力的課題。

(六) 醫界的問題：1.38% 的壞醫師

面對醫病關係的惡化，黃醫師在努力恢復病人對於醫師的尊重的同時，仍不禁深深感嘆是某些醫師的不自重傷害了整個醫界的名譽。社會大眾對醫界的觀感不佳是從何而來的？就是各種新聞媒體。根據醫師公會自己的統計，四萬多個醫師之中有 1.38% 的壞醫師。這 1.38% 的壞醫師被媒體逮個正著，每一個個案都更加放大：這個醫生 A 健保、這個醫生亂刷卡、這個醫生做假，媒體特別喜歡這種消息。

「所以為什麼你們今天要學醫學人文？」黃醫師感嘆地問。「基本的誠實要守住，不要去做假、做虛偽的事。這已經不是不盡醫師職責的問題了，是連做為一個人的基本都沒有做好。」

況且醫師公會又無法發揮有效的自律的功能。如果醫界能做到自己舉發、自己制裁，就不用等到被健保署查到之後媒體大肆報導，讓這 1.38% 的壞醫生被渲染成整個醫界都是壞人。這樣不好的現象造成醫病的互相不信任，現在甚至連行醫已長達五十年的黃醫師有時候講話都會遭到質疑。「這樣不好，這樣真的不好。」身為醫師懲戒委員會的主任委員、健保爭審委員會的委員，也是藥害救濟審議委員會的委員，黃醫師對於這些醫師所做出 A 健保、亂開藥等惡質的行為都很清楚，因此當然倍感心痛。若不想辦法改善這樣的情況，我們往後的行醫環境將會更加困難。

所以，到底該如何扮演一個好的醫師？「現在把自己該具備的醫學知識學好，將來除了把病看好以外，自己還要把誠實做好。誠實就是看自己會看的病人、誠實申報不作假。作假就是偷竊、很壞的。」

For the benefits of patients, not for the benefits of yourself.

(七) 為什麼臺灣的醫師不去舉發問題醫師呢？

訪問到這，身為醫學生的我們不禁感到好奇：臺灣的醫師即使知道是哪些人在做怪卻不會去密告，為什麼呢？

黃醫師說：「這就是民族性和文化。」國外的醫師都會鼓勵舉發，臺灣的醫師卻不是，舉發的永遠是病人。醫師從事的是和生命健康息息相關的工作，若是讓任何利益凌駕在生命價值上，後果是比任何犯罪都還嚴重的。黃醫師非常贊成健保署把這些做錯事的醫師公布，將他做過的事都清清楚楚地公諸於世，犯的錯被攤在陽光下無疑是對個人名聲的重創。黃醫師舉了一個醜聞，某位單身婦產科醫師在非看病時間受女病人誘惑而與其發生性行為，事後被這位女病人以照片威脅勒索。因為勒索金額過高醫師無法給付，所以被她爆料公開，這位醫師當然名譽掃地（P.S.黃醫師特別提醒男醫師要守住自己的規矩啊！）目前健保署最常對醫師做的懲處是停業和罰十倍罰款（A 健保的情形）。

基本上遭停業就會重創名譽，像是某醫院曾經電腦斷層照一次謊報三次，最後 X 光的 CT 遭到停業三個月。而最嚴重的懲戒當然就是吊銷醫師執照、吊銷醫師證書。黃醫師說過去都是健保署懲罰後再移送醫師懲戒委員會再處罰一次，但是醫師公會反對雙重處罰。因為其他像是建築師、會計師等都沒有雙重處罰的情形，畢竟醫師公會是袒護醫師的。

所以回到主題，究竟醫師間能不能形成一種互相監督、互相鞭策的約束力呢？一位好的醫師除了盡好自己的職責，當發現其他同仁為了某些利益而拋棄病人的生命健康時，能挺身而出舉發、指正他的錯誤嗎？重要的不是被健保署發現後的懲處，而是這位醫師是否會醒悟自己因貪圖利益而

忘記行醫的初衷，如此踐踏生命健康的價值。究竟是因為怎樣的民族性和文化才造就我們睜一隻眼閉一隻眼？我們不禁思索，在往後行醫的漫漫長路上，我們也會遇見這樣的情況吧，那我們會如何抉擇呢？

(八) 目前引進先進的醫療設備對醫療的影響

隨著醫療科技的進步，醫院也陸續採購目前先進的醫療設備，但是真的能夠有效改善整體的醫療品質嗎？黃醫師不百分之百這麼認為。

他認為這方式帶來正面效果，但也帶來許多負面效果。例如達文西機器手臂的引進，幫助外科醫師減輕許多負擔，也大幅提升手術品質；然而在另一方面，大部分這種最新的醫療設備都是健保沒有給付的，在健保對於一般醫療給付太少的情況下，有些醫生會不斷推薦病人採取這種方式的醫療，而採取非健保給付的醫療設備所賺到的錢會是一般健保給付設備的好幾倍，此現象就會造成醫院爭相購買高科技的儀器以謀取利益。

黃醫師也提到，醫生樂於採用先進的醫療設備，醫院也樂於提供這些設備，有可能造成醫生在疾病診斷方面的退步。例如近年來採用協助診斷的工具：核磁造影（MRI）及電腦斷層攝影（CT），許多醫生逐漸依賴這些儀器而失去了傳統診斷疾病能力包括觸診、問診的能力，最後就單靠一份 CT 或 MRI 診斷報告書就草草了事，甚至到最後還是沒有做出正確的診斷。黃醫師指出，這種診斷方式和直接找一臺機器診斷根本沒兩樣，醫生漸漸失去了判斷思考的能力，而另一方面，因為有了最新儀器的診斷，可以加速甚至省略了問診的時間，如此一來醫生根本不去用心地診斷病人，更不用提對病人進一步的照護，使整體醫療品質大幅下降。

這種先進診斷儀器除了造成醫師喪失基本判斷能力外，儀器也會對病人造成許多副作用，例如電腦斷層產生的輻射會增加癌症發生的機會，這些都是先進儀器產生的負面影響。

儘管引進先進的醫療設備可能會造成這麼多負面效果，黃醫師告訴我們，最後選擇如何運用這些儀器的還是醫師本身，醫師的內在良知決定了他要如何運用這些先進儀器，例如醫生應該先以自己的專業判斷，衡量這位病人到底該不該採用電腦斷層協助診斷，而不是爲了看越多病人，加快診斷速度，所以每位病人都叫去做 X 光甚至電腦斷層，造成醫療資源浪費。

黃醫師最後也提醒我們：科技造成的好與壞取決於人，當醫生就該堅守醫生的本分，在醫病與金錢之間做出正確的取捨，不要違背自己的良知，醫療設備終究只是工具，無法取代醫師所具備的思考及判斷能力。

(九) 醫院評鑑的優與劣

臺灣的醫院評鑑自 1987 年「教學醫院評鑑」開始，是全球第五個、亞洲第一個全面實施醫院評鑑的國家。醫院評鑑係藉由外部稽核方式來確保醫院提供的醫療服務品質達到一定水準。

黃醫師從事醫院評鑑的時間長達近三十年，直到去年才退出相關活動。黃醫師說到，今日的醫院評鑑開始出現一些問題。「醫院評鑑已經走火入魔了。」評鑑已流於形式，只注重表面功夫、paper work 與一些無關緊要的細節，忽略了真正的醫療品質，甚至可能成爲壓倒臺灣醫療人員的最後一根稻草。

在醫院評鑑制度剛開始的十幾年，臺灣原本良莠不齊的醫院、參差不齊的醫務管理制度，在評鑑制度的管理與規範下，逐漸步入正軌。然而近十年來，評鑑制度卻演變到過於「吹毛求疵」。黃醫師舉例：印章是否蓋好、藥名有沒有寫學名……等，還用論文的發表量來判定一家醫院的好壞，而非這家醫院到底治療了多少位病人。簡單而言，黃醫師認爲：現在的醫院評鑑已經無法看到「品質」，只能看到這家醫院是否有完成每個醫

療作業的細節而已。可是爲什麼大部分臺灣醫院卻依然注重醫院評鑑呢？答案便是「健保制度」，評鑑配合著健保制度，由評鑑的成果來決定某家醫院今年可以分配到多少的健保經費，才使得醫院不得不配合完成評鑑中所要求的各種「表面功夫」，以致喪失提供實質的醫療品質。

　　我們接著問道：「是否需要一個改革小組，以改善現在醫院評鑑的缺失？」黃醫師給了一個肯定的回答，同時也承認他曾經是評鑑改革小組的主席。在六年前，黃醫師把許多評鑑中的繁文縟節全部刪除，降低要求醫務人員需要撰寫論文的人數比。黃醫師認爲：一家醫院治療多少病人的數量不是評鑑的重點，醫院對於醫師的訓練更爲重要，所以他也積極推廣「教學門診」，強調醫師訓練的重要性，雖然這並非立即見效的政策，但卻是在塑造出好醫師的過程中，最不可或缺的基石。

(十) 公費生的問題

　　在我們提到公費生的議題時，黃醫師一開口就點出了最關鍵的一句話：「如果你不抓住他的心，你還是沒辦法留住他們。」因此黃醫師認爲公費醫生只是解一時之急，不是長久之計。

　　那，到底是什麼樣的心能夠讓醫生願意前往偏遠地區服務呢？因此黃醫師問了我們：「全國偏遠地區，最早醫生都是什麼人？」「都是牧師、宣教士、修女。」例如：虎尾聖若瑟醫院、羅東聖母醫院、門諾醫院、馬偕醫院。這些牧師、宣教士、修女的共同特質是，他們沒有在爲自己而活，他們是爲上帝而活，他們學耶穌基督被釘在十字架，爲世人的罪而死。他們是以這樣的心態在服務世人！

　　雖然黃醫師點出了前述這些人的偉大精神，他卻告訴我們，他不敢期待我們像這些牧師、修女、或是像謝緯一樣燃燒自己，呼應前文提到的「燃燒自己，照亮別人！」但是黃醫師也叮嚀我們，要把這樣的精神記在

腦中，這也是醫學人文的最高理想。

(十一) 五大科人力不足的問題

　　鑒於黃醫師是小兒科醫師，於是我們問了黃醫師對於五大科的看法。

　　在馬偕，四、五年級的醫學生有機會聽到不同科醫師對自己科別的分享！黃醫師以自身舉例，他會鼓勵學生走小兒科、內科、外科，但是他不會勸學生一定要走向這些科別。因為最重要的還是自身的興趣，即使有很多人的長輩會鼓勵他們的孩子走復健科、家醫科、耳鼻喉科，但是如果他願意走小兒科、他想要走小兒科，黃醫師當然為他高興啊！

　　另外，黃醫師也與我們分享他對於「大科」的想法。黃醫師認為：「大科才能真正的叫做醫師！尤其是內科、小兒科、外科，真正的叫做醫師！」為什麼會有這樣的想法呢？黃醫師提到，在我們的醫學教育中，我們用了六、七年的時間學了「全部」，不是只限於眼睛、耳鼻喉或是皮膚。因此如果不是因為真正有興趣而選擇上述例子提到的科別，黃醫師認為這是不太值得的，不要失去了學醫的初衷！

　　除了醫學教育這個觀點外，黃醫師也從「醫人」或是「醫病」的角度去分析大科與小科的差異。小科大多都是醫病，醫人的機會比較少。如果你還有個感動──你作為醫生是要「醫人」，你就要去走這些大科！而且走大科獲得的成就感往往更大。試想想，如果你開的刀是成功的，外科醫生的名譽就是人家對你的尊敬，這是相當不同凡響的。

　　當然黃醫師也不諱言地提到「這些大科會沒落，但是不會永遠沒有醫生，因為一定還是有一群醫生抱著從醫的心志，不然的話這些大科早就垮了！」

　　最後，黃醫師還是強調「人生的選擇，各有其志」。

(十二) 商業化的管理制度是否適合醫院？

接續前面所提到教學門診的議題，黃醫師說到：比起一般門診，教學門診拿的錢又少，付出的時間與心力又更多，現在已經很少主治醫師願意去從事教學門診的工作。加上醫院只希望求得「產值」，本身不願意提供經費給教學門診的醫師，因而忽略了培訓新醫師的長期投資。

黃醫師提到自己的一位學生剛從其他醫院面試回來，醫院的面試官充分展現「商業化管理」的精神，把你做了多少事，可以獲得多少錢，都予以「量化」，而這位學生的丈夫也在某醫院工作，每個禮拜收到來自管理部門的提醒，提醒他上個禮拜門診量變化或某些事你少做，需要他多注意……等。就像是把一位醫生當作一台生產線上的機器在管，但是，對於一個人、一位醫師所具備的「價值」，「量化管理」卻全部忽略。黃醫師也感嘆說：「還好馬偕醫院是教會醫院，教會醫院比較不敢以『賺錢』爲導向，也不會以『量化』的方式管理醫師。」

黃醫師以中部某醫院爲例，醫院採取以量化的方式管理醫師，雖然近期該醫院是以快速的步伐成長、進步，但是背後醫院教學與醫療品質卻跟不上。其中，醫院上層以商業保險業務員的制度，讓績效（門診量）決定薪資。這種制度造成醫師之間互相搶病人治療，甚至不斷叫病人回診治療，就像保險業務員搶顧客做績效一樣，可是保險非比醫療，保險只有牽扯到財務，醫療卻與生命安全息息相關。

黃醫師跟我們提了一個北部醫院的案例：一位病患血尿，某位醫師叫他每個禮拜回診，回診了整整三年；到了黃醫師的門診，一年回診一次就治好了。最後，黃醫師爲此案例感嘆一句：「真悲哀啊！」這讓我們不得不重新深思「金錢」與「醫療」之間的關聯，不過爲何許多醫院硬要採取「量化管理」的制度呢？理所當然是健保制度所造成，使醫院被迫採取此制度。

(十三) 病人凌駕醫師時，那又該如何應變？

當問到病人凌駕於醫師時，醫師應該要做什麼？黃富源醫師強調，他會以他個人所知的部分告訴病人，說明並且解釋，但是最終的決定權還是留給病人本身，並不會強求病人一定要照他的方法走。

黃醫師在訪問時舉了兩個例子。

第一個例子是某位病人有蛋白尿，黃醫師在門診中說，病情尚未嚴重，定期追蹤即可，不必用藥。可是病人說想吃中藥，黃醫師說：「中藥我不大懂，但是依我判斷你不必吃藥，慢慢追蹤即可。」但病人仍堅持要吃中藥，黃醫師就閉口了。

第二個例子是照 X 光片，黃醫師跟病人說不必照，不必接受多餘的輻射劑量，可是病人還是堅持，黃醫師還是跟病人解釋說：「真的不必要去接受那多餘的幾微西弗的輻射。」但病人卻十分堅持要照 X 光片，黃醫師也只能好言相勸，請他尋求第二意見了。總而言之，病人以他自身的觀念與認知為主時，醫生只需盡其所知的解釋與說明，提供醫療選擇與醫療建議，最後剩下的選擇權，還是存於病人本身。

(十四) 期許

最後我們希望黃醫師給我們幾個小期許當作這次訪問的總結。

黃醫師給我們的期許是：

1. 選你所愛，愛你所選。
2. 誠實地面對自我、面對自己的所作所為。
3. 不要受誘惑的牽絆，如金錢、名利等。
4. 關於選科別可以慢慢去體會、塑造，不需急著立下志願。
5. 要用功努力，不貪玩，不要浪費任何學習機會。
6. 牢記醫學人文是醫師生涯中不可缺少的價值，醫事人員應該以醫

治病人的苦疾爲主要關心，但也不能忽略在社會不平等的結構中所造成對身體健康的危害，發揮醫者應有的關照情懷去關注全人，就如同世界衛生組織認爲健康並不是沒有疾病而已，而必須從生理，心理與社會各方面去關懷病人、促進全民的福祉。

（訪問者：楊寧元、沈凡筠、謝明真、汪欣漢、呂俊寬、鄭暄齡）

國家圖書館出版品預行編目資料

新時代的醫學人文／戴正德等著. －－初版.
－－臺北市：五南，2017.04
　　面；　公分
ISBN 978-957-11-8968-0 (平裝)

1.醫學教育　2.人文教育

410.3　　　　　　　　　105023900

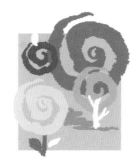

5J76

新時代的醫學人文

主　　　編 ― 戴正德

作　　者 ― 石曜堂　成令方　朱真一　林啟禎　孫海倫

　　　　　　張文正　張德麟　許重義　陳景祥　黃苓嵐

　　　　　　葉永文　葉英堃　蔡篤堅　蕭宏恩　戴正德

　　　　　　（445.5）（依姓名筆畫排序）

發 行 人 ― 楊榮川

責任編輯 ― 王俐文　金明芬

封面設計 ― 黃聖文

出 版 者 ― 五南圖書出版股份有限公司

地　　　址：106台北市大安區和平東路二段339號4樓

電　　　話：(02)2705-5066　　傳　　真：(02)2706-6100

網　　　址：http://www.wunan.com.tw

電子郵件：wunan@wunan.com.tw

劃撥帳號：01068953

戶　　　名：五南圖書出版股份有限公司

法律顧問　林勝安律師事務所　林勝安律師

出版日期　2017年4月初版一刷

定　　　價　新臺幣450元

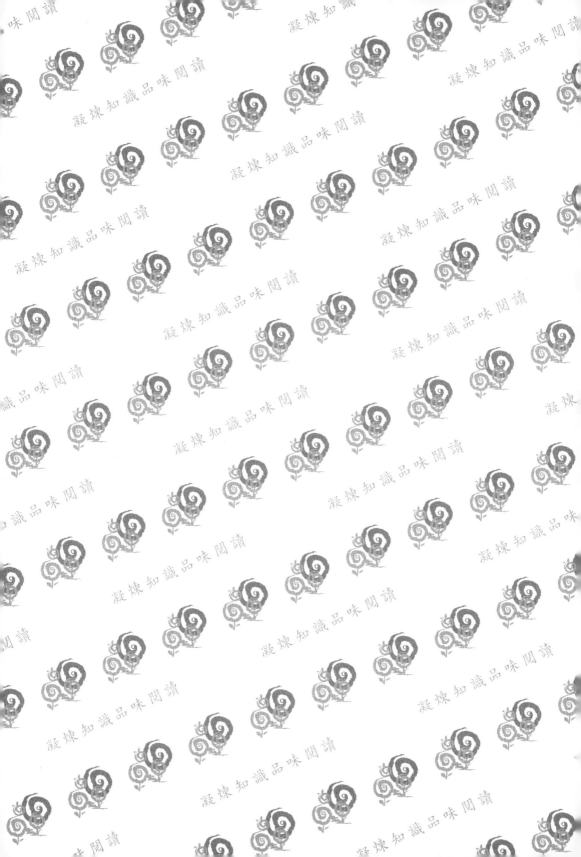